腰椎翻修外科学

Revision Lumbar Spine Surgery

腰椎翻修外科学

Revision Lumbar Spine Surgery

原　著　Robert F. Heary

主　译　陈建庭　朱青安　张忠民

北京大学医学出版社

YAOZHUI FANXIU WAIKEXUE

图书在版编目（CIP）数据

腰椎翻修外科学 /（美）罗伯特·赫维（Robert F. Heary）原著；陈建庭，朱青安，张忠民主译 . —北京：北京大学医学出版社，2023.4

书名原文：Revision Lumbar Spine Surgery

ISBN 978-7-5659-2722-5

Ⅰ.①腰… Ⅱ.①罗… ②陈… ③朱… ④张… Ⅲ.①腰椎－柱病－外科手术 Ⅳ.① R681.5

中国版本图书馆 CIP 数据核字（2022）第 167149 号

北京市版权局著作权合同登记号：图字：01-2022-6382

Elsevier (Singapore) Pte Ltd.
3 Killiney Road, #08-01 Winsland House I, Singapore 239519
Tel: (65) 6349-0200; Fax: (65) 6733-1817

Revision Lumbar Spine Surgery
Copyright © 2022 by Elsevier, Inc. All rights reserved.
ISBN-13: 9780323712019

This translation of Revision Lumbar Spine Surgery by Robert F. Heary was undertaken by Peking University Medical Press and is published by arrangement with Elsevier (Singapore) Pte Ltd.

Revision Lumbar Spine Surgery by Robert F. Heary 由北京大学医学出版社进行翻译，并根据北京大学医学出版社与爱思唯尔（新加坡）私人有限公司的协议约定出版。

《腰椎翻修外科学》（陈建庭　朱青安　张忠民　主译）

ISBN: 978-7-5659-2722-5

Copyright © 2022 by Elsevier (Singapore) Pte Ltd. and Peking University Medical Press.

All rights reserved. No part of this publication may be reproduced or transmitted in any form or by any means, electronic or mechanical, including photocopying, recording, or any information storage and retrieval system, without permission in writing from Elsevier (Singapore) Pte Ltd. and Peking University Medical Press.

注　意

本译本由 Elsevier (Singapore) Pte Ltd. 和北京大学医学出版社完成。相关从业及研究人员必须凭借其自身经验和知识对文中描述的信息数据、方法策略、搭配组合、实验操作进行评估和使用。由于医学科学发展迅速，临床诊断和给药剂量尤其需要经过独立验证。在法律允许的最大范围内，爱思唯尔、译文的原文作者、原文编辑及原文内容提供者均不对译文或因产品责任、疏忽或其他操作造成的人身及（或）财产伤害及（或）损失承担责任，亦不对由于使用文中提到的方法、产品、说明或思想而导致的人身及（或）财产伤害及（或）损失承担责任。

Published in China by Peking University Medical Press under special arrangement with Elsevier (Singapore) Pte Ltd. This edition is authorized for sale in the People's Republic of China only, excluding Hong Kong SAR, Macau SAR and Taiwan. Unauthorized export of this edition is a violation of the contract.

腰椎翻修外科学

主　　译：陈建庭　朱青安　张忠民

出版发行：北京大学医学出版社

地　　址：（100191）北京市海淀区学院路 38 号　北京大学医学部院内

电　　话：发行部 010-82802230；图书邮购 010-82802495

网　　址：http://www.pumpress.com.cn

E - m a i l：booksale@bjmu.edu.cn

印　　刷：北京金康利印刷有限公司

经　　销：新华书店

责任编辑：袁朝阳　　责任校对：靳新强　　责任印制：李　啸

开　　本：889 mm×1194 mm　1/16　印张：14　字数：410 千字

版　　次：2023 年 4 月第 1 版　2023 年 4 月第 1 次印刷

书　　号：ISBN 978-7-5659-2722-5

定　　价：180.00 元

版权所有，违者必究

（凡属质量问题请与本社发行部联系退换）

译校者名单

主　译　陈建庭（南方医科大学南方医院脊柱骨科）

　　　　朱青安（南方医科大学南方医院脊柱骨科）

　　　　张忠民（南方医科大学南方医院脊柱骨科）

副主译　蒋　晖（南方医科大学南方医院脊柱骨科）

　　　　钟招明（南方医科大学南方医院脊柱骨科）

　　　　杨进城（南方医科大学南方医院脊柱骨科）

主　审　吕国华（中南大学湘雅二医院脊柱外科）

译校者（按姓名汉语拼音排序）

南方医科大学南方医院脊柱骨科

白云川	陈建庭	陈星宇	陈彦霖	陈　煜	程勇泉
戴相恒	丁若汀	侯崛东	黄俊龙	黄智伟	黄祖成
季　伟	蒋　晖	李　萍	李宗泽	廖聪睿	刘中原
彭楷文	申　星	申泽涛	史家玮	涂　晨	王海明
吴迪铮	吴　骞	吴晓亮	向　鑫	杨进城	杨凯帆
姚欣强	阴勇杰	余梓涵	曾永强	张忠民	赵　润
郑　帅	钟招明	朱国正	朱青安	朱思远	

策　划　黄大海

主译简介

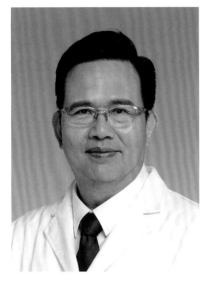

陈建庭 南方医科大学南方医院脊柱骨科学科带头人，教授，主任医师，博士研究生导师，博士后合作导师。

广东省医学会脊柱外科学分会前任主任委员，广东省县级医院骨科标准化与核心能力建设委员会副主任委员，广东省医疗行业协会骨科管理分会副主任委员，广东省医师协会骨科分会前副主任委员。中华预防医学会脊柱疾病预防与控制专业委员会常委，国际矫形与创伤外科学会（SICOT）中国部脊柱外科学会常务委员，中华医学会骨科学分会脊柱外科学组委员，中国医师协会骨科医师分会委员等。担任《中华创伤骨科杂志》《中华外科杂志》《中国矫形外科学杂志》《Spine》杂志中文版等国内 10 余家核心期刊常务编委、特邀审稿专家、特邀编委等。

擅长脊柱畸形矫形，脊柱退行性变，骨质疏松等脊柱常见疾病的诊治。对 VR 技术在脊柱畸形的三维手术矫正以及脊柱翻修手术领域的应用有较为深入的研究。

主持国家自然基金 5 项、省部级科研项目 10 余项、市级科研项目 2 项、院级课题 10 余项；发表论文 200 余篇，包括 SCI 文章 40 余篇；主编《脊柱和脊髓疾患影像诊断学》1 部、主译《脊柱手术指南》1 部，副主编专著 6 部，参编 10 部；拥有国家专利 11 项。

获中国人民解放军科学进步一、二等奖各 1 项，"十五"军队重大科技成果奖、中国人民解放军医疗成果一等奖各 1 项，广东省科学技术一等奖 3 项，广东省科学技术进步二等奖 1 项，2008 年荣获"广东省抗震救灾先进个人"称号，2009 年获"全国模范军队转业干部"称号。

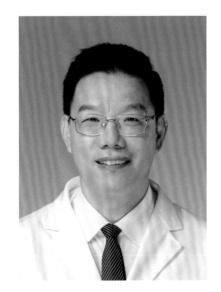

朱青安 南方医科大学南方医院脊柱骨科教授，博士研究生导师，博士后合作导师。

长期致力于脊柱生物力学和脊髓损伤的研究，在脊柱内固定、骨质疏松脊柱和脊柱退行性疾病相关的生物力学领域做出了突出贡献，并在脊髓损伤模型和机制方面进行了一系列研究。

先后承担国家自然科学基金 4 项，省部级基金 8 项，以第一完成人获得军队和广东省科技进步二等奖两项。在国际学术期刊发表论文 95 篇，在中文核心期刊发表论文 182 篇。

现任《中国临床解剖学》《医用生物力学杂志》《骨科转化杂志（JOT）》等杂志编委。中华医学会骨科学分会基础学组委员，中国医师协会骨科医师分会基础学组委员，中国康复医学会脊柱脊髓专业委员会基础组委员，国际创伤与矫形学会（SICOT）中国部基础学组常务委员，中国医师协会骨科医师分会骨科技术创新与转化工作委员会委员，中国生物材料学会骨修复材料与器械分会委员，中国医促会骨质疏松分会常务委员，中国研究型医院学会骨科创新与转化委员会委员。

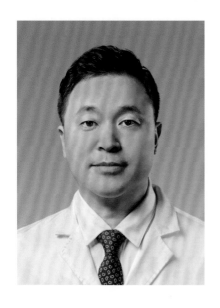

张忠民　南方医科大学南方医院脊柱骨科主任，主任医师，教授，博士研究生导师，博士后合作导师。

发表中文核心期刊论文 20 余篇，SCI 论文 40 余篇，主持国家重点研发计划"十四五"项目 1 项、国家自然基金 5 项，主持或参与省市级课题 10 余项，参与多篇专业论著编写与翻译。2018 年评为"广东省杰出青年医学人才"。

现任国际矫形与创伤外科学会（SICOT）中国部脊柱专业委员会副主任委员，国际矫形与创伤外科学会（SICOT）中国部青年委员会主任委员，中国康复医学会脊柱脊髓专业委员会委员兼青年委员会副主任委员、中国白求恩基金会基层教育委员会副主任委员，中华医学会结核病学分会骨科专业委员会副主委，中国医学教育委员会脊柱外科学会常委兼腰椎外科学组副主任委员，中华预防医学会脊柱外科分会委员，广东省医学教育协会脊柱外科专业委员会主任委员，广东省康复医学会脊柱脊髓分会会长，广东省健康管理学会脊柱外科学会副主任委员，广东省医学会骨科学分会常务委员等多项学术任职。

擅长：1. 采用神经显微镜技术治疗颈椎病。2. 上颈椎疾患（寰枢椎脱位、上颈椎肿瘤的切除与重建、椎管内肿瘤切除与重建）。3. 胸椎黄韧带骨化和胸椎椎间盘突出造成的胸椎管狭窄症。4. 脊柱结核（南方医院脊柱骨科中心脊柱结核科研成果获得广东省科学技术一等奖）。5. 儿童先天性脊柱畸形。6. 设计撬拨复位技术治疗重度腰椎滑脱。7. 脊柱翻修手术。8. 脊柱侧凸、后凸畸形。

译者前言

非常荣幸能组织翻译这本填补国内空白的开创性专著——《腰椎翻修外科学》（*Revision Lumbar Spine Surgery*）。本书的原著者 Robert F. Heary 教授是美国著名脊柱外科专家、美国腰椎研究学会（LSRS）主席、美国颈椎研究学会（Cervical Spine Research Society，CSRS）主席、美国脊柱及周围神经紊乱联合会主席，现任美国新泽西脊柱中心主任。本书的作者团队也都是来自各自领域的行业精英。

《腰椎翻修外科学》提供了腰椎翻修这一经常被忽略的专题的深入介绍，并讨论在这一挑战性领域的最新进展。主编和国际专家团队在腰椎病例中分享他们的知识和经验，从而帮助读者为患者提供最佳的治疗效果。本书是一本有关腰椎翻修适应证、诊断、治疗方法和随访的权威指南，介绍了过去二十年来在这个快速变化领域的重大进展。

希望本书能成为脊柱外科住院医师、脊柱外科医师和相关从业者的案头工具书，也希望本书可以成为骨科、运动医学科、神经外科等临床科室医生进一步提高其医疗水平的必备参考。

在此，我们感谢北京大学医学出版社的引进出版以及为翻译工作付出心血的各位译者、编辑和工作人员。受时间和能力所限，译文中难免出现疏漏或不妥之处，欢迎同道和读者不吝赐教。

陈建庭

2022 年 5 月

原著者名单

A. Karim Ahmed, MD
Resident
Department of Neurosurgery
Johns Hopkins School of Medicine
Baltimore, MD

Fadi Al-Saiegh, MD
Resident Physician
Department of Neurosurgery
Thomas Jefferson University and Jefferson Hospital
    for Neuroscience
Philadelphia, PA

Todd J. Albert, MD
Surgeon in Chief Emeritus
Hospital for Special Surgery
Professor Department of Orthopaedic Surgery Weill
    Cornell Medical School
New York, NY

Ilyas Aleem, MD, MS, FRCSC
Assistant Professor
Orthopaedic Surgery
University of Michigan
Ann Arbor, MI

Anthony M. Alvarado, MD
Resident Physician
Neurological Surgery
University of Kansas Medical Center
Kansas City, KS

Christopher P. Ames, MD
Professor of Clinical Neurological Surgery
Professor of Orthopaedic Surgery
Director of Spinal Deformity & Spine Tumor
    Surgery
Co-Director, Spinal Surgery and UCSF Spine
    Center
Director, California Deformity Institute
Director, Spinal Biomechanics Laboratory
University of California
San Francisco, CA

Paul A. Anderson, MD
Professor
Orthopedic Surgery and Rehabilitation
University of Wisconsin
Madison, WI

Paul M. Arnold, MD, FACS
Professor of Neurosurgery
Carle Illinois College of Medicine at the University
    of Illinois
Chairman
Department of Neurosurgery
Associate Medical Director and Director of
    Research
Carle Neuroscience Institute
Urbana, IL

Edward Benzel, MD
Emeritus Chairman
Department of Neurosurgery
Neurological Institute, Cleveland Clinic
Cleveland, OH

Erica F. Bisson, MD, MPH
Professor
Department of Neurosurgery
Clinical Neurosciences Center
University of Utah
Salt Lake City, Utah, USA

Alessandro Boaro, MD
Neurosurgeon
Institute of Neurosurgery
Department of Neurosciences, Biomedicine, and
    Movement Sciences
University of Verona
Verona, Italy

Barrett S. Boody, MD
Orthopedic Spine Surgeon
Orthopedic Surgery
Indiana Spine Group
Carmel, IN

Darrel S. Brodke, MD
Professor and Executive Vice Chair
Department of Orthopedics
University of Utah
Salt Lake City, UT

Nathaniel P. Brooks, MD
Associate Professor
Department of Neurological Surgery, University of
	Wisconsin School of Medicine and Public Health
Madison, WI

Thomas J. Buell, MD
Fellow Physician
Department of Neurosurgery
Duke University
Durham, NC

Rebecca M. Burke, MD, PhD
Chief Neurosurgical Resident
The University of Virginia
Charlottesville, VA

Jose A. Canseco, MD, PhD
Spine Surgery Fellow
Spine
Rothman Orthopaedic Institute
Spine Surgery Fellow
Orthopaedics
Thomas Jefferson University
Philadelphia, PA

Joseph S. Cheng, MD, MS
Frank H. Mayfield Professor and Chair
Department of Neurosurgery
University of Cincinnati College of Medicine
Cincinnati, OH

Dean Chou, MD
Professor of Neurosurgery
University of California San Francisco
San Francisco, CA

Jeff Ehresman, MD
Research Fellow
Johns Hopkins University School of Medicine
Baltimore, MD

Sapan D. Gandhi, MD
Orthopaedic Spine Surgeon
Beth Israel Deaconess Medical Center
Harvard Medical School
Boston, MA

Zachary H. Goldstein, MD
Resident Physician
Department of Orthopedic Surgery
Indiana University School of Medicine
Indianapolis, IN

Michael W. Groff, MD
Vice-Chairman, Director of Spinal Surgery
Department of Neurosurgery
Brigham and Women's Hospital, Harvard School
	of Medicine
Boston, MA

Raghav Gupta, MD
Resident Physician
Department of Neurological Surgery
University of Southern California
Los Angeles, CA

Tessa Harland, MD
Resident
Neurosurgery
Albany Medical Center
Albany, NY

James S. Harrop, MD, MSQHS
Professor of Neurological and Orthopedic Surgery
Sidney Kimmel Medical College at Thomas
	Jefferson University
Section Chief
Division of Spine and Peripheral Nerve Disorders
Thomas Jefferson University Hospital
Philadelphia, PA

Robert F. Heary, MD
Chief, Division of Neurosurgery
HMH Mountainside Medical Center
Montclair, NJ
Professor of Neurological Surgery
Hackensack Meridian School of Medicine
Nutley, NJ

Stanley Hoang, MD
Assistant Professor
Neurosurgery Center
Ochsner LSU Health Shreveport
Shreveport, LA

Kenneth J. Holton, MD
Spine Research Fellow
Orthopaedic Surgery
University of Minnesota
Minneapolis, MN

Rajbir S. Hundal, MD
Orthopaedic Surgery Resident
Department of Orthopaedics
University of Michigan
Ann Arbor, MI

Jacob R. Joseph, MD
Clinical Assistant Professor of Neurological
  Surgery
University of Michigan
Ann Arbor, MI

Iain H. Kalfas, MD, FACS
Head, Section of Spinal Surgery
Department of Neurosurgery
Cleveland Clinic
Cleveland, OH

Adam S. Kanter, MD, FAANS
Associate Professor of Neurological
  Surgery
Chief, Division of Spine Surgery
Director, Minimally Invasive Spine
  Program
Director, Neurosurgical Spine Fellowship
  Program
University of Pittsburgh Medical Center
Pittsburgh, PA

Yoshihiro Katsuura, MD
Director
Spine Surgery
Adventist Health Howard Memorial
  Hospital
Willits, CA

Han Jo Kim, MD
Associate Professor
Orthopaedic Surgery
Hospital for Special Surgery
New York, NY

Jun S. Kim, MD
Adult and Pediatric Spine Surgery
Department of Orthopaedic Surgery and
  Neurosurgery
Mount Sinai West
Icahn School of Medicine at Mount Sinai
New York, NY

Kamal Kolluri
Intern
University of California
San Francisco, CA

Daniel P. Leas, MD
Carolina Neurosurgery and Spine Associates
Assistant Professor
Department of Orthopaedic Surgery
Atrium Health
Charlotte, NC

Ronald A. Lehman Jr., MD
Professor of Orthopaedic Surgery, Tenure (in Neurological
  Surgery)
Chief, Reconstructive, Robotic & MIS Surgery
Director, Adult and Pediatric Spine Fellowship
Director, Athletes Spine Center
Director, Spine Research
The Daniel and Jane Och Spine Hospital
New York, NY

Lawrence G. Lenke, MD
Surgeon-in-Chief
Och Spine Hospital at New York-Presbyterian/Allen
Professor of Orthopedic Surgery (in Neurological Surgery)
Chief of Spinal Surgery
Chief of Spinal Deformity Surgery
Co-Director, Adult and Pediatric Comprehensive Spine
  Surgery Fellowship
Department of Orthopedic Surgery
Columbia University
New York, NY

Jason I. Liounakos, MD
Resident
Neurological Surgery
University of Miami
Miami, FL

Rory Mayer, MD
Staff Neurosurgeon
Department of Neurosurgery
Baylor University Medical Center
Baylor Scott & White Health
Dallas, Texas

Praveen V. Mummaneni, MD, MBA
Joan O'Reilly Professor & Vice Chairman
Neurological Surgery
Co-Director, UCSF Spine Center
University of California, San Francisco
San Francisco, CA

Rani Nasser, MD
Assistant Professor
Department of Neurosurgery
University of Cincinnati College of Medicine
Cincinnati, OH

Ahmad Nassr, MD
Consultant
Department of Orthopedics
Mayo Clinic College of Medicine
Rochester, MN

Robert J. Owen, MD
Orthopedic Spine Surgeon
Peachtree Orthopedics
Atlanta, GA

Fortunato G. Padua, MD, MSc, BS
Research Fellow
Orthopaedics
Rothman Orthopaedics
Philadelphia, PA

Paul Park, MD
Professor of Neurosurgery
University of Michigan
Ann Arbor, MI

Paul J. Park, MD, MMS
Chief Resident, Department of Orthopedic Surgery
Columbia University Irving Medical Center/New York
　Presbyterian
The Daniel and Jane Och Spine Hospital
New York, NY

Arati B. Patel, MD
Resident Physician
Neurological Surgery
University of California, San Francisco
San Francisco, CA

Rakesh Patel, BS, MD
Associate Professor
Orthopedics
University of Michigan
Ann Arbor, MI

Brenton Pennicooke, MD, MS
Assistant Professor of Neurological Surgery and
　Orthopaedic Surgery
Department of Neurological Surgery
Washington University in St. Louis
St. Louis, MO

Zach Pennington, BS
Medical Student
Department of Neurosurgery
Johns Hopkins Hospital
Baltimore, MD

Frank M. Phillips, MD
Ronald DeWald, Endowed Professor of Spinal
　Deformities
Director, Division of Spine Surgery
Section Head, Minimally Invasive Spine Surgery
Fellowship Co-Director, Spine Surgery
Rush University Medical Center
Chicago, IL

Julie G. Pilitsis, MD, PhD
Chair
Neuroscience & Experimental Therapeutics
Professor of Neurosurgery and Neuroscience &
　Experimental Therapeutics
Albany Medical College
Albany, NY

David W. Polly, Jr., MD
Chief of Spine Surgery
Professor of Neurosurgery
Department of Orthopaedic Surgery
University of Minnesota
Minneapolis, MN

Eric A. Potts, MD
Attending Neurosurgeon
Goodman Campbell Brain and Spine
Ascension St. Vincent Hospital
Carmel, IN

Raj D. Rao, MD
Professor and Chairman
Department of Orthopaedic Surgery
George Washington University
Washington, DC

Daniel K. Resnick, MD, MS
Professor and Vice Chairman
Department of Neurosurgery
University of Wisconsin School of Medicine and Public
　Health
Madison, WI

Joshua Rivera, BA
Clinical Research Coordinator
University of California
San Francisco, CA

Mohamed Saleh, MD
Chief Resident
Department of Neurosurgery
University of Cincinnati College of Medicine
Cincinnati, OH

Jose E. San Miguel, MD, PhD
Orthopaedic Surgery Resident
University of Minnesota
Minneapolis, MN

Rick C. Sasso, MD
Professor
Chief of Spine Surgery
Department of Orthopaedic Surgery
Indiana University School of Medicine
Indiana Spine Group
Indianapolis, IN

Shelly K. Schmoller, PA-C
Neurosurgery
University of Wisconsin Hospital and Clinics
Madison, WI

Daniel M. Sciubba, MD
Professor
Departments of Neurosurgery, Oncology, Orthopaedic
    Surgery, and Radiation Oncology
Director, Spine Tumor and Spine Deformity
Johns Hopkins University School of Medicine
Baltimore, MD

Christopher I. Shaffrey, MD
Professor of Orthopaedic and Neurological Surgery
Chief, Spine Surgery and Spine Care
Duke University Medical Center
Durham, NC

Breanna L. Sheldon, MS
Medical Student (MS3)
Department of Neuroscience and Experimental
    Therapeutics
Albany Medical Center
Albany, NY

Brandon A. Sherrod, MD
Resident
Department of Neurosurgery
Clinical Neurosciences Center
University of Utah
Salt Lake City, Utah, USA

Peter Shorten, MD
Orthopaedic Spine Surgeon
Community Hospital
Grand Junction, CO

Justin S. Smith, MD, PhD
Vice Chair and Chief of Spine Division
Harrison Distinguished Professor
Department of Neurosurgery
University of Virginia
Charlottesville, VA

Kevin Swong, MD
Assistant Professor of Neurological Surgery
Northwestern Memorial Hospital
Chicago, IL

Lee A. Tan, MD
Assistant Professor of Neurological Surgery
University of California, San Francisco Medical Center
San Francisco, CA

Daniel J. Thomas, BA
Research Assistant, Spine Team
Rothman Institute
Philadelphia, PA

Huy Q. Truong, MD
Resident
Department of Neurosurgery
Medical College of Wisconsin
Milwaukee, WI

Alexander R. Vaccaro, MD, PhD, MBA
Richard H. Rothman Professor and Chairman,
    Department of Orthopaedic Surgery
Professor of Neurosurgery
Co-Director, Delaware Valley Spinal Cord
    Injury Center
Co-Chief of Spine Surgery
Sidney Kimmel Medical Center of Thomas Jefferson
    University
Philadelphia, PA

Michael Y. Wang, MD FACS
Professor, Neurological Surgery & Rehab Medicine
Spine Fellowship Director
Chief of Neurosurgery, University of Miami
    Hospital
University of Miami Miller School of Medicine
Miami, FL

Timothy J. Yee, MD
Resident
Department of Neurosurgery
University of Michigan
Ann Arbor, MI

Chun-Po Yen, MD
Associate Professor
Department of Neurological Surgery
University of Virginia
Charlottesville, VA

Ulas Yener, MD
University of Virginia
Spine Fellow in the Department of Neurosurgery
Department of Neurosurgery
Charlottesville, VA

原著序言

有腰椎相关症状反复发作的患者因为致残性腰背疼痛而摁下生活的暂停键。对于那些手术后出现残留症状、症状复发的患者，他们反而会更加失望。过去我们使用诊断术语——"失败的腰椎手术"或"椎管切除术后综合征"时，并不要求在评估这些患者时达到应有的严格程度。而如今，我们需要对这些患者初次手术失败的原因进行全面分析，并精准规划翻修术的方案。

Heary 医生在超过 25 年的外科实践中，积累了大量腰椎翻修术的经验和知识。他对腰椎翻修术拥有独到的深邃见解，并提出了系统的处理方法。他组织了一批杰出的专家合作编写这本内容全面的教科书，他们都是国际知名的脊柱外科医生。这本书组织架构非常好——体现了他精心的准备和对细节的持续关注，涵盖了所有手术失败的潜在诱因，并清晰地描述了具有挑战性的腰椎翻修术的各个方面。

随着全球腰椎手术量的不断增加，越来越多的患者需要进行腰椎翻修。作为脊柱外科医生，我们对患者的处理方法不仅能体现出哪些是好的外科医生，哪些是优秀的外科医生，而且也能沉淀出什么是良好的患者预后，什么是出色的患者预后。罗伯特·赫维（Robert Heary）的《腰椎翻修外科学》（*Revision Lumbar Spine Surgery*）是同类书中的第一本教科书，毫无疑问将帮助所有脊柱外科医生管理这些富有挑战性的患者，应该在每个脊柱外科医生的书架上占有一席之地。

Raj D. Rao，MD，MBA
美国腰椎研究学会（LSRS）主席
骨科与神经外科学教授
乔治华盛顿大学骨科系主任
陈建庭　译

原著前言

首先涌上心头的是我对所有编写这本开创性教科书的作者们说声"谢谢"。这些才华横溢的神经外科和脊柱骨科医生为帮助教育我们所有人而付出了时间和精力，这深深感动了我。我对那些为本书做出贡献的朋友和同事们表示诚挚的感谢，他们有创新的想法，并愿意分享他们帮助读者很好地完成腰椎翻修术的具体"窍门"。

这本书的创作念头源于几年前我参加国内脊柱会议上的讨论。我们正在辩论脊柱微创手术的相对优势时，我提到我以翻修失败的脊柱微创手术病例为生。我接诊的患者中，减压不充分或减压过度、螺钉置入不当、融合失败和矢状面失衡的数量之多，让我震惊。可以理解的是，这就是成熟的脊柱专科执业特征，它受到医生偏好的影响。绝大多数患者在微创脊柱手术后恢复良好，自然也不需要来到我的诊室。然而，在过去二十年中，我不断目睹患者的数量使我清楚地认识到，在我们国内会议上报道的一些"优秀／良好"病例的百分比，并不一定可以代表全美国的情况。

在这次谈话中出现的下一个问题是如何处理这些腰椎手术失败的病例。应该去哪里获取信息，从而分辨哪些患者可以从翻修术中获益？在特定的需要接受"翻修"术的人群中，应该采取哪种手术以获取最佳的效果？现阶段，绝大多数的教科书仅描述了如何诊断并实施初次手术（一期手术），而翻修术的内容通常归入一章末尾的几段。

随着美国每年开展越来越多的脊柱手术，翻修术的数量也在稳步上升。由于一些注册系统并没有专门追踪这方面的手术，每年腰椎翻修术的确切数据并不像初次手术那样容易追踪。确认那些曾经接受过腰椎手术的患者，使其从追加的手术治疗中受益，有时是一种挑战。

我感到非常幸运，在神经外科和骨外科领域有这么多朋友和同事。我从"两边"的学者身上学到了很多东西，其中许多人愿意提供帮助，并就腰椎翻修术

中的一些专门领域编写章节。因为我自己的培训经历首先是神经外科住院医生，随后是脊柱骨科。所以我接触到了腰椎手术的各个方面，从显微减压手术到严重畸形矫正手术。多年来我的体会是，在处理这些具有挑战性的临床病症时，无论手术规模是大还是小，在手术过程中都有可能在某个时间点出现困难。

许多脊柱外科医生通常认为脊柱翻修术的问题与处理瘢痕组织、伴脑脊液漏的硬膜撕裂及融合和（或）脊柱稳定性问题相关。从本书的目录可以看出，有更多的理念可以从详尽的分析中获益。作者们对本书中提供的各种治疗的手术适应证提出了自己的看法。我自己认为，许多初次手术的适应证（典型的是疼痛或神经问题）与翻修术的适应证相似。只是由于解剖学畸形、瘢痕组织形成、脊柱稳定性／序列等问题，普遍公认翻修术的实施在技术上更为困难。

书中我们要求真正的本领域专家能够提供具体的手术入路，并指明他们是如何及为何处理翻修术的独特问题。此外，如果在翻修术后出现问题，也需要强调处理这类复杂患者的策略。

本书针对的是已行腰椎手术的患者。因此，本书对该领域有独特的贡献。我想再次感谢那些才华横溢的神经外科和脊柱骨科的医生们，他们慷慨地花费时间、精力和热情，帮助编写了这本关于如何处理腰椎翻修术患者的著作。我希望读者们能够欣赏这些脊柱外科专家给我们提供的技术。请享受阅读本书的乐趣，并在遇到具有挑战性的临床问题时，随手查阅本书。

Robert F. Heary，MD

Chief，Division of Neurosurgery

HMH Mountainside Medical Center

Montclair，New Jersey

Professor of Neurological Surgery

Hackensack Meridian School of Medicine

Nutley，New Jersey

朱思远 李 萍 译 吴 骞 朱青安 审校

致　谢

这本腰椎翻修术教科书是在我们每个人的努力下共同完成的。医学博士 Raghav Gupta 刚从新泽西州的罗格斯-新泽西医学院（the Rutgers-New Jersey Medical School）毕业，他为这本书的出版做出了很多努力，并受到高度赞赏。Raghav 最近参加了南加州大学神经外科住院医师培训计划（the University of Southern California Department of Neurosurgery residency training program），我相信他会在该计划中表现出色。我的行政助理 Roxanne Nagurka 女士和 Yesenia Sanchez 女士在与我们的特约作者和 Elsevier 医学出版公司的稿件协调方面提供了重要的支持。我还要感谢 Raghav、Roxanne 和 Yesenia，他们长时间的努力使这本书的出版成为现实。最后，我要感谢我的孩子们（Declan、Maren 和 Conor），他们非常了解这个项目需要花费大量的时间，他们的持续支持使这项工作变得可行，我非常感谢他们愿意接受完成这项工作所需要的付出。

目　录

第 1 章

骨的解剖学和生理/生物学

JOSE E. SAN MIGUEL, KENNETH J. HOLTON, AND DAVID W. POLLY JR.

史家玮　廖聪睿　译　季　伟　朱青安　审校

章 节 概 要

解剖学

腰椎的组成

典型的脊柱由 33 个椎骨组成，腰椎通常有 5 个活动的腰椎骨，表示为 L1 ～ L5。作为一个整体，腰椎形成前凸。椎体随着脊柱向尾侧移行逐节增大，承载越来越高。腰椎有其独特特征，与颈椎和胸椎有明显区分。其中最突出的是皮质骨包绕松质骨组成的宽大椎体。椎体横径大于前后径。随着腰椎向下延伸椎体渐成楔状，L5 椎体前后缘高度差最大[1]，如此差异形成了腰骶角。腰椎椎弓根短而粗，起源于椎体的上 1/3。横突在前后位（anteroposterior，AP）平面细长且平坦。关节突较大呈矢状位，在后缘有一个圆形的扩大，称为乳突。上关节突关节面的小平面朝向后内侧，稍呈凹面。下关节突关节面向下突出，主要朝向前外，与上关节面相匹配，稍呈凸面。L5 下关节突的不同之处在于其平坦的关节面几乎朝前。腰椎棘突短而宽，垂直于椎体。

移行椎

典型的腰椎有 5 节，但高达 10% ～ 15% 的人群有腰骶移行椎的解剖学变异[2]。Castellvi 在 1984 提出了移行椎的最佳分类方法[3]。Castellvi 根据形态学特征，利用影像学的分类系统描述并区分四类腰骶移行椎（图 1.1）。Ⅰ 型包括单侧（Ⅰa）或双侧（Ⅰb）发育不良的横突，呈三角形，宽度至少 19 mm。Ⅱ 型表现为单侧（Ⅱa）（图 1.2）或双侧（Ⅱb）不完全腰化 / 骶化，为紧贴骶骨翼边缘的大横突。在横突和骶骨之间形成不完全的活动关节。Ⅱ 型最常伴有腰背部和臀部疼痛。Ⅲ 型表现为单侧（Ⅲa）或双侧（Ⅲb）完全腰化 / 骶化，其中横突与骶骨完全融合。Ⅳ 型是混合型，患者一侧表现为 Ⅱ 型，另一侧表现为 Ⅲ 型。该方法可以用于移行椎的

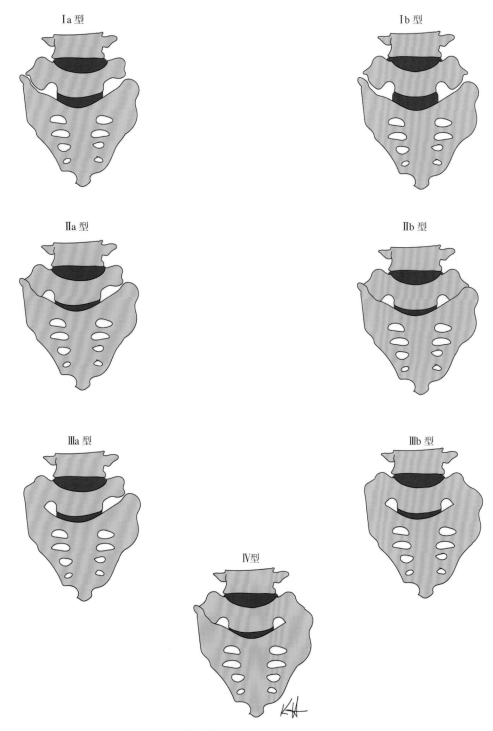

• 图 1.1 Castellvi 分类系统：Ⅰa、Ⅰb、Ⅱa、Ⅱb、Ⅲa、Ⅲb、Ⅳ型

形态分类，但它并不能足够准确地提供所涉及的节段数[4]。

腰椎的排列

　　腰椎的排列取决于骨盆入射角（pelvic incidence，PI）。PI 是一个从股骨头到骶骨终板中点的深度参数。PI 的概念是由 Duval-Beaupère 在 1992 年首次提出并广泛沿用至今[5]。我们在过去的几十年里已经认识到 PI 左右腰椎前凸（lumbar lordosis，LL）[6]。LL 不应比 PI 多 9° 或少 9°[6-7]。具体来说，低 PI 的患者可能该有 PI 加 9° 的 LL，而高 PI 的患者可能该有 PI 减 9° 的 LL。沿腰椎的前凸分布也很重要[8]。这称为

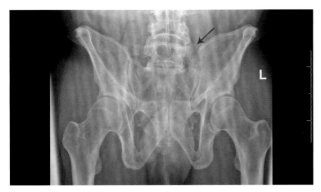

● 图 1.2　左侧 Castellvi Ⅱa 型移行椎

前凸分布指数，一般大约 2/3 的前凸应该落在 L4 至 S1 之间[9]。Roussouly 等进行了深入研究，着眼于整个腰椎的矢状面序列，不仅关注 LL 和 PI，同时也考虑到骶骨倾斜角（sacral slope，SS）。他们强调了骶骨倾斜角和下腰椎曲度在确定脊柱整体前凸和矢状面线性曲度的重要性。这些腰椎角度如下所示（图 1.3）。

载荷传递

在正常生理条件下，脊柱轴向载荷在椎间节段之间的传递应该是均匀的。已有研究表明，某些类型的下腰痛与跨椎体的异常负荷传递有很高的特异性[10]。脊柱融合术的主要目的是在节段间提供一个坚实而均匀的骨性结构，以保证稳定的负荷传递。

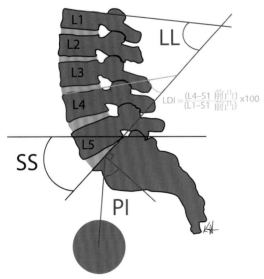

$$LDI = \frac{(L4\text{-}S1 \ \text{前凸})}{(L1\text{-}S1 \ \text{前凸})} \times 100$$

LL，腰椎前凸角；PI，骨盆入射角；SS，骶骨倾斜角

● 图 1.3　腰椎角度

同样，在脊柱融合过程中，尽管有明显的融合，一些患者仍然有症状，可能是因为未能恢复跨椎间载荷传递的生理应力类型[11]。

均衡的荷载传递对于保证结构稳定、避免内植物沉降是非常重要的。Closkey[12] 有关融合的载荷传递方面的研究表明，椎间融合过程中大约需要 30% 的横截面积才能够支撑椎间的载荷传递。若小于这一面积，则远端椎受力过大，内植物会下沉入椎体上终板，导致局部活动和不稳，易形成假关节[13]。Closkey 的研究结果与前方融合术最相关，前方融合中内植物材料直接承受轴向载荷，足够的载荷横截面有利于载荷传递及坚实的融合。许多外科医生未能意识到这一点。因此，往往存在类似于"点焊"的骨 - 植入物界面，无法传递负荷。后路融合术中载荷传递是不同的，负荷通过悬臂力传递，这就需要更多坚固的骨横截面面积来支持。

融合类型及范围

脊柱病变的治疗需要融合的情况并不少见。随着时间的推移，目前已有多种最适合患者需求的手术入路。这些入路大致可分为前路和后路，每种入路各有其优缺点。脊柱外科医生使用并结合必要的技术对收治的病症进行最好的治疗。

基于前方的融合和入路

脊柱前路的三种入路包括正前方、斜方和侧方入路。它们都能很好地进入椎间隙并处理终板，如果有必要，可以置入大尺寸的内植物，以减少下沉的风险[14]。更重要的是，我们从生物力学研究中知道，前柱和中柱承载约 80% 的脊柱载荷[15]。当考虑到这一点以及 Wolff's 定律有关应力响应的骨重塑时，如果我们将融合物放置在椎间靠前的位置直接受压，骨融合的可能性更大[16]。更靠前部位置的融合不仅能直接受压，而且前、中柱提供了椎骨间 90% 的骨性接触，以及更多的血管床[16-18]。采用大尺寸的椎间植入物撑开，而使神经孔得到更好的减压[16]。此外，它对冠状面和矢状面的畸形矫正也非常有效。这些方法不适合有中央型椎管狭窄、骨性侧隐窝狭窄或严重椎关节炎的患者[19]。

正前方入路：在正前入路中，患者取仰卧位，然后做正中、旁正中或微 Pfannenstiel 切口。这提供了一个可以直接进入椎间盘的腹膜后入路。术前即刻的影像检查是必要的，因为这可以明确内脏结构的界限。大多数情况下，正前方入路用于进入 L4～L5 和 L5～S1 椎间盘，腰椎其他节段则受限于血管和肾结构的牵拉程度。这种方法有一些缺点，比如需要一个显露手术入路的外科医生、血管损伤风险和继发于腹下神经丛损伤的逆行射精的可能[20]。既往有腹部手术史不是该入路的绝对禁忌证，但应予以考虑到这可能会使暴露更加困难。放置输尿管支架有助于该入路显露，熟练操作该入路后可以开展前路翻修手术[21]。

斜方入路：脊柱前方手术的斜位入路，患者取侧卧位。沿腹侧，手术入路通道是在腹膜后和腰大肌之间。这种入路不需要牵开血管结构或切开腰大肌。因此，该方法可显露 L1 到 S1。尽管未直接行血管结构的操作，但考虑到其与术野的接近，仍存在血管损伤风险。逆行射精的风险仍然存在。由于该入路是通过腹部肌肉组织进行分离，患者可发生继发于腰腹部肌肉组织失神经支配的疝或假疝[18]。此外，该方法需要经验来充分评估其倾斜度，避免不慎进入椎管或损伤侧方纤维环。临床经验表明，这在技术上比标准正前方入路更具挑战性，迄今为止，没有关于斜方入路翻修术的数据。

侧方入路：患者置侧卧位。对于这种入路，手术通道是建立在经腰大肌的腹膜后。通过这种入路可进入 T12～L1 到 L4～L5 椎间盘。需要术前影像以确定是否可以通过该通道进入既定腰椎区域，特别要注意髂嵴顶部与手术节段之间的位置关系。在 L4～L5 节段必须要注意避免损伤股神经。这种入路可以从双侧到达腰椎，尤其从凸侧进入有利于冠状面畸形矫正。在经腰大肌入路中，因腰丛位置在更尾端更偏前，存在腰丛损伤的风险[19]。约 5% 的患者主诉术后感觉运动异常[19]。因为是从腹外侧肌肉建立手术通道，所以也存在疝或假疝的可能性，但通过仔细剥离可防止去神经损伤，将其发生率降至最低。这种入路可横行切除椎间盘，但存在损伤对侧血管或内脏的风险。

基于后方的融合和入路

后方入路：在这种入路中，患者被置于俯卧位，然后采用正中切口。融合过程涉及椎板切除，伴或不伴棘突切除，并且通常会涉及关节突关节。这种入路下的融合骨块处于生物力学上最不利的环境，因为它必须通过悬臂加载的方法支撑所有的载荷，因此与前路相比，它受到的压力最小[22]。即使有坚实的后路融合，也有经椎间盘造影证实的前柱持续疼痛的情况，后来经前路椎间盘融合后改善临床症状[23]。尽管这种融合术长期以来一直是现有手术中的主要方法，但这种术式并非没有问题。通过后路手术进行翻修也是很常见的。主要的风险包括瘢痕组织出血、前次手术导致的解剖结构不清，及在有明显的椎板切除的患者中可能有意外的硬脊膜切开。

后外侧入路：后外侧融合是更常用的后方入路，不仅涉及椎板和关节突关节，还涉及横突。这使得融合骨块更接近负荷轴线，在生物力学上更有优势。这种方法缺点是需要更多地剥离肌肉以暴露融合区域。改良的后外侧入路有椎旁和 Wiltse 入路。这种方法提供了同样的通道，但对肌肉的损伤较小[24]，多年来一直是年轻成人腰椎峡部裂滑脱症患者融合手术的主要术式。它也用作进入椎旁或 Wiltse 平面的一种微创术式。但更典型的微创方法是经椎间孔的腰椎椎间融合术。

后路椎体间融合

近年来，许多技术都使用这种方法来获得椎间融合[25]。后路腰椎椎间融合术需要切除大部分椎板，硬脊膜左右牵拉显露椎间隙并植入融合器。后又出现了经椎间孔腰椎椎体间融合技术，它最初作为单侧入路，可处理大约 2/3 的椎间盘，并通过植骨和（或）结构性椎体间支撑获得椎间融合[26-27]。这些技术使用一个工作窗口，其内侧缘为硬膜囊和行走根，外侧缘为出口根和近端椎体。这种技术逐渐成为双侧以及结合 Smith-Peterson 截骨术的主要手术入路，并可以最大限度地既切除椎间盘，又获得结构性椎间植骨支撑，使矢状面序列有明显的复位[28]。

骨生物学基础

皮质骨和松质骨存在于所有类型的骨组织中。皮质骨组织致密，除了能够抵抗弯曲和扭转外，还能提供最大强度和承受重载的能力。松质骨存在于承受不同角度受力的地方，特别是在干骺端、扁骨和椎体上。骨是一种结构异常优良的组织，经过持续重塑以维持体内平衡，这种动态平衡是破骨细胞和成骨细胞共同作用的结果[29]。

破骨细胞

破骨细胞是来自单核巨噬细胞系的特殊细胞；这些细胞负责降解骨质，以实现正常或病理性的骨重塑[30]。尽管其功能受许多其他细胞因子的调节，破骨细胞分化需要核因子 κ-B 配体（RANK ligand）的受体激活[31]。当前体细胞被募集到骨吸收的目标区域时，前体细胞就会融合形成多核细胞。这些细胞具有强大的产酸和分泌酶的机制，可以吸收钙化的骨质并降解细胞外基质[30]。骨体积和质量与破骨细胞的活动直接相关，所有继发性的骨质疏松症都是由于这些细胞相对于成骨细胞的活动过度活跃造成的[31]。双膦酸盐类用于减轻破骨细胞介导的骨丢失[32]。另一种旨在减缓破骨细胞骨吸收治疗的分子是降钙素。正常情况下，这种肽与骨代谢密切相关，每日给药可减少绝经后妇女椎体骨质疏松性骨折[33]。破骨细胞除了在骨骼健康中起作用外，还参与成骨细胞的分化、造血细胞从骨髓到血液的转移以及免疫反应[30]。

成骨细胞

成骨细胞是参与沉积和维持骨结构的间质细胞[34]。它们通过生产有机成分，如骨和胶原，及钙 / 磷酸盐基质的无机成分来实现。此外，它们通过产生 RANKL 的诱饵受体即骨保护素分子，来调节破骨细胞的功能，而起到维持骨骼健康的重要作用[35]。甲状旁腺激素（PTH）与钙代谢密切相关，并已被证明能影响骨生理学的合成代谢。当低剂量和间歇性给药时，PTH 途径的激活，如特立帕肽[36]所示，可以通过成骨细胞来改善骨量和结构[37]，这为医生提供了另一种对抗骨质疏松症的工具。随着骨骼的成熟，成骨细胞可以停留在沉积的基质中，变成驻留的成骨细胞。这些骨细胞作为机械感受器，协调成骨细胞和破骨细胞之间的适当平衡，以维持足够的骨内稳态[29]。

Wolff 定律

沃尔夫定律指出，骨会响应在其上承受的应力而进行骨重塑[38]。这样，暴露在较高负荷下的骨骼将通过增加其质量来应对，以更好地抵抗外部压力。反之亦然，如长期卧床的患者，承受较低负荷的骨骼将通过减少其骨质量来适应[39]。这一概念对脊柱融合有重要意义，增加负荷有助于促进骨形成，提高融合成功率。既往研究表明，70% ～ 80% 的轴向负荷通过椎体前柱部分传导[40]。椎间融合器置于此处能发挥最大的支撑作用；融合器承受的压力负荷能为骨融合提供最佳条件[19]。

不同入路下植骨的区域和体积

有多种植骨材料可供选择，并与置入器械结合使用。髂嵴自体骨移植是金标准；然而，这会导致供体部位，尤其是在使用结构性自体移植的情况下的发病。其他材料有异体骨移植、脱矿骨基质骨移植和同种骨移植[41]。rhBMP-2 是研究最多的移植替代物，它已证明在融合率和临床效果方面与髂骨骨移植一样有效[42]。

后部中线和关节突关节融合区域（图 1.4A，B）：虽然 Hibbs[43] 提出了后部中线区域的融合技术，但 Moe[44] 对其进行了改进，将移植材料块植入切开的关节面以达到融合的目的。如今这种技术在伴或不伴后方减压（椎板切除术）的情况下应用，并常辅以内固定。可用于融合的部位是椎板（如果在减压时没有切除）、棘突和关节突关节（图 1.5 所示例子）。关节突关节是所有后路融合的重要组成部分，但单纯关节突关节融合并不常见，其缺点是植骨面积非常有限（图 1.6 为一例）。椎骨的尺寸和关节面的面积都随着脊柱下行逐渐增大，尤其以 L5 ～ S1 关节面面积最大，因此融合的面积也明显增加。要特别注意的是植骨融合前要去除关节面的关节软骨，以提高植骨融合的成功率[44]。后路可融合的面积取决于疾病的严重程度，如果椎板需要切除，植骨的面积就会减少。

后外侧（图 1.4D）：这种技术比后中线方法更常用，由 Watkins[45] 描述并由 Wiltse[46] 修改，由于结合了横突和峡部，为移植材料提供更大的植骨面。关节面、椎板、峡部和横突都可用来提供足够的融

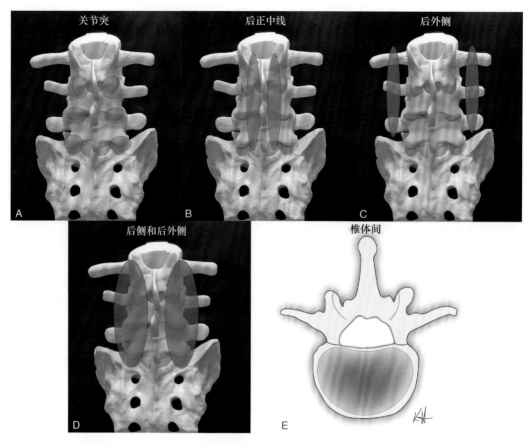

● 图 1.4　植骨区域。（A）关节突；（B）后中线；（C）后外侧；（D）后侧和后外侧；（E）椎体间

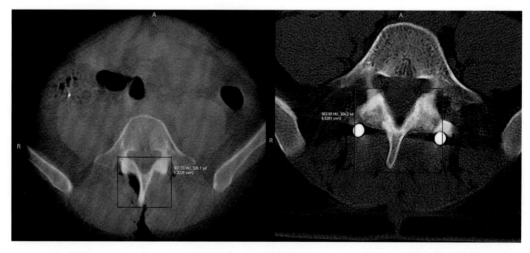

● 图 1.5　L5 后路中线 / 关节面融合：可用横截面积（左）；融合后横截面积（右）

合区域。在这种技术中，可用于植骨的表面积取决于横突的横截面积（图 1.7），和精细及充分去皮质以获得充足的血运。仔细剥离横突骨膜是该技术的一个重要步骤，因为这可以为植骨提供适合的区域。

椎间融合（图 1.4E）：由于使用椎间融合手术，后外侧融合后初次和翻修术的比例已经慢慢下降[47]。椎间融合最常用于下腰椎，尤其用于有最大的终板面积的 L5 上终板。目前这种融合的技术可以通过使用各种椎间融合器来恢复椎间隙高度。如本章前文所述，Closkey[12] 认为，植骨至少要达到椎间横截面积的 30%，以实现充分的负荷传递和预防下沉（图 1.8）。理论上，整个椎间盘都可用于椎间融合，尤其是通过前方入路时。而在实操中，这取决于能否充分清理椎间盘、置入结构性支撑物，并放置足

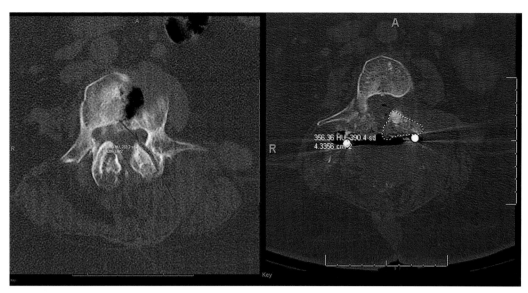

● **图 1.6**　关节突关节植骨术前和术后面积：可用于植骨的有限横截面积（左）；关节突融合物的横截面积（右）

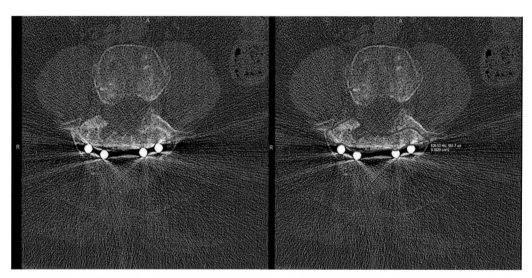

● **图 1.7**　后外侧融合：CT 扫描的横断面（左）；轮廓区域描绘融合物和横突横截面积（右）

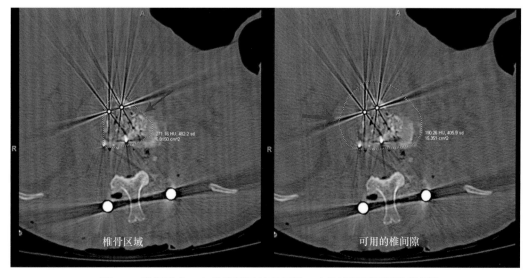

● **图 1.8**　椎间融合：左轮廓显示植骨区域；右轮廓显示可用的椎间隙

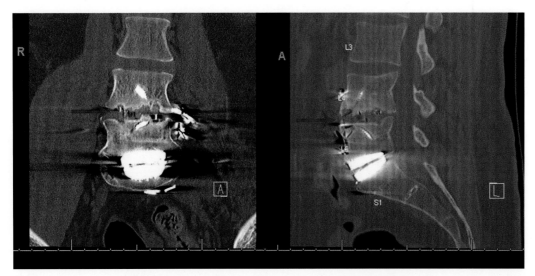

● **图 1.9**　L4 ～ L5 融合失败（合并 L5 ～ S1 椎间盘置换）

够的骨材料，因此植骨面积太小就会有失败的风险（图 1.9，沉降的风险；图 1.10，融合物不足导致的沉降）。

已行融合术患者疼痛来源鉴别

对于有过脊柱融合术的患者，如果有持续的疼痛，其检查可能是复杂和困难的。关键是要全面了解手术前后症状的病史，以及是否或如何改变的，还有术后是否出现其他新的症状。全面体检可以缩小潜在疼痛来源的范围，这对于得到正确的诊断是至关重要的。先前的融合术导致的潜在疼痛因素可能是相当多的[48]。

假关节

假关节是腰椎手术的常见并发症，必须排除它作为术后疼痛的来源。患者通常会描述手术后最初的症状有所改善，但由于未愈合部位的持续运动，在术后数月症状又加重。脊柱 X 光片，尤其在没有内固定的情况下屈伸位片是很有价值的。然而，CT是评估未融合的最好方法；它为评估骨融合与否提供了最详细的情况。假关节面在标准的重建切面上不一定明显，所以三维重建的影像研究也是非常有价值的。影像学研究将显示螺钉周围的光点或光晕，屈伸摄片显示融合节段的运动，以及融合块是否有骨桥[49]。

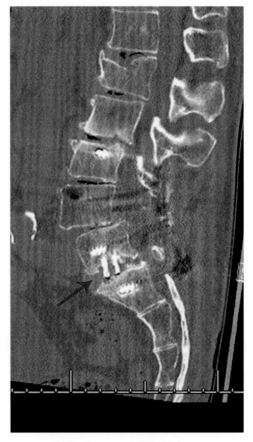

● **图 1.10**　因下沉导致融合失败

如果发现骨不连，应排除是否合并手术部位感染。如果存在感染，则假关节形成的风险就更高。

对无菌性假关节的治疗是通过植骨和进一步稳定该节段的翻修术。在腰椎假关节的翻修术中，已证明环形融合可以带来更高的融合率[50-51]。既往的腰椎假关节的翻修术，已显示成功的关节融合可以改善大多数患者的临床结果[51]。然而，临床结果部分受到术前首次诊断的影响，因为诊断为腰椎滑脱症的患者比诊断为退行性椎间盘疾病的患者手术效果更好[52]。吸烟、糖尿病和工伤补偿状况都证明与腰椎翻修术后较差的结果相关[53-54]。

矢状位失衡

矢状位失衡由与不良健康状况结果最高度相关的放射学参数来确定[55]。矢状位平衡可在放射影像上定义为齿状突–髋关节轴[56]。是齿状突最高点与双侧股骨头中心的连线与铅锤线之间的夹角[56-57]。这可以想象为髋和膝伸直时，耳朵刚好落在髋关节上方。真正的矢状位失衡使患者脊柱序列偏离，出现了矢状面垂直轴位于骶骨前方。患者通常表现为胸椎后凸不足、椎骨后滑脱、加大的骨盆后倾，屈髋屈膝以保持水平凝视[58]。这些适应性改变可能非常耗体力，产生背部肌肉拉伤和神经压迫的继发性疼痛。图 1.11 给出了矢状位失衡的例子。

脊柱融合术后矢状位失衡有不同的原因；这些原因包括未能足够恢复 LL、近端或远端的邻近椎间盘退变、近端椎体塌陷/骨折，及没有腰椎代偿的胸腰椎后凸。如果矢状位失衡是背痛的原因，则只有进行翻修术才能改善症状。必须排除这些患者并存假性关节的可能性，因为矢状位失衡是这种情况发生的强有力推手[60]。矢状位失衡的治疗很复杂，而且充满风险[61]，需要进行椎骨截骨术，如 Smith-Peterson 截骨术、椎弓根截骨术，或椎体切除术。这些都是强有力的矫正技术，在良好的判断下应该能够将患者的 LL 恢复到 Duval-Beaupère 建议的 PI ＝ LL±9° 范围内。这些技术对患者有生命风险；但是它们可以极大改善患者的生活质量和症状[62-63]。图 1.12 给出了矢状位失衡矫正的例子。

脊柱不稳

脊柱是一个复杂的结构，它保护着精细的组织，同时又允许能在方向上有较大范围的运动[64]。脊柱的稳定性是由骨性结构、韧带稳定性，及耦合的肌

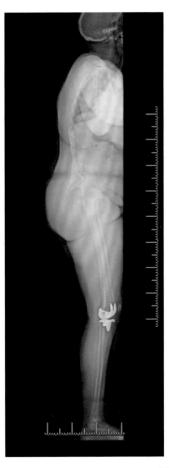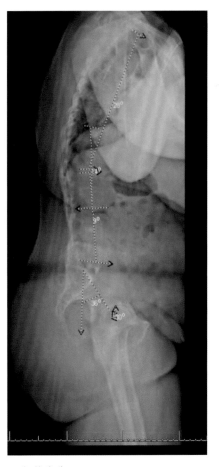

● 图 1.11 矢状失衡

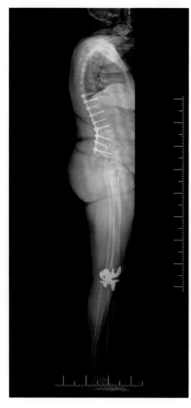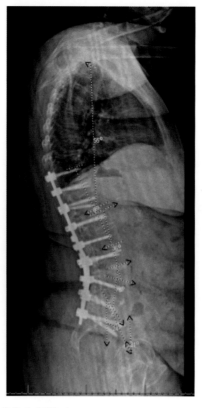

● **图 1.12** 矢状位失衡矫正

肉活动来保障[64]。脊柱动态不稳定的原因有多种，包括外伤性、退行性、肿瘤性和医源性。脊柱不稳定的最常见原因是医源性，与更广泛的减压、更大的韧带破坏，及更多的手术节段正相关[66]。

在脊柱不稳情况下背痛病因复杂。术后椎间运动增加可引起脊髓或神经根的机械性压迫，引起疼痛或神经功能障碍[67]。脊柱的不稳定也会导致韧带和关节囊的牵拉，刺激并激活痛觉通路[68]。从生物力学研究中我们知道，在正常负荷下骨性的脊柱本身无法承受相当于上半身的重量[69]。在原生环境下，脊柱依赖于跨节段的肌肉作用，以增加刚度和承受更高的载荷[70-71]。在脊柱不稳定的患者中，不稳定的节段需要更高水平的肌肉激活来抵消运动，从而导致疲劳和肌肉扭伤，这反过来又激活了痛觉通路[72]。如果诊断为脊柱不稳定，解决方案是以融合的方式进行稳定。

硬膜外纤维化

术后瘢痕组织形成是可预期的。不幸的是，脊柱手术后瘢痕形成可引起粘连和压迫，从而在手术后重新出现或导致新的症状[73]。有人主张用脂肪移植生物材料来尝试减少瘢痕组织的形成，尽管这仅有轻微的改善[74]。使用手术引流管已被推荐用于帮助减少硬膜外纤维化[75]。行粘连松解或清除瘢痕组织的翻修术常结果欠佳，只有约 50% 的患者能得到改善[76]。

蛛网膜炎

蛛网膜炎是覆盖于脊髓的中间层膜的炎症。这种炎症是由神经胶质细胞引起的，可由创伤、肿瘤、感染或医源性手术或其他侵入性脊柱手术引发[77]。症状包括运动和感觉的改变，如平衡不良和反射异常，及慢性和令人衰弱的疼痛等[78]。蛛网膜炎的诊断应视为排除诊断之一，可由腰椎磁共振成像（MRI）显示的马尾神经根冗余得到提示[79]。这种现象引起神经根的炎症，从而导致神经根功能失调并成为疼痛来源。蛛网膜炎的治疗主要是药物治疗，目标是使用抗炎药，包括甾体和非甾体类，减轻疼痛，及使用神经止痛药治疗疼痛。已证明脊髓刺激器在症状控制方面有一定效果[80]。

误诊

手术后症状未缓解应考虑误诊的可能。这类患者术后症状没有改善甚至会恶化。必须重新评估患者的术前症状和影像学结果，尽量与术中发现进行对比[81]。如果这些不一致，应考虑脊柱的其他疼痛来源。

另外，附带的脊柱影像学发现可能与患者的症状相关，但不一定是疼痛的来源[81]。可能的病因包括主动脉瘤、肾结石、肾周脓肿、前列腺炎、慢性盆腔炎、子宫内膜异位症、胆囊炎和胰腺炎等[82]。

内固定移除

尽管并不常见，但保留的脊柱植入物本身可能是疼痛的来源。患者通常在切口愈合后到重新出现背痛之间有一个无痛间隔期[83]。脊柱融合术后最有可能受益于植入物移除的是有突出的植入物的患者，在突出的地方直接有触痛[84]。引起症状的内固定物可通过在影像引导下注射局部麻醉剂来确认是否为疼痛来源[85]。在过去，不锈钢内固定物的大量使用会引起约 5% 的患者镍过敏，导致更高的植入物症状发生率[86]。如今有了钛合金植入物，因症状而拆除内固定物很可能是继发于植入物突出的情况。

椎弓根螺钉

椎弓根螺钉已成为脊柱内固定的主要方式[87]。通过跨越脊柱的三柱，椎弓根螺钉为固定结构提供了额外的刚度和稳定性[88]。反过来，这使得外科医生能够保留额外的运动节段，进行更好的矫正，并取得更好的融合率[89-90]。

在初次脊柱融合的病例中，采用直向前技术插入椎弓根螺钉已证明在拔出强度和插入扭矩方面优于沿椎弓根解剖轨迹的置钉方式[91]，进而能提供更稳定的结构。在翻修情况下，如果之前是沿着直向前轨迹置钉，那么最佳固定的方法就不清楚。一种替代方案是保持直向前进钉的轨迹但增加螺钉直径；或者，可以沿着椎弓根解剖轨迹置入新的螺钉。

另一种实现更好的螺钉骨把持技术是穿透椎体前皮质以获得双皮质固定[92]。但是，如果采用这种技术，就必须小心避免损伤前面的重要血管结构[93]。

在骨质较差的椎体中，通过有孔椎弓根螺钉进行骨水泥强化也证明可增加内植物的稳定性[94]。

椎间融合器

椎间融合器似乎增加了融合成功率。这些融合器在实现生物学融合目标的同时，提供结构性的前柱支撑并承载负荷。融合器的材料和几何形状多种多样。最常用的材料包括结构性的同种异体移植骨、三维打印结构的钛网以及可有或没有钛表面增强的聚醚醚酮（PEEK）[95]。最近，增材制造已用于增强骨整合强度。引入了可扩张融合器，以增加矢状面曲度，同时尽量减少对融合器置入的需求[96]。该策略的相对有效性尚未得到很好的证实。无论使用哪种器械，置入足够的植骨材料以实现至少 30% 的横断面积骨融合是远期成功的关键[12]。此外，在充分骨愈合之前无论是术中直接插入或因反复循环应力加载所导致，内置物沉入骨性终板是一个挑战。这可能与内植物的几何形状、终板上的放置、放置部位的局部骨密度、整体骨密度，及愈合过程中所施加的负荷相关[97]。一般来说，有较大表面积的较大融合器的沉降可能性较小[22]。侧方入路的内植物能够从一侧跨至另一侧，使环形骨骺负载，这可能有利于植入后的初始负载。

脊柱之外导致疼痛的原因

最后，对于脊柱融合术后疼痛的患者，可能有脊柱以外的疼痛来源。其中最明显的包括骶髂关节、髋关节、腰方肌痉挛、梨状肌综合征和臀部皮神经神经瘤。这些疼痛来源的识别通常依赖于影像学、身体检查和局部麻醉药鉴别注射来尝试识别疼痛来源。

骶髂关节

在过去十年中，骶髂关节病变越来越得到关注[98]。这得益于骶髂关节病理学诊断方案的明确共识。在慢性腰痛患者中，骶髂关节疼痛的发生率估计约为 15%[99]，而在腰椎融合手术史并伴有持续疼痛的患者中，发生率约为 3%[100-101]。有趣的是，骶髂关节炎与腰椎融合之间存在相关性。其机制类似于邻近节段疾病，骶髂关节的杠杆臂较长和机械负荷增加导致了刺激。虽然疼痛产生的确切机制尚不清楚，但应该与关节囊／韧带拉伸、过度活动以及对抗骶髂关节剪切力所导致的异常力学有关[102]。无论疼痛产生机制如何，多项研究显示骶髂关节炎与腰椎融合之间存在相关性。有趣的是，Ha 等[103] 前瞻性队列研究显示，腰椎融合至 L5 的患者比融合至 S1 的患者更少发生骶髂关节炎。其他多项研究表明，骶髂关节症状增加与腰椎融合相关。

髋关节

腰椎和髋关节病变可表现为类似症状。更复杂的是，有时这两个潜在疾病会在同一患者中同时存在[106]。详细的病史和查体对诊断至关重要。多种疾病可引起髋关节疼痛，包括骨关节炎、骨坏死、软骨损伤或髋臼盂唇疾病。在查体时，这些患者往往会出现腹股沟疼痛、跛行和（或）髋关节活动度降低。除非同时有脊柱病变，否则这些患者不会出现膝以下的疼痛。髋关节的前后位和侧位 X 线片能提供足够的影像学信息，以进一步确定诊断。

大转子滑囊炎

这种情况表现为大转子上方滑囊发炎。它在美国普通人群中的患病率为 10% ～ 20%[107]。表现为股骨大转子疼痛，但有时会沿髂胫束向远端放射。因此，它通常会被误解为脊柱疾病。当患者试图在患侧睡觉时，症状可能加重，然而长时间的站立或走动也会加剧疼痛。该病的危险因素是重复性活动，如跑步、爬山、骑自行车或长时间站立[107]。检查时，触诊大转子区域会有轻微压痛。非手术干预，如非甾体类抗炎药和物理治疗都可以很好地缓解症状。如果这些方法都不奏效，那么治疗性／诊断性注射皮质类固醇和麻醉剂可明确诊断并使症状显著缓解。

腰方肌痉挛

这种情况会表现为腰椎旁正中的疼痛，尽管它可以放射到侧腹[108]。这种疼痛通常为深部疼痛，患者活动时可以有刺痛感，但不会放射到下肢[109]。深化触诊检查时，患者会有沿着腰方肌分布的剧烈疼痛。腰方肌痉挛的治疗是通过专门的伸展运动的物理治疗[110]。如果症状难以缓解，应在透视引导下注射皮质类固醇和麻醉剂，可分别用于治疗和诊断目的。

梨状肌综合征

与这种情况相关的症状包括沿坐骨神经分布的疼痛、腰痛和（或）臀部疼痛，及坐骨大切迹上的压痛[111-112]。病因是梨状肌压迫神经，一般继发于梨状肌过度使用和肥大，要与先天性变异相鉴别，比如坐骨神经穿过肌腹或其腱性部分[113-114]。症状可以由临床医生通过一些手法引出，如 Freiberg，Beatty 或髋关节屈曲、外展和内旋（flexion，abduction and internal rotation，FAIR），所有这些都是增加梨状肌张力的不同方法，导致坐骨神经受压，如果诊断正确，症状会再现[111]。

臀部神经痛

这种疾病也被称为 Maigne 综合征，由髂嵴后侧的臀部神经受压引起[115]。这些是纯感觉神经。臀上皮神经支配腰下区、腹股沟区和股骨近端外侧的感觉。臀中皮神经支配臀部感觉[116]。受累原因主要是胸腰筋膜卡压臀上皮神经，以及骶髂后长韧带卡压臀中皮神经。1991 年，Maigne 在尸体解剖中发现了臀部皮神经受卡压。出现这种情况的患者在卡压部位有精准的压痛点。一旦确定，可通过皮质类固醇局部注射和麻醉剂注射进一步确诊[116]。物理疗法也证明是改善症状的良好辅助手段[117]。

总结与结论

腰椎融合术后持续疼痛和功能障碍对患者和医生来说都是一个具有挑战性的疾病。在寻找这些患者疼痛的来源时，必须对解剖学和生理学有清晰的了解。翻修术前需要识别疼痛来源，并确定持久的生物学融合的解决方案。如果明确疼痛来源，并且与病史、查体和辅助检查结果相一致，则可以考虑手术。患者需要知道，与初次手术相比，翻修术的成功率较低。

参考文献

1. Panjabi MM, Goel V, Oxland T, et al. Human lumbar vertebrae. Quantitative three-dimensional anatomy. *Spine (Phila Pa 1976)*. 1992;17:299−306.

2. Apazidis A, Ricart PA, Diefenbach CM, Spivak JM. The prevalence of transitional vertebrae in the lumbar spine. *Spine J*. 2011;11:858−862.

3. Castellvi AE, Goldstein LA, Chan DP. Lumbosacral transitional vertebrae and their relationship with lumbar extradural defects. *Spine (Phila Pa 1976)*. 1984;(9):493−495.

4 Farshad-Amacker NA, Aichmair A, Herzog RJ, Farshad M. Merits of different anatomical landmarks for correct numbering of the lumbar vertebrae in lumbosacral transitional anomalies. *Eur Spine J*. 2015;24:600−608.

5. Duval-Beaupere G, Schmidt C, Cosson PA. Barycentremetric study of the sagittal shape of spine and pelvis: the conditions required for an economic standing position. *Ann Biomed Eng*. 1992;20:451−462.

6. Boulay C, Tardieu C, Hecquet J, et al. Sagittal alignment of spine and pelvis regulated by pelvic incidence: standard values and prediction of lordosis. *Eur Spine J*. 2006;15:415−422.

7. Schwab F, Lafage V, Patel A, Farcy JP. Sagittal plane considerations and the pelvis in the adult patient. *Spine (Phila Pa 1976)*. 2009;34:1828−1833.

8. Yilgor C, Sogunmez N, Yavuz Y, et al. Relative lumbar lordosis and lordosis distribution index: individualized pelvic incidence-based proportional parameters that quantify lumbar lordosis more precisely than the concept of pelvic incidence minus lumbar lordosis. *Neurosurg Focus*. 2017;43:E5.

9. Roussouly P, Gollogly S, Berthonnaud E, Dimnet J. Classification of the normal variation in the sagittal alignment of the human lumbar spine and pelvis in the standing position. *Spine (Phila Pa 1976)*. 2005;30:346−353.

10. McNally DS, Shackleford IM, Goodship AE, Mulholland RC. In vivo stress measurement can predict pain on discography. *Spine (Phila Pa 1976)*. 1996;21:2580−2587.

11. Kumar N, Judith MR, Kumar A, Mishra V, Robert MC. Analysis of stress distribution in lumbar interbody fusion. *Spine (Phila Pa 1976)*. 2005;30:1731−1735.

12. Closkey RF, Parsons JR, Lee CK, Blacksin MF, Zimmerman MC. Mechanics of interbody spinal fusion. Analysis of critical bone graft area. *Spine (Phila Pa 1976)*. 1993;18:1011−1015.

13. Kanemura T, Matsumoto A, Ishikawa Y, et al. Radiographic changes in patients with pseudarthrosis after posterior lumbar interbody arthrodesis using carbon interbody cages: a prospective five-year study. *J Bone Joint Surg Am*. 2014;96:e82.

14. Shen FH, Samartzis D, Khanna AJ, Anderson DG. Minimally invasive techniques for lumbar interbody fusions. *Orthop Clin North Am*. 2007;38:373−386.

15. Duffield RC, Carson WL, Chen LY, Voth B. Longitudinal element size effect on load sharing, internal loads, and fatigue life of tri-level spinal implant constructs. *Spine (Phila Pa 1976)*. 1993;18:1695−1703.

16. Mobbs RJ, Loganathan A, Yeung V, Rao PJ. Indications for anterior lumbar interbody fusion. *Orthop Surg*. 2013;5:153−163.

17. Hsieh PC, Koski TR, O'Shaughnessy BA, et al. Anterior lumbar interbody fusion in comparison with transforaminal lumbar interbody fusion: implications for the restoration of foraminal height, local disc angle, lumbar lordosis, and sagittal balance. *J Neurosurg Spine*. 2007;7:379−386.

18. Xu DS, Walker CT, Godzik J, Turner JD, Smith W, Uribe JS. Minimally invasive anterior, lateral, and oblique lumbar interbody fusion: a literature review. *Ann Transl Med*. 2018;6:104.

19. Mobbs RJ, Phan K, Malham G, Seex K, Rao PJ. Lumbar interbody fusion: techniques, indications and comparison of interbody fusion options including PLIF, TLIF, MI-TLIF, OLIF/ATP, LLIF and ALIF. *J Spine Surg*. 2015;1:2−18.

20. Sasso RC, Burkus JK, LeHuec JC. Retrograde ejaculation after anterior lumbar interbody fusion: transperitoneal versus retroperitoneal exposure. *Spine (Phila Pa 1976)*. 2003;28:1023−1026.

21. Schwender JD, Casnellie MT, Perra JH, et al. Perioperative complications in revision anterior lumbar spine surgery: incidence and risk factors. *Spine (Phila Pa 1976)*. 2009;34:87−90.

22. Kowalski RJ, Ferrara LA, Benzel EC. Biomechanics of bone fusion. *Neurosurg Focus*. 2001;10:E2.

23. Barrick WT, Schofferman JA, Reynolds JB, et al. Anterior lumbar fusion improves discogenic pain at levels of prior posterolateral fusion. *Spine (Phila Pa 1976)*. 2000;25:853−857.

24. Li H, Yang L, Xie H, Yu L, Wei H, Cao X. Surgical outcomes of mini-open Wiltse approach and conventional open approach in patients with single-segment thoracolumbar fractures without neurologic injury. *J Biomed Res*. 2005;29:76−82.

25. Cole CD, McCall TD, Schmidt MH, Dailey AT. Comparison of low back fusion techniques: transforaminal lumbar interbody fusion (TLIF) or posterior lumbar interbody fusion (PLIF) approaches. *Curr Rev Musculoskelet Med*. 2009;2:118−126.

26. Humphreys SC, Hodges SD, Patwardhan AG, Eck JC, Murphy RB, Covington LA. Comparison of posterior and transforaminal approaches to lumbar interbody fusion. *Spine (Phila Pa 1976)*. 2001;26:567−571.

27. Schwender JD, Holly LT, Rouben DP, Foley KT. Minimally invasive transforaminal lumbar interbody fusion (TLIF): technical feasibility and initial results. *J Spinal Disord Tech*. 2005;18(suppl):S1−S6.

28. Yson SC, Santos ER, Sembrano JN, Polly DW, Jr. Segmental lumbar sagittal correction after bilateral transforaminal lumbar interbody fusion. *J Neurosurg Spine*. 2012;17:37−42.

29. Paiva KBS, Granjeiro JM. Matrix metalloproteinases in bone resorption, remodeling, and repair. *Prog Mol Biol Transl Sci*. 2017;148:203−303.

30. Boyce BF, Yao Z, Xing L. Osteoclasts have multiple roles in bone in addition to bone resorption. *Crit Rev Eukaryot Gene Expr*. 2009;19:171−180.

31. Teitelbaum SL. Osteoclasts: what do they do and how do they do it? *Am J Pathol*. 2007;170:427−435.

32. Drake MT, Clarke BL, Khosla S. Bisphosphonates: mechanism of action and role in clinical practice. *Mayo Clin Proc*. 2008;83:1032−1045.

33. Chesnut 3rd CH, Silverman S, Andriano K, et al. A randomized trial of nasal spray salmon calcitonin in postmenopausal women with established osteoporosis: the prevent recurrence of osteoporotic fractures study. PROOF Study Group. *Am J Med*. 2000;109:267−276.

34. Long F. Building strong bones: molecular regulation of the osteoblast lineage. *Nat Rev Mol Cell Biol*. 2011;13:27−38.

35. Caetano-Lopes J, Canhao H, Fonseca JE. Osteoblasts and bone formation. *Acta Reumatol Port*. 2007;32:103−110.

36. Brixen KT, Christensen PM, Ejersted C, Langdahl BL. Teriparatide (biosynthetic human parathyroid hormone 1−34): a new paradigm in the treatment of osteoporosis. *Basic Clin Pharmacol Toxicol*. 2004;94:260−270.

37. Lombardi G, Di Somma C, Rubino M, et al. The roles of parathyroid hormone in bone remodeling: prospects for novel therapeutics. *J Endocrinol Invest*. 2011;34:18−22.

38. Frost HM. Wolff's Law and bone's structural adaptations to mechanical usage: an overview for clinicians. *Angle Orthod.* 1994; 64:175−188.

39. Eimori K, Endo N, Uchiyama S, Takahashi Y, Kawashima H, Watanabe K. Disrupted bone metabolism in long-term bedridden patients. *PLoS One.* 2016;11:e0156991.

40. Kushchayev SV, Glushko T, Jarraya M, et al. ABCs of the degenerative spine. *Insights Imaging.* 2018;9:253−274.

41. Patel DV, Yoo JS, Karmarkar SS, Lamoutte EH, Singh K. Interbody options in lumbar fusion. *J Spine Surg.* 2019;5(suppl 1): S19−S24.

42. Agarwal R, Williams K, Umscheid CA, et al. Osteoinductive bone graft substitutes for lumbar fusion: a systematic review. *J Neurosurg Spine.* 2009;11:729−740.

43. Hibbs RH. An operation for progressive spinal deformities. *New York Med J.* 1911;93:1013−1106.

44. Moe JH. A critical analysis of methods of fusion for scoliosis: an evaluation in two hundred and sixty-six patients. *J Bone Joint Surg Am.* 1958;40:529−697.

45. Watkins MB. Posterolateral fusion of the lumbar and lumbosacral spine. *J Bone Joint Surg Am.* 1953;35:1014−1019.

46. Wiltse LL, Hutchinson RH. Surgical treatment of spondylolisthesis. *Clin Orthop.* 1964;35:116−135.

47. Saifi C, Cazzulino A, Laratta J, et al. Utilization and economic impact of posterolateral fusion and posterior/transforaminal lumbar interbody fusion surgeries in the United States. *Global Spine J.* 2019;9:185−190.

48. Cho JH, Lee JH, Song KS, Hong JY. Neuropathic pain after spinal surgery. *Asian Spine J.* 2017;11:642−652.

49. Weiss LE, Vaccaro AR, Scuderi G, McGuire M, Garfin SR. Pseudarthrosis after postoperative wound infection in the lumbar spine. *J Spinal Disord.* 1997;10:482−487.

50. Albert TJ, Pinto M, Denis F. Management of symptomatic lumbar pseudarthrosis with anteroposterior fusion. A functional and radiographic outcome study. *Spine (Phila Pa 1976).* 2000;25: 123−129; discussion 130.

51. Gertzbein SD, Hollopeter MR, Hall S. Pseudarthrosis of the lumbar spine. Outcome after circumferential fusion. *Spine (Phila Pa 1976).* 1998;23:2352−2356; discussion 2356−2357.

52. Dede O, Thuillier D, Pekmezci M, et al. Revision surgery for lumbar pseudarthrosis. *Spine J.* 2015;15:977−982.

53. Lauerman WC, Bradford DS, Ogilvie JW, Transfeldt EE. Results of lumbar pseudarthrosis repair. *J Spinal Disord.* 1992;5:149−157.

54. Carpenter CT, Dietz JW, Leung KY, Hanscom DA, Wagner TA. Repair of a pseudarthrosis of the lumbar spine. A functional outcome study. *J Bone Joint Surg Am.* 1996;78:712−720.

55. Glassman SD, Berven S, Bridwell K, Horton W, Dimar JR. Correlation of radiographic parameters and clinical symptoms in adult scoliosis. *Spine (Phila Pa 1976).* 2005;30:682−688.

56. Amabile C, Pillet H, Lafage V, et al. A new quasi-invariant parameter characterizing the postural alignment of young asymptomatic adults. *Eur Spine J.* 2016;25:3666−3674.

57. Le Huec JC, Thompson W, Mohsinaly Y, Barrey C, Faundez A. Sagittal balance of the spine. *Eur Spine J.* 2019;28:1889−1905.

58. Berjano P, Bassani R, Casero G, Sinigaglia A, Cecchinato R, Lamartina C. Failures and revisions in surgery for sagittal imbalance: analysis of factors influencing failure. *Eur Spine J.* 2013;22 (suppl 6):S853−S858.

59. Jang JS, Lee SH, Min JH, Kim SK, Han KM, Maeng DH. Surgical treatment of failed back surgery syndrome due to sagittal imbalance. *Spine (Phila Pa 1976).* 2007;32:3081−3087.

60. Dickson DD, Lenke LG, Bridwell KH, Koester LA. Risk factors for and assessment of symptomatic pseudarthrosis after lumbar pedicle subtraction osteotomy in adult spinal deformity. *Spine (Phila Pa 1976).* 2014;39:1190−1195.

61. Buchowski JM, Bridwell KH, Lenke LG, et al. Neurologic complications of lumbar pedicle subtraction osteotomy: a 10-year assessment. *Spine (Phila Pa 1976).* 2007;32:2245−2252.

62. Smith JS, Sansur CA, Donaldson 3rd WF, et al. Short-term morbidity and mortality associated with correction of thoracolumbar fixed sagittal plane deformity: a report from the Scoliosis Research Society Morbidity and Mortality Committee. *Spine (Phila Pa 1976).* 2011;36:958−964.

63. Kim YC, Lenke LG, Hyun SJ, Lee JH, Koester LA, Blanke KM. Results of revision surgery after pedicle subtraction osteotomy for fixed sagittal imbalance with pseudarthrosis at the prior osteotomy site or elsewhere: minimum 5 years post-revision. *Spine (Phila Pa 1976).* 2014;39:1817−1828.

64. Panjabi MM. Clinical spinal instability and low back pain. *J Electromyogr Kinesiol.* 2003;13:371−379.

65. Izzo R, Guarnieri G, Guglielmi G, Muto M. Biomechanics of the spine. Part II: spinal instability. *Eur J Radiol.* 2013;82:127−138.

66. Guha D, Heary RF, Shamji MF. Iatrogenic spondylolisthesis following laminectomy for degenerative lumbar stenosis: systematic review and current concepts. *Neurosurg Focus.* 2015;39:E9.

67. Schaller B. Failed back surgery syndrome: the role of symptomatic segmental single-level instability after lumbar microdiscectomy. *Eur Spine J.* 2004;13:193−198.

68. Kotilainen E, Valtonen S. Clinical instability of the lumbar spine after microdiscectomy. *Acta Neurochir (Wien).* 1993;125: 120−126.

69. Crisco JJ, Panjabi MM, Yamamoto I, Oxland TR. Euler stability of the human ligamentous lumbar spine. Part II: experiment. *Clin Biomech.* 1992;7:27−32.

70. Cholewicki J, Panjabi MM, Khachatryan A. Stabilizing function of trunk flexor-extensor muscles around a neutral spine posture. *Spine (Phila Pa 1976).* 1997;22:2207−2212.

71. Lee PJ, Rogers EL, Granata KP. Active trunk stiffness increases with co-contraction. *J Electromyogr Kinesiol.* 2006;16:51−57.

72. O'Sullivan P. Diagnosis and classification of chronic low back pain disorders: maladaptive movement and motor control impairments as underlying mechanism. *Man Ther.* 2005;10:242−255.

73. Pospiech J, Pajonk F, Stolke D. Epidural scar tissue formation after spinal surgery: an experimental study. *Eur Spine J.* 1995;4:213−219.

74. Dobran M, Brancorsini D, Costanza MD, et al. Epidural scarring after lumbar disc surgery: equivalent scarring with/without free autologous fat grafts. *Surg Neurol Int.* 2017;8:169.

75. Mohi Eldin MM, Abdel Razek NM. Epidural fibrosis after lumbar disc surgery: prevention and outcome evaluation. *Asian Spine J.* 2015;9:370−385.

76. Hsu E, Atanelov L, Plunkett AR, Chai N, Chen Y, Cohen SP. Epidural lysis of adhesions for failed back surgery and spinal stenosis: factors associated with treatment outcome. *Anesth Analg.* 2014;118:215−224.

77. Wright MH, Denney LC. A comprehensive review of spinal arachnoiditis. *Orthop Nurs.* 2003;22:215−219; quiz 220−211.

78. Bourne IH. Lumbo-sacral adhesive arachnoiditis: a review. *J R Soc Med.* 1990;83:262−265.

79. Anderson TL, Morris JM, Wald JT, Kotsenas AL. Imaging appearance of advanced chronic adhesive arachnoiditis: a retrospective review. *AJR Am J Roentgenol.* 2007;209:648−655.

80. de la Porte C, Siegfried J. Lumbosacral spinal fibrosis (spinal arachnoiditis). Its diagnosis and treatment by spinal cord stimulation. *Spine (Phila Pa 1976).* 1983;8:593−603.

81. Crock HV. Observations on the management of failed spinal operations. *J Bone Joint Surg Br*. 1976;58:193−199.

82. Atlas SJ, Deyo RA. Evaluating and managing acute low back pain in the primary care setting. *J Gen Intern Med*. 2001;16: 120−131.

83. Alanay A, Vyas R, Shamie AN, Sciocia T, Randolph G, Wang JC. Safety and efficacy of implant removal for patients with recurrent back pain after a failed degenerative lumbar spine surgery. *J Spinal Disord Tech*. 2007;20:271−277.

84. Hume M, Capen DA, Nelson RW, Nagelberg S, Thomas JC, Jr. Outcome after Wiltse pedicle screw removal. *J Spinal Disord*. 1996;9:121−124.

85. DePalma MJ, Ketchum JM, Saullo TR. Etiology of chronic low back pain in patients having undergone lumbar fusion. *Pain Med*. 2011;12:732−739.

86. Basko-Plluska JL, Thyssen JP, Schalock PC. Cutaneous and systemic hypersensitivity reactions to metallic implants. *Dermatitis*. 2011;22:65−79.

87. Yahiro MA. Comprehensive literature review. Pedicle screw fixation devices. *Spine (Phila Pa 1976)*. 1994;19:2274S−2278S.

88. Lenke LG, Kuklo TR, Ondra S, Polly DW, Jr. Rationale behind the current state-of-the-art treatment of scoliosis (in the pedicle screw era). *Spine (Phila Pa 1976)*. 2008;33:1051−1054.

89. Hamill CL, Lenke LG, Bridwell KH, Chapman MP, Blanke K, Baldus C. The use of pedicle screw fixation to improve correction in the lumbar spine of patients with idiopathic scoliosis. Is it warranted? *Spine (Phila Pa 1976)*. 1996;21:1241−1249.

90. Deviren V, Acaroglu E, Lee J, et al. Pedicle screw fixation of the thoracic spine: an in vitro biomechanical study on different configurations. *Spine (Phila Pa 1976)*. 2005;30:2530−2537.

91. Lehman Jr RA, Floccari LV, Garg S, et al. Straight-forward versus anatomic trajectory technique of thoracic pedicle screw fixation: a biomechanical analysis. *Spine (Phila Pa 1976)*. 2003;28: 2058−2065.

92. Breeze SW, Doherty BJ, Noble PS, LeBlanc A, Heggeness MH. A biomechanical study of anterior thoracolumbar screw fixation. *Spine (Phila Pa 1976)*. 1998;23:1829−1831.

93. Weinstein JN, Rydevik BL, Rauschning W. Anatomic and technical considerations of pedicle screw fixation. *Clin Orthop Relat Res*. 1992;284:34−46.

94. Hickerson LE, Owen JR, Wayne JS, Tuten HR. Calcium triglyceride versus polymethylmethacrylate augmentation: a biomechanical analysis of pullout strength. *Spine Deform*. 2013;1: 10−15.

95. Phan K, Mobbs RJ. Evolution of design of interbody cages for anterior lumbar interbody fusion. *Orthop Surg*. 2016;8: 270−277.

96. Boktor JG, Pockett RD, Verghese N. The expandable transforaminal lumbar interbody fusion—two years follow-up. *J Craniovertebr Junction Spine*. 2018;9:50−55.

97. Marchi L, Abdala N, Oliveira L, Amaral R, Coutinho E, Pimenta L. Radiographic and clinical evaluation of cage subsidence after stand-alone lateral interbody fusion. *J Neurosurg Spine*. 2013;19:110−118.

98. Polly DW, Cher D. Ignoring the sacroiliac joint in chronic low

99. Schwarzer AC, Aprill CN, Bogduk N. The sacroiliac joint in chronic low back pain. *Spine (Phila Pa 1976)*. 1995;20:31−37.

100. Slipman CW, Shin CH, Patel RK, et al. Etiologies of failed back surgery syndrome. *Pain Med*. 2002;3:200−214; discussion 214−207.

101. Katz V, Schofferman J, Reynolds J. The sacroiliac joint: a potential cause of pain after lumbar fusion to the sacrum. *J Spinal Disord Tech*. 2003;16:96−99.

102. Dreyfuss P, Dreyer SJ, Cole A, Mayo K. Sacroiliac joint pain. *J Am Acad Orthop Surg*. 2004;12:255−265.

103. Ha KY, Lee JS, Kim KW. Degeneration of sacroiliac joint after instrumented lumbar or lumbosacral fusion: a prospective cohort study over five-year follow-up. *Spine (Phila Pa 1976)*. 2008; 33:1192−1198.

104. Maigne JY, Planchon CA. Sacroiliac joint pain after lumbar fusion. A study with anesthetic blocks. *Eur Spine J*. 2005;14: 654−658.

105. Unoki E, Abe E, Murai H, Kobayashi T, Abe T. Fusion of multiple segments can increase the incidence of sacroiliac joint pain after lumbar or lumbosacral fusion. *Spine (Phila Pa 1976)*. 2016;41:999−1005.

106. Sembrano JN, Polly DW, Jr. How often is low back pain not coming from the back? *Spine (Phila Pa 1976)*. 2009;34:E27−E32.

107. Segal NA, Felson DT, Torner JC, et al. Greater trochanteric pain syndrome: epidemiology and associated factors. *Arch Phys Med Rehabil*. 2007;88:988−992.

108. Cid J, De La Calle JL, López E, et al. A modified Delphi survey on the signs and symptoms of low back pain: indicators for an interventional management approach. *Pain Pract*. 2015;15:12−21.

109. de Franca GG, Levine LJ. The quadratus lumborum and low back pain. *J Manipulative Physiol Ther*. 1991;14:142−149.

110. Grover C, Christoffersen K, Clark L, Close R, Layhe S. Atraumatic back pain due to quadratus lumborum spasm treated by physical therapy with manual trigger point therapy in the emergency department. *Clin Pract Cases Emerg Med*. 2019;3:259−261.

111. Hopayian K, Song F, Riera R, Sambandan S. The clinical features of the piriformis syndrome: a systematic review. *Eur Spine J*. 2010;19:2095−2109.

112. Chen WS, Wan YL. Sciatica caused by piriformis muscle syndrome: report of two cases. *J Formos Med Assoc*. 1992;91:647−650.

113. Chen WS. Bipartite piriformis muscle: an unusual cause of sciatic nerve entrapment. *Pain*. 1994;58:269−272.

114. Broadhurst NA, Simmons DN, Bond MJ. Piriformis syndrome: correlation of muscle morphology with symptoms and signs. *Arch Phys Med Rehabil*. 2004;85:2036−2039.

115. Aota Y. Entrapment of middle cluneal nerves as an unknown cause of low back pain. *World J Orthop*. 2016;7:167−170.

116. Isu T, Kim K, Morimoto D, Iwamoto N. Superior and middle cluneal nerve entrapment as a cause of low back pain. *Neurospine*. 2018;15:25−32.

117. Alptekin K, Örnek NI, Aydın T, et al. Effectiveness of exercise and local steroid injections for the thoracolumbar junction syndrome (the Maigne's syndrome) treatment. *Open Orthop J*. 2017;11:467−477.

back pain is costly. *Clinicoecon Outcomes Res*. 2016;8:23−31.

第 2 章

骨质疏松症和骨病对脊柱翻修术中的影响

PAUL A. ANDERSON

史家玮 陈 煜 译 季 伟 朱青安 审校

章节概要

引言

骨健康不良可导致首次脊柱手术失败，进而导致需要进行脊柱翻修术。与骨健康不良相关的术后并发症包括固定失败、骨折、后凸、植入物沉降、假关节，及恶化的矢状和（或）冠状面畸形。老年和那些有合并症患者的骨健康不佳的风险增加。因此，这些患者脊柱手术失败的风险更高。已证实继发性骨折预防项目可有效处理骨折后骨质疏松症，并可应用于脊柱手术前，特别是那些接受翻修术的患者。

骨健康不良包括骨密度不足（称为骨量低下和骨质疏松）、维生素 D 缺乏导致矿化失败（称为骨软

化症），及骨微结构破坏（由于骨质的缺陷）。此外，骨质疏松影响了间充质干细胞分化为成骨细胞所需的数量、质量和反应能力。低骨量是这些疾病的总称，但最近也依据骨矿密度（bone mineral density, BMD）定义为骨量低下。

本章的目的是回顾脊柱翻修术患者骨健康的诊断和评估。本篇综述直接关系到翻修术需求的骨健康不佳。我们将讨论翻修术前评估和优化骨健康的系统方法。

骨健康不佳的不良后果

骨健康不佳的不良后果包括较差的手术结果和更严重的并发症，通常导致翻修术率的增加（表2.1）。Bjerke 等[1] 报道了 140 例进行腰椎融合术患者的融合成功率及与骨相关的并发症。他们发现，骨质疏松症患者骨不连的发生率为 50%，而骨密度正常的患者为 18%。与骨质疏松症相关的并发症包括内固定失败、压缩性骨折、脊柱后凸和骨不连，见于 19% 的正常人、28% 的骨量低下患者和 67% 的骨质疏松症患者（图 2.1 和图 2.2）。与骨质疏松症相关的并发症还包括螺钉松动、椎间融合器下沉、滑脱加重、骶骨和骨盆不全骨折、硬脊膜撕裂和翻修术（表 2.1）[2-20]。

脊柱外科中骨健康不佳的流行病学

接受初次脊柱手术的患者常有骨量低下和维生素 D 缺乏。在接受脊柱翻修术的患者中，这些情况更加常见。30% ～ 65% 的患者有维生素 D 缺乏（定义为25 羟维生素 D < 20 ng/ml），27% ～ 40% 的患者有维生素 D 不足（定义为 25 羟维生素 D 20 ～ 30 ng/ml）。

表 2.1　骨健康不佳对脊柱手术结果的不良作用

骨不愈合	Bjerke et al., [1] Cho et al. [2]
螺钉松动	Bjerke et al., [1] Sakai et al. [3] Bredow et al. [4]
置入物失败	Bjerke et al., [1] Bernstein et al. [5]
椎间融合器下沉	Formby et al., [6] Tempel et al. [7]
近端交界区骨折	Uei et al., [9] Meredith et al. [10]
近端交界区后凸	Yagi et al. [11]
滑脱加重	Wang et al., [12] Andersen et al. [13]
脊柱侧凸加重	Yu et al. [14]
翻修手术	Bjerke et al., [1] Sheu et al., [15] Puvanesarajah et al. [16]
后方融合致骨盆和骶骨不当骨折	Meredith et al., [17] Papadopoulos et al., [18] Odate et al., [19] Klineberg et al. [20]
压缩性骨折	Formby et al. [6]

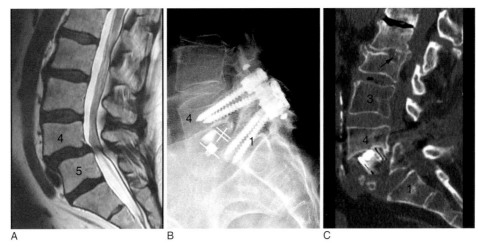

● **图 2.1**　（**A**）67 岁女性患有激素依赖性类风湿关节炎、干燥综合征、肥胖和糖尿病，因神经源性跛行在外院就诊。磁共振矢状面成像显示 L4 ~ L5 腰椎滑脱和椎管狭窄。患者既往已行 L4 ~ L5 斜外侧腰椎椎间融合术。术后恢复良好，直到术后 4 个月跌倒后发现，L4 下终板骨折，L5 椎体完全骨折，椎间融合器向 S1 椎体下沉。出现严重背痛和腿痛。DEXA 显示髋关节 T 值为 −3.4，实验室检验提示原发性甲状旁腺功能亢进。患者现在处于甲状旁腺切除术后阶段。（**B**）L5 椎间融合器沉降及骨折后的术后侧位片。（**C**）跌倒后的 CT 结果显示骨质不良、L2 和 L4 终板骨折，且 L5 椎体骨折伴融合器沉降。L3 受关注区域的平均 Hounsfield 单位为 84，提示骨质疏松

30% ~ 50% 的患者有骨量低下，10% ~ 20% 有骨质疏松症[21]。

Hills 等[22] 回顾了 169 例脊柱融合术后有假关节患者内分泌紊乱的影响。总体而言，82% 的患者存在内分泌紊乱，有 59 名患者（占 34.9%）转诊至内分泌科[22]。最常见的内分泌紊乱是骨量低下和骨质疏松。18.9% 的患者在转诊前已被诊断为骨量低下或骨质疏松。然而，在经内分泌科诊断之后人数增加到了 45%。维生素 D 缺乏也很普遍，发病率为 38%。其他可能影响骨骼功能的内分泌疾病包括糖尿病（27%）、甲状旁腺功能亢进症（5%）和性激素缺乏（18%）。

脊柱翻修术中的骨健康评估

翻修术前评估的一个重要内容是了解初次手术适应证、合并症、术后病程和任何术后结构变化（术后影像学所见）。骨健康可能是因素之一，因此在考虑进一步手术之前应该对其进行全面评估。骨健康评估包括筛查以确定是否需要测量骨密度，发现并治疗维生素 D 和钙缺乏，评估营养状况，以及分析跌倒和全身肌肉无力的情况。可惜的是，脊柱外科医生对骨质疏松筛查的积极性相对较差，只有

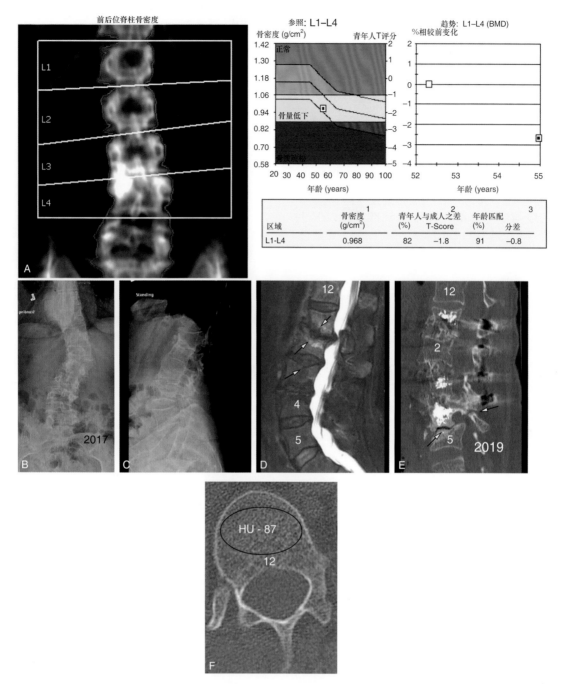

● **图2.2** （**A**）2009年，1例55岁诊断为激素依赖性干燥综合征的女性患者接受了腰椎双能X线吸收测量法扫描。T评分为−1.8，诊断为骨量低下。这种解读有误，因为测量中不应包括L3～L4的退行性改变。L1～L2排除了退行性变化的影响，T评分为−3.3，提示骨质疏松。我们注意到有一个小的脊柱侧弯，并以L3～L4为中心。患者接受了一个疗程的阿仑膦酸钠和24个月特立帕肽的治疗。（**B**）患者于2017年因疼痛、进行性脊柱侧凸和身高下降再就诊。正位（AP）X线片显示出现一个27°的脊柱侧凸，并以L1～L2为顶点。（**C**）侧位X线片显示L1～L2椎间盘严重塌陷，L3和L4上终板凹陷，提示骨质疏松性骨折。（**D**）矢状位磁共振T2相成像显示L1～L2椎管狭窄伴椎间隙严重塌陷。箭头指示L1、L2和L3椎体终板侵蚀或骨折。（**E**）患者接受了L1～L4侧路椎间融合器融合和同种异体植骨植入，及后路骨水泥加强的椎弓根螺钉内固定。术后4个月内情况良好，而后出现疼痛加剧及不能行走。矢状面CT显示L4峡部骨折、L4～L5滑脱和L5上终板骨折。双能X线吸收测量显示右髋关节骨量低下。然而，患者的骨折风险评估工具评分在10年髋关节和严重骨质疏松性骨折风险中分别为3.2%和40.5%，提示患有严重骨质疏松症。（**F**）T12轴向CT，Hounsfield单位87，表明她患有骨质疏松症

19% 的外科医生报道他们在评估假关节形成的患者时进行了双能 X 线吸收的测定（dual energy x-ray absorptiometry，DXA）[23]。

双能 X 线吸光度测定法

DXA 是测量 BMD 的金标准。受关注区（regions of interest，ROI）结果以 mg/cm² 报告。BMD 用于确定统计结果（称为 T 值和 Z 值）。这些数据表明患者的骨密度与参考标准相差多少标准差。以健康的年轻女性为参考标准的 T 值是最常用的。Z 值适用于绝经前期女性和 50 岁以下的男性，并与年龄-性别匹配的对照组进行比较[24]。如果可能，我们采用全髋和全股骨颈的 T 值；如果没有，则使用腰椎（L1 ～ L4）的 T 值。对于有退行性改变或畸形的脊柱患者和以前接受过手术的患者，脊柱 DXA 通常不可靠。当没有患者髋关节和脊柱评分时，我们采用患者的 1/3 桡骨骨密度。我们用 BMDs 来评估纵向变化，而不是 T 值。

骨质疏松症的分类

世界卫生组织根据 DXA 的 T 评分对骨密度进行分类（表 2.2[24]）：

1. T 评分小于或等于 −2.5 表示骨质疏松。

表 2.2　骨质疏松的分类

世界卫生组织[24]

分类	T 值
正常	＞ −1.0
骨量低下（低骨量）	介于 −1.0 到 −2.4 之间
骨质疏松	≤ −2.5

国家骨健康联盟（NBHA）骨质疏松症的诊断推荐[24]

髋关节、脊柱或桡骨三分之一的 T 值 ≤ −2.5 者

髋关节和脊柱骨折（低能量）

骨量低下的 T 值合并腕部、骨盆或肱骨近端的脆性骨折

骨量低下合并高骨折风险评估工具（FRAX）评分者

2. T 评分在 −2.4 至 −1.0 之间表示骨量低下。

3. T 评分大于 −1.0 表示骨质正常。

这个定义的敏感性很差，只有不到 50% 的脆性骨折患者被归为骨质疏松症，此外，这个分类不能帮助医生做出治疗决策。美国国家骨健康联盟（the National Bone Health Alliance，NBHA）对骨质疏松症提出了更有临床意义的定义[25]。该定义包括以下表明骨质疏松症的任何情况：T 评分小于 −2.5；存在髋关节和脊柱骨折；骨量低下和腕部、骨盆或肱骨近端骨折；基于骨折风险评估工具（the fracture risk assessment tool，FRAX；表 2.3），具有较高的 10 年髋关节和严重骨折风险。

表 2.3　骨折风险评估工具

危险因素		结果
年龄	吸烟者	10 年髋部骨折风险
性别	使用糖皮质激素	10 年严重骨折风险
身高	类风湿关节炎	
体重	继发性骨质疏松症	
陈旧性骨折	饮酒 ≥ 3 单位 / 天	
父母髋部骨折	股骨颈 BMD（gm/cc）或 T 评分（FRAX 可在无 BMD 数据的情况下计算得出）	

诊疗标准[24]

髋部骨折风险 ＞ 3% 或严重骨折风险 ＞ 20%

根据 FRAX 与 BMD 的筛查标准来确定应该进行 DXA 检查的患者[26]

严重骨折风险 ＞ 8.4%

BMD，骨密度；DXA，双能量骨密度测量法；FRAX，骨折风险评估工具

From Kanis JA, McCloskey EV, Johansson H, Oden A, Strom O, Borgstrom F. Development and use of FRAX in osteoporosis. *Osteoporosis Int.* 2010; 21 (suppl 2): S407-S413.

FRAX 计算器是一款基于已知风险因素的 10 年骨折预测工具[25a]。它根据对大量人群的纵向研究确定用于计算 FRAX 的危险因素。可以在有或没有 BMD 的情况下计算 FRAX。当 FRAX 用于治疗决策时，FRAX 10 年髋部或严重骨折风险分别为 3% 和 20% 的患者属于高风险，应该进行药物治疗评估[24]。在进行筛查的情况下，我们采用了 10 年主要骨折的风险 8.4% 这一较低的阈值[26]，以确定患者是否需要 DXA 检查。

骨密度测量的适应证

国际临床密度测量学会（the International Society of Clinical Densitometry，ISCD）和国家骨质疏松症基金会（National Osteoporosis Foundation，NOF）已经制定了指南，以确定哪些患者应该接受骨密度测量测试（表 2.4）[24, 27]。当患者出现表 2.1 中描述的脊柱手术后的任何"不良后果"，均提示需进行骨密度检测。此外，通过回顾相关的影像学表现，如 X 光片和计算机断层扫描（CT）（将在后面描述）以评估骨质可能发现应该接受 DXA 测试的患者。

新的骨密度测量技术

新的骨密度测定技术可以辅助医生识别那些隐匿性椎体骨折的患者，并能更好地了解骨微结构。在 DXA 检查过程中，通过将患者置于侧卧位并扫描 T3 到 L5 节段，从而进行椎骨骨折评估（vertebral fracture assessment，VFA）。这样得到的脊柱侧位图

表 2.4　双能量骨密度仪在评估脊柱手术翻修患者中的适应证
女性年龄 > 65 岁
男性年龄 > 70 岁
年龄 > 50 岁有骨折史
FRAX 重大骨质疏松性骨折风险 > 8.4%
高风险药物使用（即皮质类固醇）
低体重
脊柱翻修手术年龄 > 50 岁 [a]

[a] 作者观点

From Schousboe JT, Shepherd JA, Bilezikian JP, Baim S. Executive summary of the 2013 International Society for Clinical Densitometry Position Development Conference on bone densitometry. *J Clin Densitom*. 2013；16：455-466.

像效果非常好，X 射线投射能与每个椎间隙平行（消除视差）。多达 30% 的患者在 DXA 检查中发现了椎体骨折，其中大多数是隐性的[24]。椎体骨折提示骨质疏松症的诊断，因此医生在计划进行翻修术时应予以考虑。

使用软件和标准 DXA 数据可获得腰椎（L1～L4）椎体的骨小梁评分（the trabecular bone score，TBS）。TBS 提供了一种独立于 BMD 的骨微结构的测量指标。通过纹理分析评估骨微结构，其中截面相邻像素之间的较大变化提示微结构退化。计算 TBS 评分并分级为退化、部分退化或未退化的骨骼。在 FRAX 中，TBS 可替代 BMD，并且与 BMD 相比，与更高的椎弓根螺钉植入强度相关。

基于已有 CT 的评估

术前机会性 CT 是指在许多脊柱翻修术病例中可以使用已有的 CT 图片数据，以评估骨质疏松症。CT 是基于每个组织体素中的水基线性衰减系数。水的线性衰减系数被归一化为 0，空气的线性衰减系数被归一化为 1000，被称为洪斯菲尔德单位（the Hounsfield unit，HU）。HU 可以很容易地从任何图片存档和通信系统（picture archiving and communication system，PACS）工具中使用椭圆工具获得[28]。在感兴趣区域上画一个椭圆就可以给出平均 HU。HU 和基于 DXA 的 BMD 之间中等相关[28]。然而，HU 可以用来建立一个阈值，以确定谁需要或不需要 DXA 测试。Pickhardt 等[29]建立了一个在 L1 的 HU 阈值，低于 110 分表示可能有骨质疏松症。同样，HU 阈值大于 150 分表示骨质正常。HU 低于 135 分的患者应进行 DXA 检查以评估骨质状况。

低 HU 预示有假关节、融合器沉降、椎弓根螺钉松动和骨折导致的交界区失败（图 2.1 和图 2.2）。Nguyen 等[30]发现，存在假关节形成的患者的 HU 值比融合成功的患者低 30 分。Meredith 等[17]发现，HU 小于 145 分并行多节段融合的患者，其发生交界性骨折的概率明显增加。Uei 等[9]评估了近端交界处有骨折和无骨折的畸形患者的 HU。在 T8 和 T9，有骨折患者的平均 HU 是 102 分，而没有骨折患者是 145 分。

对需要进行翻修术的患者，我们应该对其术前已有的 CT 检查进行 HU 值的评估。用公认的阈值 < 110 分的标准来确定可能患有骨质疏松症的患者。

评估近端和远端固定部位很重要。已证实手术区域的 HU 低于 145 分和整体 HU 低于 135 分时易发生近端交界性骨折。此外，尽管骶骨和髂骨的标准还没有确定，也应该对这两者进行评估。作者认为，在 HU 低于 80 分的部位植入椎弓根螺钉很可能会失败。在这些病例中应考虑其他技术，如术前优化和骨水泥强化。

术前骨健康优化

初次和翻修术患者均应考虑骨健康优化。术前优化的目标是为患者和脊柱快速愈合和避免并发症做好准备（表 2.1）。一个基于系统方法的规范清单将有助于实现一个完整的流程（表 2.5）。

骨质疏松症的术前筛查

事实证明，外科医生辨别骨质疏松症患者很困难，尤其是不熟悉 DXA 筛查适应证和解读的。此外，人们错误地期望骨健康评价应由负责基本医疗的医生进行；不幸的是，根据现行指南应进行筛查的患者中，只有不到 10% 以这种方式进行筛查。因此，外科医生必须承担起术前筛查和向患者解释 DXA 结果的责任。如果患者骨量低下，那么应考虑转诊到专科医生或骨折收治部门（fracture liaison service，FLS）。

所有 50 岁及以上接受胸腰椎手术的患者都应该进行骨质量评估，以确定他们是否需要在术前做 DXA 检查。由于许多需要翻修术的患者合并骨质疏松症，因此对这一群体的筛查尤为重要。筛选过程可由外科医生或护理人员完成。我们使用的检查表与现行指南一致（表 2.5）。

在翻修术前，应尝试确定初次手术失败的潜在原因。其中一个原因可能是骨量低下。出现任何术后骨折、螺钉松动、融合器下沉、脊椎滑脱或畸形增加、不完全骨折或近端交界性后凸都提示骨健康不良。此外，对患者进行跌倒风险评估时，应给予营养补充建议，检查营养不良和肌少症，并在必要时进行有关骨骼健康不良并发症的风险教育。

营养补充

维生素 D 和钙

活性维生素 D 对于成骨细胞分化、骨基质的矿化、肠道对钙的吸收、钙的调节和胶原蛋白的交联都非常重要。阳光中的紫外线可将 7- 脱氢胆固醇转化为胆钙化醇（维生素 D_3）。然后在肝和肾中羟化为活性形式的 1-25（OH）维生素 D。血清水平是测量其非活性代谢物 25（OH）维生素 D。成人 25（OH）D 超过 30 ng/ml 为正常，20 ～ 30 ng/ml 是不足，而低于 20 ng/ml 为缺乏。大多数接受脊柱手术的患者（接受翻修术的患者中可能更多）存在维生素 D 缺乏或不足的情况[31-33]。

表 2.5　骨骼健康优化

检查表	目标	时间
筛选	确定需要进一步 BMD 筛查的患者	初次手术安排或首次门诊访视时
营养补充剂	根据需要更换钙 / 维生素 D/ 蛋白质	初次手术安排或首次门诊访视时
跌倒风险评估	营养评估、TUG 和握力	初次手术安排或首次门诊访视时
患者教育	告知患者跌倒风险、不良结局和未来骨质疏松症相关骨折的相关性	在术前评估的所有阶段
DXA/ 已有 CT	测量骨密度 / 估计骨质疏松风险	初次手术时安排
转诊至骨健康专家 / 骨折收治部门	筛查次要原因 / 评估 25（OH）D 水平 / 根据需要推荐药物	骨密度异常的患者应进行骨健康评估
骨质疏松症治疗	如可能用合成代谢药物	术前开始，持续到术后
手术延期	外科医生和骨健康专家之间讨论延期至骨健康优化的效果	从简单手术的 3 个月到复杂多节段或截骨术或翻修的 9 个月

BMD，骨密度；CT，计算机断层扫描；DXA，双能骨密度测定；TUG，起立行走计时测试

维生素 D 缺乏可通过口服维生素 D 补充剂进行纠正。笔者建议在安排患者手术期间，每天服用 2000 ～ 5000 U 的维生素 D_3。除非患者经 DXA 证实患有骨质疏松症，否则不常规检测血清 25（OH）维生素 D 水平。一般而言，4 周足以纠正大多数患者的维生素 D 水平，在该剂量下发生毒性反应的风险极小。

钙

除了维生素 D 之外，钙也是骨骼矿化和维持骨骼存量所需要的。成人每日推荐剂量为 1200 mg，且最好仅从饮食中摄取。乳制品和多叶蔬菜富含钙。227 克乳制品（或其等同产品）可提供约 250 mg 的钙。也常需要补充剂，而柠檬酸钙是胃肠道疾病患者最耐受的钙补充剂。根据一项荟萃分析显示补钙没有风险，已经消除了人们对使用钙导致冠状动脉疾病的恐惧[34]。

肌少症和跌倒风险

脊柱翻修术经常涉及极端体重的患者：低体重和病态肥胖者。营养状况的评估很重要，因为营养不良与骨质疏松症有关，是并发症的一个风险因素。应考虑在手术前进行优化。为了解决骨骼健康问题，患者每天蛋白质的建议摄入量为 0.8 ～ 1.2 mg/kg[24]。

肌少症是指因肌萎缩和脂肪替代而导致的肌肉损失和功能缺失。肌少症和虚弱等情况与脊柱患者的手术并发症和死亡率密切相关。此外，肌少症与跌倒风险有关，而跌倒往往导致患者需要进行翻修术以及翻修术后不良。肌少症和骨质疏松症之间存在联系，被称为运动障碍综合征[35]。这种综合征最终会导致跌倒、骨折，及（在脊柱手术患者中）手术的失败。评估跌倒风险和营养状况是骨健康评估的重要组成部分。术前根据需要进行优化，可能需要转诊并进行物理治疗。

为了评估跌倒风险，美国疾病控制和预防中心（CDC）建议询问三个问题。①你在站立或行走时是否感到不稳？②你是否担心跌倒？③你在过去一年中是否跌倒过[36]？另外，可在外科医生办公室里对患者进行几种跌倒风险的测试。起立行走计时（the timed up and go，TUG）测试，测量从坐位起立、行走 3 m、转身和坐下的时间。TUG 大于 12 秒提示存在跌倒的风险[37]。握力可以用测力计测量；男性的握力应大于 32 kg，女性的握力应大于 22 kg[38]。Shen 等[39] 的研究表明，握力增加是预测脊柱手术结果的一个积极因素。有这些功能障碍的患者应进行营养评估，并通过围术期的康复治疗降低跌倒的风险。此外，对跌倒风险的了解有助于确定术后康复的目标，如是否需要被安排至专业护理机构。

患者教育

教育是护理的一个重要方面，因为初级保健医生和患者本身都不愿意开始骨质疏松症药物治疗，而且经常否认患有骨质疏松症（主要是因为其在患者发生骨折之前一直很隐蔽）。告知患者为什么要推迟手术来优化骨骼健康，及不良事件 / 不良结果为何与骨质疏松症有关。大多数患者会心存感激，但他们会惊讶被诊断为骨质疏松症并建议进行治疗。

骨密度测量和治疗

对于前面所述的筛查阳性的病例，需要做股骨近端和脊柱的 DXA 检查。对于那些已行髋关节置换的患者，可进行前臂远端 DXA 检测。如果条件允许，应进行 VFA 以确定是否存在隐匿性骨折、TBS 以确定是否存在退化的微结构。

根据 NOF 标准，诊断为骨质疏松症的患者：T 评分小于 −2.5；有髋部或脊柱骨折、骨质疏松症和其他骨折史；10 年髋部骨折风险超过 3% 或主要骨质疏松性骨折风险超过 20% 的患者要转诊进行骨健康优化。然而，患者有骨量低下（但不符合骨质疏松症的标准）并接受与失败风险增加有关的复杂手术的情况并不少见。目前尚无使用药物治疗这些患者的指征，但应考虑所有其他骨骼健康优化措施。使用双膦酸盐可能是一种替代方法，尽管缺乏证据表明其在骨量低下的手术患者中有效。

转诊至骨健康专家

骨健康专家包括内分泌专家、风湿病专家和老年病专家。很多时候，转诊到这些专家那里要等很长时间，这在术前阶段很难实现。作者所在的机构已证明用 FLS 替代是有效的。

继发性骨质疏松症的筛查

骨健康专家将对患者进行筛查，以确定是否存在骨质疏松症的继发原因，这些发生率达 35%。最常见的继发性病因是维生素 D 缺乏、慢性肾病（≥ 3 期）、甲状旁腺功能亢进、意义不明的单克隆丙种球蛋白病、胃肠道吸收不良和药物[24]。诊断为骨质疏松症前需要测量 25（OH）维生素 D。维生素 D 缺乏的患者每周服用 50 000 U 维生素 D_3，持续 6 周。此外，还应开始每天服用 5000 U 维生素 D_3。6 ~ 8 周后，重新测量 25（OH）维生素 D。对于维生素 D_3 仍不足的患者，建议每天服用 5000 U 维生素 D_3。此外，建议根据需要补充钙质（取决于饮食）。

药物治疗

符合 NOF 骨质疏松症诊断标准的患者，可进行药物治疗（表 2.2）。此外，行截骨并多节段融合或既往行手术失败的骨量低下患者被认为是药物治疗的适合对象。在这类患者中获得药物治疗许可可能是很困难的。

目前有两类治疗骨质疏松症的药物：抗骨吸收药物和促骨合成药物。抗骨吸收药可抑制破骨细胞介导的骨吸收。双膦酸盐通过与羟基磷灰石表面结合阻止破骨细胞的吸收，并诱导破骨细胞凋亡。地诺单抗是能阻止破骨细胞激活的抗吸收药物，是 Rank 配体的单克隆抗体。这些抗吸收药物可使骨质疏松患者的骨折风险降低 40% ~ 60%。长期使用此类药物超过 5 年与非典型股骨骨折和颌骨坏死的发展有关；因此，通常在治疗 5 年后患者需要进入药物"休假期"。

Liu 等[40]报道了关于七项骨质疏松症患者脊柱融合的临床试验荟萃分析，比较了使用双膦酸盐与对照组的情况，显示前者融合成功率提高、融合时间缩短、临床结局更好、并发症发生率更低。尽管有人担心双膦酸盐可能对骨愈合产生负面影响，但事实上观察到的情况恰恰相反。在另一项荟萃分析中，Kates 和 Ackert-Bicknell[41]评估了接受双膦酸盐治疗的患者的骨愈合情况，并没有发现不利影响。

已有三种合成代谢药物获得批准。其中两种药物是重组甲状旁腺（PTH）类似物，即特立帕肽和阿巴罗帕肽，它们可以增加成骨细胞功能，增加骨重塑，促进骨形成。两种 PTH 类似物可使椎骨骨折率降低 80% 以上。Romosozumab 是一种针对骨硬化蛋白的单克隆抗体，当它被阻断时，会促进成骨细胞的功能和骨形成。这种药物还具有抗吸收以及合成代谢的作用。有报道称，在脊柱融合患者中使用特立帕肽取得了令人鼓舞的结果。Ebata 等[41a]在一项使用对照组的 RCT 中证明了特立帕肽组有更高更快的融合成功率，尽管没有看到临床差异。其他队列研究比较特立帕肽与对照组的结果显示，使用特立帕肽组的并发症减少，融合成功率较高。Sekiet 等[42]进行了一项队列研究，比较了特立帕肽和双膦酸盐，发现特立帕肽的并发症减少，临床效果更好。在一项系统综述中，Stone 等[43]发现，与双膦酸盐相比，在骨质疏松的脊柱手术患者中使用合成代谢类药物的临床益处似乎更大。

推迟手术以优化骨质健康

为了优化骨骼健康，可能有必要推迟手术。这个决策过程需由外科医生、骨健康专家和患者共同完成。患有神经功能障碍等紧急情况的患者很少会为了优化骨骼健康而推迟手术。这些情况下，可以进行术后护理。

如果可以推迟手术，那么推迟多长时间取决于骨病的严重程度、该患者对骨融合的需要以及手术的相对风险。目前还没有数据表明在进行手术前的最佳治疗月数。目前的建议是基于现有药物的已知作用机制、骨折治疗的证据和生物力学研究来决策。

使用抗骨吸收药物和合成代谢药物进行治疗都会导致骨骼变化，这些变化可以在 3 个月内测量出来，包括安慰剂对照组和治疗组之间的 BMD 增加和骨折率的降低[24]。骨转换标志物在第 12 周时已经优化，表明对治疗的预期已有响应[24]。此外，Inoue 等[44]在一项 RCT 研究中显示，与安慰剂对照组相比，骨质疏松症患者在接受特立帕肽治疗仅 2 个月后，其椎弓根螺钉旋入扭矩明显增大。此外，基于脊柱 CT 扫描的有限元研究显示，使用 Romosozumab 3 个月后，抗弯曲强度增加 10%[45]。

无手术推迟

当有紧急指征时，如出现神经系统恶化、快速进展的畸形和存在骨折的情况下，不应推迟手术。此外，比较简单的病例，如没有大量骨切除的椎板切除术和椎间盘切除术，也不需要手术延迟。

短期推迟——3个月

作者建议骨质疏松患者在接受椎管狭窄广泛减压和单节段至双节段后路融合之前进行2～3个月的预治疗。术后继续治疗。

长期推迟——6～9个月

接受翻修术的骨质疏松患者和接受多节段融合术或脊柱截骨术的患者在术前应更积极地治疗。6～9个月的预治疗可以最大限度地增加BMD和骨强度，并创造一个更好的骨环境，有利于促进骨融合。此外，纠正营养和维生素的缺乏可以促进骨愈合，并有助于防止术后跌倒。

结论

对需要翻修术的患者需要仔细评估鉴定失败的原因。一个经常被忽视的并可改变的原因是骨骼健康状况不佳。外科医生应该在他们的实践中引入如本章所描述的方法，对患者进行骨质疏松症筛查，如果有必要，对有风险的患者进行DXA扫描。应纠正任何营养不足的情况，并且评估跌倒的风险。对于骨健康状况不佳的患者，建议转诊给骨健康专家。使用抗吸收或合成代谢药物的治疗可改善BMD，促进成骨细胞的生物活性，从而改善手术效果。然而，这可能使得部分患者不得不推迟手术。

参考文献

1. Bjerke BT, Zarrabian M, Aleem IS, et al. Incidence of osteoporosis-related complications following posterior lumbar fusion. *Global Spine J*. 2018;8:563−569.
2. Cho JH, Hwang CJ, Kim H, Joo YS, Lee DH, Lee CS. Effect of osteoporosis on the clinical and radiological outcomes following one-level posterior lumbar interbody fusion. *J Orthop Sci*. 2018;23:870−877.
3. Sakai Y, Takenaka S, Matsuo Y, et al. Hounsfield unit of screw trajectory as a predictor of pedicle screw loosening after single level lumbar interbody fusion. *J Orthop Sci*. 2018;23:734−738.
4. Bredow J, Boese CK, Werner CM, et al. Predictive validity of preoperative CT scans and the risk of pedicle screw loosening in spinal surgery. *Arch Orthop Trauma Surg*. 2016;136:1063−1067.
5. Bernstein DN, Kurucan E, Menga EN, Molinari RW, Rubery PT, Mesfin A. Comparison of adult spinal deformity patients with and without rheumatoid arthritis undergoing primary noncervical spinal fusion surgery: a nationwide analysis of 52,818 patients. *Spine J*. 2018;18:1861−1866.
6. Formby PM, Kang DG, Helgeson MD, Wagner SC. Clinical and radiographic outcomes of transforaminal lumbar interbody fusion in patients with osteoporosis. *Global Spine J*. 2016;6:660−664.
7. Tempel ZJ, Gandhoke GS, Okonkwo DO, Kanter AS. Impaired bone mineral density as a predictor of graft subsidence following minimally invasive transpsoas lateral lumbar interbody fusion. *Eur Spine J*. 2015;24(suppl 3):414−419.
8. Tempel ZJ, McDowell MM, Panczykowski DM, et al. Graft subsidence as a predictor of revision surgery following stand-alone lateral lumbar interbody fusion. *J Neurosurg Spine*. 2018;28:50−56.
9. Uei H, Tokuhashi Y, Maseda M, et al. Exploratory analysis of predictors of revision surgery for proximal junctional kyphosis or additional postoperative vertebral fracture following adult spinal deformity surgery in elderly patients: a retrospective cohort study. *J Orthop Surg Res*. 2018;13:252.
10. Meredith DS, Schreiber JJ, Taher F, Cammisa Jr FP, Girardi FP. Lower preoperative Hounsfield unit measurements are associated with adjacent segment fracture after spinal fusion. *Spine*. 2013;38:415−418.
11. Yagi M, Fujita N, Tsuji O, et al. Low bone-mineral density is a significant risk for proximal junctional failure after surgical correction of adult spinal deformity: a propensity score-matched analysis. *Spine (Phila Pa 1976)*. 2018;43:485−491.
12. Wang P, Wang F, Gao YL, et al. Lumbar spondylolisthesis is a risk factor for osteoporotic vertebral fractures: a case-control study. *J Intl Med Res*. 2018;46:3605−3612.
13. Andersen T, Christensen FB, Langdahl BL, et al. Degenerative spondylolisthesis is associated with low spinal bone density: a comparative study between spinal stenosis and degenerative spondylolisthesis. *BioMed Res Int*. 2013;2013:123847.
14. Yu WS, Chan KY, Yu FW, et al. Abnormal bone quality versus low bone mineral density in adolescent idiopathic scoliosis: a case-control study with in vivo high-resolution peripheral quantitative computed tomography. *Spine J*. 2013;13:1493−1499.
15. Sheu H, Liao JC, Lin YC. The fate of thoracolumbar surgeries in patients with Parkinson's disease, and analysis of risk factors for revision surgeries. *BMC Musculoskeletl Disord*. 2019;20:106.
16. Puvanesarajah V, Shen FH, Cancienne JM, et al. Risk factors for revision surgery following primary adult spinal deformity surgery in patients 65 years and older. *J Neurosurg Spine*. 2016;25:486−493.
17. Meredith DS, Taher F, Cammisa Jr FP, Girardi FP. Incidence, diagnosis, and management of sacral fractures following multilevel spinal arthrodesis. *Spine J*. 2013;13:1464−1469.
18. Papadopoulos EC, Cammisa Jr FP, Girardi FP. Sacral fractures complicating thoracolumbar fusion to the sacrum. *Spine*. 2008;33:E699−E707.
19. Odate S, Shikata J, Kimura H, Soeda T. Sacral fracture after instrumented lumbosacral fusion: analysis of risk factors from spinopelvic parameters. *Spine*. 2013;38:E223−E229.
20. Klineberg E, McHenry T, Bellabarba C, Wagner T, Chapman J. Sacral insufficiency fractures caudal to instrumented posterior lumbosacral arthrodesis. *Spine*. 2008;33:1806−1811.
21. Anderson PA, Jeray KJ, Lane JM, Binkley NC. Bone health optimization: beyond own the bone: AOA critical issues. *J Bone Joint Surg Am*. 2019;101:1413−1419.
22. Hills JM, Khan I, Archer KR, et al. Metabolic and endocrine disorders in pseudarthrosis. *Clin Spine Surg*. 2019;32:E252−E257.
23. Dipaola CP, Bible JE, Biswas D, Dipaola M, Grauer JN, Rechtine GR. Survey of spine surgeons on attitudes regarding osteoporosis and osteomalacia screening and treatment for fractures, fusion surgery, and pseudoarthrosis. *Spine J*. 2009;9:537−544.
24. Cosman F, de Beur SJ, LeBoff MS, et al. Clinician's guide to pre-

vention and treatment of osteoporosis. *Osteoporosis Int*. 2014;25: 2359–2381.

25. Siris ES, Adler R, Bilezikian J, et al. The clinical diagnosis of osteoporosis: a position statement from the National Bone Health Alliance Working Group. *Osteoporosis Int*. 2014;25:1439–1443.

25a. Kanis JA, McCloskey EV, Johansson H, Oden A, Strom O, Borgstrom F. Development and use of FRAX in osteoporosis. *Osteoporosis Int*. 2010;21(suppl 2):S407–S413.

26. U.S. Preventive Task Force. Final Recommendation Statement: Osteoporosis to Prevent Fractures: Screening. 2019. https://www. uspreventiveservicestaskforce.org/Page/Document/Recommendation StatementFinal/osteoporosis-screening1#consider. Accessed September 2019.

27. Schousboe JT, Shepherd JA, Bilezikian JP, Baim S. Executive summary of the 2013 International Society for Clinical Densitometry Position Development Conference on bone densitometry. *J Clin Densitom*. 2013;16:455–466.

28. Anderson PA, Polly DW, Binkley NC, Pickhardt PJ. Clinical use of opportunistic computed tomography screening for osteoporosis. *J Bone Joint Surg Am*. 2018;100:2073–2081.

29. Pickhardt PJ, Pooler BD, Lauder T, del Rio AM, Bruce RJ, Binkley N. Opportunistic screening for osteoporosis using abdominal computed tomography scans obtained for other indications. *Ann Intl Med*. 2013;158:588–595.

30. Nguyen HS, Shabani S, Patel M, Maiman D. Posterolateral lumbar fusion: relationship between computed tomography Hounsfield units and symptomatic pseudoarthrosis. *Surg Neurol Int*. 2015;6: S611–S614.

31. Ravindra VM, Godzik J, Guan J, et al. Prevalence of vitamin D deficiency in patients undergoing elective spine surgery: a cross-sectional analysis. *World Neurosurg*. 2015;83:1114–1119.

32. Stoker GE, Buchowski JM, Bridwell KH, Lenke LG, Riew KD, Zebala LP. Preoperative vitamin D status of adults undergoing surgical spinal fusion. *Spine*. 2013;38:507–515.

33. Ravindra VM, Guan J, Holland CM, et al. Vitamin D status in cervical spondylotic myelopathy: comparison of fusion rates and patient outcome measures. A preliminary experience. *J Neurosurg Sci*. 2016;63:36–41.

34. Kopecky SL, Bauer DC, Gulati M, et al. Lack of evidence linking calcium with or without vitamin D supplementation to cardiovascular disease in generally healthy adults: a clinical guideline from the National Osteoporosis Foundation and the American Society for Preventive Cardiology. *Ann Int Med*. 2016;165:867–868.

35. Buehring B, Hansen KE, Lewis BL, et al. Dysmobility syndrome independently increases fracture risk in the osteoporotic fractures in men (MrOS) prospective cohort study. *J Bone Miner Res*. 2018;33:1622–1629.

36. Centers for Disease Control and Prevention. National Center for Injury Prevention and Control: Pocket Guide for Preventing Falls in Older Patients. 2019. https://www.cdc.gov/steadi/pdf/STEADI-PocketGuide-508.pdf. Accessed September 2019.

37. Centers for Disease Control and Prevention. Assessment: Timed Up & Go (TUG). 2019. https://www.cdc.gov/steadi/pdf/STEADI-Assessment-TUG-508.pdf.

38. Bahat G, Tufan A, Tufan F, et al. Cut-off points to identify sarcopenia according to European Working Group on Sarcopenia in Older People (EWGSOP) definition. *Clin Nutr*. 2016;35:1557–1563.

39. Shen F, Kim HJ, Lee NK, et al. The influence of hand grip strength on surgical outcomes after surgery for degenerative lumbar spinal stenosis: a preliminary result. *Spine J*. 2018;18:2018–2024.

40. Liu WB, Zhao WT, Shen P, Zhang FJ. The effects of bisphosphonates on osteoporotic patients after lumbar fusion: a meta-analysis. *Drug Des Devel Ther*. 2018;12:2233–2240.

41. Kates SL, Ackert-Bicknell CL. How do bisphosphonates affect fracture healing? *Injury*. 2016;47(suppl 1):S65–S68.

41a. Ebata S, Takahashi J, Hasegawa T, et al. Role of weekly teriparatide administration in osseous union enhancement within six months after posterior or transforaminal lumbar interbody fusion for osteoporosis-associated lumbar degenerative disorders: a multicenter, prospective randomized study. *J Bone Joint Surg*. 2017;99(5):365–372.

42. Seki S, Hirano N, Kawaguchi Y, et al. Teriparatide versus low-dose bisphosphonates before and after surgery for adult spinal deformity in female Japanese patients with osteoporosis. *Europ Spine J*. 2017;26:2121–2127.

43. Stone MA, Jakoi AM, Iorio JA, et al. Bisphosphonate's and intermittent parathyroid hormone's effect on human spinal fusion: a systematic review of the literature. *Asian Spine J*. 2017;11:484–493.

44. Inoue G, Ueno M, Nakazawa T, et al. Teriparatide increases the insertional torque of pedicle screws during fusion surgery in patients with postmenopausal osteoporosis. *J. Neurosurg Spine*. 2014;21:425–431.

45. Keaveny TM, Crittenden DB, Bolognese MA, et al. Greater gains in spine and hip strength for romosozumab compared with teriparatide in postmenopausal women with low bone mass. *J Bone Min Res*. 2017;32:1956–1962.

第 3 章

体质评估

SHELLY K. SCHMOLLER, NATHANIEL P. BROOKS, AND DANIEL K. RESNICK

丁若汀 戴相恒 译 季 伟 朱青安 审校

章 节 概 要

引言

在考虑脊柱翻修术前，一个主要的问题是手术患者的体质。这定义为一个人承受手术带来的生理应激以及术后恢复的能力。体质与患者的整体状况和累积的合并症相关。

尽管一些体质评估会在脊柱护理的初步评估中完成，但工作流程和人员配备问题可能导致没有进行脊柱手术咨询中的全面评估。有明显医疗问题的患者通常需要转诊回来进行更彻底的评估，最好是与其他护理人员进行合作和沟通。关于谁能提供完整的体质评估仍有很多争论。归根结底，最好的评估者应当了解麻醉的风险，熟悉手术，能够评估合并症并决定降低风险的策略。体质评估的目标和结果包括[1-2]：

1. 患者教育。
2. 统一患者与外科医生的预期结果。
3. 降低手术室的延误率和取消率。
4. 降低术后并发症。
5. 改善患者的整体健康状况。

一般情况

年龄

年龄不是手术的绝对禁忌证。许多研究表明[3]，年龄会增加死亡率和合并症的发生率。高龄往往伴随着合并症的累积和术后恢复能力的下降，这可能会严重影响手术效果[4]。在进行需要大量康复时间的手术前，需要考虑患者预期寿命。这是适当的，但重要的是要记住，预期寿命在很大程度上取决于合并症而不是年龄。在对患者进行手术评估时，不应将实际年龄作为主要决策依据。

虚弱

缺乏术后恢复能力，或缺乏从手术中痊愈的生理储备，被称为虚弱[5]。虚弱评分在患者之间并不以相同的比率恶化，而且与实际年龄无关[3, 6]。虚弱会增加患者在所有外科手术后的死亡率，比率从1.1 到 4.97 不等，而且跌倒、专业的疗养院安置和再入院的风险更高[4-5]。尽管没有普遍接受的虚弱评定量表，但可评估几个关键指标：

1. 乏力，也被称为"肌肉减少症"，被定义为骨骼肌肉量的逐渐减少。通常这是通过握力来评估的，其阈值基于体重指数（BMI）和性别（男性：BMI > 28 kg/m^2，阈值 $\leqslant 32$ kg；女性：BMI > 29 kg/m^2，阈值 $\leqslant 21$ kg）。根据 MRI 计算腹部的腰大肌面积有助于确定肌肉减少症的诊断，但尚未确定标准阈值[6]。由于腰部 MRI 检查较为简便，因此使用 MRI 作为肌肉减少症的客观衡量标准可能对脊柱手术有特别的帮助。

2. 功能状态是指独立完成日常生活活动（activities of daily living，ADL）的能力[4]。这可以通过询问患者和护理人员有关 ADL 和跌倒的问题来评估。在脊柱病患中，独立行走的能力和手术前 6 个月内没有任何跌倒的情况与缩短住院时间和降低再住院率相关[7-8]。

3. 手术前应进行营养评估。营养不良会影响伤口愈合，并增加感染的可能[3]。通过评估 BMI 和非故意的体重下降来进行的简易营养评价法仅仅需要 10 ～ 15 分钟。另一种方法是对白蛋白进行实验室检测。血清白蛋白低于 36 g/L 的营养缺乏患者，与血清白蛋白水平正常的患者相比，术后肺部并发症的风险高出 27.6%[9]。

4. 痴呆症筛查。这可以通过评估短期回忆和空间识别的 Mini-Cog 3 量表来有效完成[4]。术前痴呆与术后认知功能障碍和术后谵妄的增加相关[5]。

尽管虚弱程度的增加可以预测总体并发症，但它与出院后入住专业护理机构的比率最密切相关。虚弱程度的增加也与住院时间的延长和再住院率增大相关。

如果发现患者虚弱指数较高，建议采取一些干预措施（表 3.1）。应对患者进行联合用药评估，以确保药物使用最优化[4]。营养缺乏的患者可以补充富含蛋白质的强化配方。如果功能受到严重限制，在可能的情况下，应考虑在手术前进行行走和力量的"预康复"治疗。这类疗法也可以致力于加强呼吸肌功能，以减少肺部风险[9]。对体弱患者的手术计划的改进应包括考虑局部麻醉、缩短手术时间，及减少侵入性操作。

情绪化障碍

越来越清楚的是，精神健康或心理障碍可以影响手术效果。这一观点已经讨论了几十年，却仍然得到了文献的支持。脊柱手术人群中最常见的心理障碍是焦虑和抑郁。目前普通人群中的焦虑和抑郁症的发病率分别为 6% ～ 10% 和 7.3%，而且还在继续上升[10]。通常，焦虑和抑郁同时存在，这被称为情感性障碍。

抑郁症与慢性疼痛，及功能障碍密切相关[11-14]。美国预防服务工作组（The US Preventative Service Task Force，USPSTF）指出，抑郁症是导致功能障碍的主要原因[14]。在脊柱病患中，慢性疼痛和与健康有关的功能障碍总是存在的。因此，不出所料，很大比例的脊柱手术患者都会出现抑郁症。几十年前，首次提出了与脊柱有关的功能障碍的周期性抑郁模型，并在文献中得到验证（图 3.1）[13]。这个模型从导致患者功能障碍的背部损伤和疼痛开始。对于一些

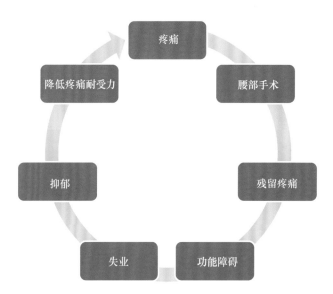

● 图 3.1　与脊柱翻修术相关的周期性抑郁症

表 3.1　减轻虚弱的方案

因素	评估	关注点	治疗方案
肌肉减少症	肌肉周径测量 起立行走，家族史	分数 > 2	考虑术前物理治疗
日常活动（ADL）	病史	ADL 量表	讨论术后的专业护理机构
营养	简易营养评估白蛋白	白蛋白 < 36 g/L	补充丰富的蛋白质
痴呆症	Mini-Cog 量表	分数 < 3	术前评估多种药物联合治疗，减少手术时间；术后减少精神类药物使用

患者来说，这段时间可能会出现抑郁症。如果患者有抑郁史，那他们在这段时间更容易出现抑郁症状。不管患者的抑郁状态如何，患者都会继续寻求医疗护理，就有可能会要求手术治疗。如果手术不能成功缓解患者的所有疼痛症状，患者可能会迅速陷入越来越多的功能障碍，进而失业，使他们更容易患上抑郁症[11, 13]。抑郁症降低了患者处理慢性疼痛的能力，迫使患者再次寻求医疗护理和手术治疗。在决定做脊柱翻修术时，需要仔细考虑这种恶性循环。在某些情况下，首次成功的手术可以改善抑郁症，缓解背部和腿部疼痛，减少功能障碍[15]。这在翻修病例中却不太常见，因为患者已有过一次未能缓解疼痛的手术[13]。

心理困扰是脊柱手术后预后不良的一个因素。多项研究表明，用来评价患者功能障碍的 Oswestry 功能指数（the Oswestry Disability Index, ODI）显示，与抑郁症患者相比，非抑郁患者的评分下降幅度更大，而与术前功能障碍情况无关[15-17]。脊柱手术结果也显示抑郁症患者的 ODI 指数改善较非抑郁症患者差[18]。抑郁症患者更有可能与医生沟通不畅[19]。

抑郁症的术前筛查是很容易做到。有多种有效的抑郁量表，包括患者健康问卷 9（Patient Health Questionnaire 9，PHQ-9）、医院焦虑和抑郁量表（Hospital Anxiety and Depression Scale，HADS）、Zung 抑郁自评量表（Zung Self Rating Depression Scale，SDS）和 Becks 抑郁症指数（Becks Depression Index，BHI）。所有这些量表都在脊柱文献有报道。USPSTF 推荐使用 PHQ-9 或 HADS 进行常规的抑郁症筛查（表 3.2 和表 3.3）[14]。这两项研究都是患者问卷调查。HADS 的优点是还可以筛查焦虑症。对于老年患者，有人建议用"你认为你患有抑郁症吗？"这一单一问题来筛查抑郁症[20]。针对脊柱的研究倾向于汉密尔顿抑郁评定量（the Hamilton Rating Scale for Depression，HRSD）。HRSD 的缺点是它是由临床医生执行的筛查，由于人员和时间的限制，可能很难完成[21]。在这些针对脊柱的研究中，BDI 和 PHQ-9 仅比 HRSD 稍逊色，但可能更容易执行。

治疗抑郁症的主要方法是认知行为疗法（cognitive behavioral therapy，CBT）和抗抑郁药[14]。这些治疗方法并不能完全治疗成功，因为在治疗后 10～16

表 3.2　患者健康问卷 9 和患者健康问卷 2（PHQ9 和 PHQ2）

在过去的两周内，你被下列问题困扰过多少次？	从来没有	有几天	一半以上时间	几乎每天
1. 做事时提不起劲或没有兴趣 a	0	1	2	3
2. 感到心情低落，沮丧或者绝望 a	0	1	2	3
3. 入睡困难、睡不安或睡眠时间过长	0	1	2	3
4. 感觉疲倦或没有活力	0	1	2	3
5. 食欲不振或吃太多	0	1	2	3
6. 觉得自己很糟或觉得自己很失败，或让自己、家人失望	0	1	2	3
7. 对事物专注有困难，例如看报纸或看电视时	0	1	2	3
8. 行动或说话速度缓慢到别人已经察觉或者刚好相反，变得跟平日更烦躁或坐立不安，动来动去	0	1	2	3
9. 有不如死掉或用某种方式伤害自己的想法	0	1	2	3

把所有答案的分数加起来。

没有抑郁：0～4

轻度抑郁：5～9

中度抑郁：10～14

中度严重的抑郁：15～19

严重抑郁：20～27

a 患者健康问卷 2 中的问题

From Kroenke K，Spitzer RL，Williams JB. The PHQ-9: validity of a brief depression severity measure. *J Gen Intern Med*. 2001；16：606-613.

表 3.3 医院焦虑抑郁量表

医院焦虑和抑郁量表	根本没有	有时	很多时候	几乎所有时候
1. 我感到紧张（或痛苦）	0	1	2	3
2. 我对以往感兴趣的事还是有兴趣	0	1	2	3
3. 我感到有点害怕，好像预感到什么可怕的事情要发生	0	1	2	3
4. 我能够哈哈大笑，并能够看到事物好的一面	0	1	2	3
5. 我的心中充满烦恼	0	1	2	3
6. 我感到愉快	0	1	2	3
7. 我不能悠闲而轻松地坐着	0	1	2	3
8. 我好像感到情绪在渐渐低落	0	1	2	3
9. 我感到很害怕，忐忑不安	0	1	2	3
10. 我对自己的仪容失去兴趣	0	1	2	3
11. 我有点坐立不安，好像感到非要活动不可	0	1	2	3
12. 我对一切都是乐观地向前看	0	1	2	3
13. 我突然发现有恐慌感	0	1	2	3
14. 我能欣赏一本好书或好的广播或电视节目	0	1	2	3

把偶数题（与焦虑相关的题）的分数加起来。

把奇数题（与抑郁相关的题）的分数加起来。

对于各自类别：

没有相关情况：0 ～ 7

边缘 / 可能出现相关情况：8 ～ 10

出现相关情况：11 ～ 21

From Zigmond AS，Snaith RP. The Hospital Anxiety and Depression Scale. *Acta Psychiatr Scand.* 1983；67：361-370.

周，抗抑郁药的缓解率为 48%，CBT 为 46%。脊柱手术前治疗抑郁症与治疗结果的变化没有明确的联系[12]。医生们经常陷入一种 "Catch-22" 的境地，即一个明显抑郁的患者在解剖学上和生理上也有明显的痛因。在这些情况下，大多数医生会治疗他们可以治疗的疾病，应对他们无法治愈的疾病。顺便提一下，术前开始使用具有双重特性的三环类抗抑郁药的选择性 5- 羟色胺和去甲肾上腺素再摄取抑制剂，确实有治疗神经性疼痛的优势，同时也可能控制情绪。转诊给健康心理学家对于学习认识疼痛管理技术方面是很有用的，而进行心理咨询以确保术前的最佳管理，往往是这些患者的最佳选择。

吸烟

吸烟会影响身体的各个系统，并增加患其他疾病的风险，如冠状动脉疾病、阻塞性睡眠呼吸暂停和慢性阻塞性肺疾病。吸烟者的焦虑和抑郁症发生率也较高，疼痛主诉也增加[22]。报道患者较多的疼痛和吸烟都可能是由于抑郁症造成的，正如上一节所讨论的。吸烟已被发现对患者报道的结果有负面影响，与抑郁症相似[22-23]。

吸烟还会带来其他生理上的问题。吸烟者接受脊柱融合术的一个主要问题是假性关节炎的发生。自 20 世纪 70 年代以来，学者们一直在讨论这个问题，对于较长的融合节段和翻修病例，学者们仍然普遍支持该观点[24-25]。吸烟的手术患者有较高的术后肺部风险，尽管这些风险不大（OR 1.26），但还没有在脊柱手术人群中得到证实[9, 26]。尽管研究结果各不相同，但吸烟与脊柱手术部位感染（surgical site infection，SSI）的轻微增加有关（OR 1.17）[27-28]。

戒烟对患者来说是困难的，对评估者来说也很难评估。戒除尼古丁会导致疼痛敏感化[22]。疼痛的增加会导致焦虑和抑郁的增加，促使患者再次吸烟。

目前推荐的戒烟治疗包括伐尼克兰和一到两种尼古丁替代产品[29]。但这对进行脊柱手术的患者来说仍然是有问题的，因为尼古丁也依旧存在。伐尼克兰对脊柱融合的影响尚不清楚[30]。伐尼克兰作为尼古丁部分受体的激动剂发挥作用。在一个大鼠模型中，服用伐尼克兰并不影响腰椎融合率[30]。这种药物在戒烟方面可能有希望。然而，吸烟是一种慢性疾病，即使是在围术期不吸烟的患者，也只有 23% ～ 37% 在术后 12 个月保持不吸烟[29, 31]。

在询问吸烟状况时，一定要问及其他吸入性产品。吸烟者不仅仅只吸香烟的情况越来越普遍。2014 年，在一家初级保健诊所，约有 52% 的吸烟者在吸烟的同时还吸食大麻和电子烟[32]。"电子烟"是通过加热吸入化学气溶胶。不同的产品和供应商，其成分也不同。并非所有产品都含有尼古丁，但气溶胶的化学成分对使用者的健康有害。一项调查显示，从 2017 年到 2019 年，8 年级、10 年级和 12 年级学生使用"电子烟"比率翻了一番[33]。

肥胖

在美国，肥胖症的发病率不断攀升，目前认为约有 35% 的成年人是肥胖症患者[27]。根据国家手术质量改进计划（the National Surgical Quality Improvement Program，NSQIP）的数据，所有接受脊柱手术的患者中，80% 的患者超重或肥胖[34]。高BMI 与浅层和深层 SSI、围术期心肺合并症、深静脉血栓和肾衰竭的风险增加有关。尽管任何肥胖症都会增加围术期的风险，但 BMI ＞ 40 kg/m² 则与危险因素显著增加相关，肾衰竭的 OR 为 9.93，任何手术并发症的 OR 为 1.74。对于 BMI ≥ 40 kg/m² 的患者，应通过营养咨询或减肥咨询来解决体重减轻的问题。未达到合理的减肥目标前，应该考虑推迟手术治疗。

MRSA 携带者

3% ～ 5% 的手术患者是耐甲氧西林金黄色葡萄球菌（methicillin-resistant *Staphylococcus aureus*，MRSA）的携带者[27]。MRSA 是脊柱手术中 25% ～ 50% 的 SSI 的致病菌[35-36]。脊柱手术中 SSI 的发生率从腰椎板切除术或融合术的低风险患者的 0.7% 到腰椎翻修术的高风险患者的 8.73% 不等[27]。MRSA 携带者出现 SSI 的风险较正常人增加了 8 ～ 10 倍。由 MRSA

引起的 SSI 导致了住院天数的增加，每年花费美国 33 亿美元[37]。基于 SSI 是"永不发生的事件"这一（荒谬的）概念，一个令人担忧的情况是一些保险公司已经停止或减少了医院对 SSI 治疗的报销，正如他们对医院获得性导管相关尿路感染所做的那样。长时间静脉注射抗生素和治疗的不确定性，增加了患者在整个恢复过程中的焦虑感。

术前对 MRSA 进行鼻拭子筛查，并对带菌者进行术前治疗，可以减少 SSI 的发生[27, 38]。筛查甲氧西林敏感的金黄色葡萄球菌（methicillin-sensitive *Staphylococcus aureus*，MSSA）也很有帮助。18% ～ 25% 的外科患者存在 MSSA。筛查 MRSA 和 MSSA 是通过擦拭双侧鼻腔内黏膜进行的。微生物实验室可以通过培养和电镀或通过聚合酶链反应扩增 MRSA 特异性的域来鉴定 MRSA[25, 27]。MRSA 或 MSSA 携带者的患者，手术前 5 天可用洗必泰冲洗，并将莫吡罗辛软膏涂在鼻腔上。该方案可能根除或至少减少皮肤上的 MRSA/MSSA 附着。在一项意向性治疗分析中，MRSA 检测呈阳性且未使用洗必泰洗剂和莫匹罗星软膏治疗的患者，其 SSI 发生率高出一倍[25]。对于 MRSA 筛查阳性的患者，术中抗生素调整应包括万古霉素。有建议说，外科工作人员应该对 MRSA/MSSA 进行常规筛查，以避免传播到手术部位[39]。在术前常规使用头孢唑啉而没有进行术前 MRSA/MSSA 筛查的机构中则有 3% ～ 5% 的患者可能发生 SSI[25]。

合并症

心血管疾病

充血性心力衰竭、瓣膜性心脏病和冠状动脉疾病是手术前需要考虑的重要问题。手术会产生生理应激，由于增加了心输出量的需求，造成心肌紧张。常规的术前心电图不一定对术前风险有很高的预测价值，但对于高风险或有基础心脏疾病的患者，可以作为术中比较的基线读数[40]。

在考虑瓣膜性心脏病时，重要的是要了解患者是否有胸痛或活动时呼吸急促的症状[41]。应在最近一年内完成超声心动图，以评估是否有已知的瓣膜性心脏疾病。如果显示有严重的瓣膜狭窄，应做心脏负荷试验，以证实患者在劳累时仍无症状。如果患者的压力测试结果不正常，应请心外科专家会诊，考虑进行瓣膜手术。

美国心脏病学院和美国心脏协会制定了有关冠状动脉疾病的围术期评价指南（图 3.2）[40]。决策的主要因素是患者是否进行 4 个代谢当量（metabolic equivalents，METS）的活动而没有缺血症状。4 个 METS 相当于在平地上走 1 到 2 个街区或爬一段楼梯。由于脊柱症状限制了患者的活动能力，有时在临床中很难确定患者是否能达到 4 个 METS。杜克活动状态指数（The Duke Activity Status Index，DASI）量表是一项由 12 个问题组成的问卷，询问患者在没有胸痛或呼吸短促的情况下可以进行的活动[42]。问题的权重是根据每项活动所涉及的 METS 来确定的。调查结果显示了患者在没有症状的情况下所能达到的 METS 数量。在预测术后心肌梗死或死亡的风险方面，该问卷已被证明优于心肺运动测试。如果患者不能完成 4 METS 的活动，并且根据修订的心脏指数或美国外科医师学会 NSQIP 风险计算器测试，患者处于高风险状态，就建议进行心脏负荷试验[40]。

另一个经常与冠状动脉疾病相关的问题是目前的抗凝治疗[43]。如果在过去一年内做过心脏支架手术，不建议停止双重抗血小板药物治疗。支架置入后，建议终身使用阿司匹林进行抗血小板治疗，但在有高失血风险的手术中，必要时可暂时中断抗血小板治疗，但风险略有增加。

肺部疾病

术后肺部并发症的主要预测因素是慢性阻塞性肺部疾病（chronic obstructive pulmonary disease，COPD）和阻塞性睡眠呼吸暂停（obstructive sleep apnea，

OSA），与没有肺部疾病的患者相比，OR 值分别为 1.79 和 2.0[9, 44]。哮喘在得到很好的控制后不会增加手术风险。

拟行手术治疗患者的 COPD 发病率高于同年龄的非手术人群[44]。术前应进行评估，以确保这些患者的治疗得到优化。如果患者每周需要阿布特罗抢救性吸入剂两次以上，应考虑术前采取更好的管理策略。肺活量检测通常没有帮助，但如果在听诊时发现呼吸道疾病恶化或检查异常，则可能需要进行肺活量测定[9, 44]。如果进行肺活量测定，适合全身麻醉的绝对阈值是 FEV1 小于 50%[44]。

OSA 的发病率越来越高，而且常常不被人发现[45]。OSA 增加了出现吸入性肺炎、重新插管和住院时间延长的风险[46]。除非已知有 OSA，否则所有患者都应完成有效的 8 点 STOP-BANG 问卷（表 3.4）检测。每个问题的评分权重相同。3 分或 4 分可预测睡眠呼吸暂停的中度风险，敏感性为 93%，特异性为 43%[47]。诊断 OSA 的相关检查结果可能包括气道小、颈围大、扁桃体或舌大[48]。

糖尿病

糖尿病控制良好对于降低手术风险至关重要。糖尿病控制不佳与 SSI 的增加有关[27, 49-50]。通过对患者疗效大型数据库的完整回顾，ROC 曲线，即受试者工作特征曲线（receiver operating characteristic curve）的拐点表明，血红蛋白 A1c 值应小于 7.5，可以避免显著增加 SSI 的风险[9, 51]。糖尿病也与患者报告的疗效恶化有关[27]。基础科学研究表明，糖尿病控制不佳会降低脊柱融合率[52]。随着时间的推移，糖尿病控制不佳会影响肾功能，而良好的肾功能对骨骼健康很重要。

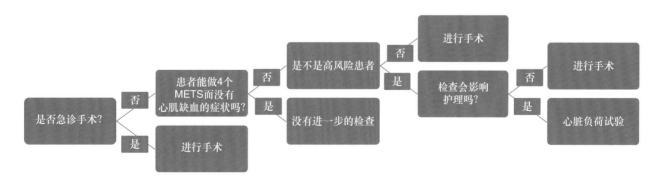

● 图 3.2　美国心脏病学会 / 美国心脏协会关于非心脏手术患者围术期心血管评估和管理的指南：执行摘要，2014（From Fleisher LA，Fleischmann KE，Auerbach AD，et al. 2014 ACC/AHA guideline on perioperative cardiovascular evaluation and management of patients undergoing noncardiac surgery：executive summary：a report of the American College of Cardiology/American Heart Association Task Force on practice guidelines. *J Nucl Cardiol*. 2015；22：162-215.）

表 3.4	STOP-BANG 问卷

STOP 问题

你鼾声（snore）大吗？

你经常感到疲倦（tired）或困倦吗？

有人观察（observed）到你在睡觉时停止呼吸、窒息或喘气吗？

您是否患有或正在接受高血压（pressure）治疗？

BANG 问题

体重（body mass）指数（BMI）> 35 kg/m²

年龄（age）> 50 岁？

男性的颈部（neck）尺寸 > 17 英寸（1 英寸 = 2.54 厘米），女性的颈部尺寸 > 16 英寸或更大？

男性（gender）？

问题的回答是"是"或"不是"。

OSA- 低风险：0 ~ 2 个问题"是"

OSA- 中风险：3 ~ 4 个问题"是"

OSA- 高风险：5 ~ 8 个问题"是"或者 2 个或更多 STOP 问题"是"＋男性或体重指数或颈部尺寸

From Chung F, Yegneswaran B, Liao P, et al. STOP questionnaire: a tool to screen patients for obstructive sleep apnea. *Anesthesiology.* 2008；108：812-821.

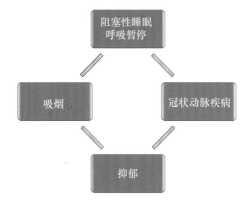

● 图 3.3　阻塞性睡眠呼吸暂停（OSA）与冠状动脉疾病（CAD）、CAD 与抑郁、抑郁与吸烟以及吸烟与 OSA 之间存在联系。相关健康问题之间的因果关系往往是未知的或可疑的（From Wallström S，Balcan B，Thunström E，Wolf A，Peker Y. CPAP and health-related quality of life in adults with coronary artery disease and nonsleepy obstructive sleep apnea in the RICCADSA trial. *J Clin Sleep Med.* 2019；15：1311-1320；Carroll AJ，Huffman MD，Lihui Z，et al. Associations between depressive symptoms，cigarette smoking，and cardiovascular health：longitudinal results from CARDIA. *J Affect Disord.* 2020；260：583-591；Zale EL，Maisto SA，Ditre JW. Anxiety and depression in bidirectional relations between pain and smoking：implications for smoking cessation. *Behav Modif.* 2016；40：7-28.）

骨质疏松症

在尝试骨性融合时，要考虑患者原生骨的强度和结构。在以前出现假性关节炎或内固定失败的情况，其病因可能是存在潜在的骨质疏松症。这个问题在第二章有更深入的讨论，但对脊柱翻修术，评估患者的体质是一个重要的内容。

结论

在制订手术计划时有许多决策要做，患者体质评估应该是一个因素。不幸的是，在手术患者中，很少遇到仅有一个体质问题的患者。在对 NSQIP 数据库的查询中，只有 6% 接受前路颈椎间盘切除术和融合术的患者是健康的或没有全身性疾病[53]。在评估腰椎融合翻修术的患者时，只有不到 2% 的患者是健康的[54]。这意味着 98% 的脊柱翻修术患者会有一些全身性疾病。正如本章所讨论的，一个健康问题通常与其他健康问题有关（图 3.3）。无论因果关系如何，必须对患者进行全面治疗。

幸运的是，有一个因素可以降低风险，无论是否有合并症，但它需要投入时间、技能和成本，这就是患者教育。在本章的介绍中，患者教育被列为

一个高质量的体质评估的首要目标，这是非常正确的。患者教育已被证明是提高患者满意度和降低多种手术和疾病状态风险的一种方法[11, 55-56]。许多脊柱文献最清楚地证明了同时治疗患者的情感障碍是有益的。患者会对未知的事物感到焦虑。有关围术期过程、预期结果和术后预期身体活动的教育可以减少焦虑[11]。术前对脊柱手术的患者教育也可以减少术后痛苦化。痛苦化被定义为对疼痛的一种夸张的行为反应。痛苦化与术后对阿片类药物的需求增加有关[57]。

患者教育消耗时间和医疗资源。对于有心理问题的患者，如抑郁症、健康知识水平低或语言障碍，沟通会更加困难，进而增加了护理的频率和成本。研究表明，抑郁症患者行颈椎手术后不太可能对医疗服务提供者和系统的医疗消费者评估中关于医疗服务提供者沟通的问题作出最积极的回应[19]。医患人员对医疗人员和系统的评估（hospital consumer assessment of healthcare providers and systems，HCAHPS）是一种用来确定基于价值的医疗补偿的方法。改善这些 HCAHPS 得分的可能方法之一是增加术前教育。

术前教育的名称可能更贴切地称为患者与医疗

人员的沟通（patient provider communication，PPC）。PPC 应该比指导患者在术前吃什么药更有意义。它应该有助于建立与患者的关系。它要求对患者和医生进行个性化处理，这可能是许多外科医生的绊脚石，因为直到最近才有培训和模型的出现[58]。最好的 PPC 包括患者和手术团队之间的平等伙伴关系。这个概念通常被称为"共同决策"[56]。这意味着医疗人员必须从专制老板的位置上退下来，成为建议和引导患者的领导者，但不做任何决定[58]。理想的 PPC 会使患者对手术更加乐观[11]，这种乐观态度已在肿瘤和心外科专业中得到证明，可以减少术后慢性疼痛[59]。为改善 PPC 而努力，对外科医生个人也可能有好处。一位著名的脊柱外科医生 Edward Benzel 博士[58] 写道："随着外科医生对手术技术的掌握程度不断提高，从现在起 30 年之后，将会是从人的层面来挑战、吸引和奖励外科医生出色地完成同样的手术。"改善 PPC 的方法有很多，而且这种方法对医生来说有些个性化，但感同身受的倾听是核心要素之一。应该注意的是，良好的 PPC 不应该让医生放弃本章所讨论的体格检查的目标。这只是用不同方法达到评估和降低风险的相同目标。

总的来说，通过对患者健康状况的合适的了解，对任何不足之处采取行动，调整治疗计划，及通过优化 PPC，可以减少手术风险。一般来说，通过缩短麻醉时间、减少手术创伤，及对合并症进行良好的术前管理，可以降低所讨论的大多数生理性的风险。大多数心理性的风险可以通过适当的 PPC 来减少。在某些情况下，患者体质情况可能非常差，放弃计划中的手术可能是最好的决定。

参考文献

1. Committee on Standards and Practice Parameters, Apfelbaum JL, Connis RT, et al. Practice advisory for preanesthesia evaluation: an updated report by the American Society of Anesthesiologists Task Force on Preanesthesia Evaluation. *Anesthesiology*. 2012; 116:522–538.

2. Ferschl MB, Tung A, Sweitzer B, Huo D, Glick DB. Preoperative clinic visits reduce operating room cancellations and delays. *Anesthesiology*. 2005;103:855–859.

3. Thomas K, Wong KH, Steelman SC, Rodriguez A. Surgical risk assessment and prevention in elderly spinal deformity patients. *Geriatr Orthop Surg Rehabil*. 2019;10. doi:10.1177/2151459319851681.

4. Chow WB, Rosenthal RA, Merkow RP, et al. Optimal preoperative assessment of the geriatric surgical patient: a best practices guideline from the American College of Surgeons National Surgical Quality Improvement Program and the American Geriatrics Society. *J Am Coll Surg*. 2012;215:453–466.

5. Lin HS, McBride RL, Hubbard RE. Frailty and anesthesia—risks during and post-surgery. *Local Reg Anesth*. 2018;11:61–73.

6. Flexman AM, Street J, Charest-Morin R. The impact of frailty and sarcopenia on patient outcomes after complex spine surgery. *Curr Opin Anaesthesiol*. 2019;32:609–615.

7. McGirt MJ, Parker SL, Chotai S, et al. Predictors of extended length of stay, discharge to inpatient rehab, and hospital readmission following elective lumbar spine surgery: introduction of the Carolina-Semmes Grading Scale. *J Neurosurg Spine*. 2017;27: 382–390.

8. Jones TS, Dunn CL, Wu DS, Cleveland Jr JC, Kile D, Robinson TN. Relationship between asking an older adult about falls and surgical outcomes. *JAMA Surg*. 2013;148:1132–1138.

9. Qaseem A, Snow V, Fitterman N, et al. Risk assessment for and strategies to reduce perioperative pulmonary complications for patients undergoing noncardiothoracic surgery: a guideline from the American College of Physicians. *Ann Intern Med*. 2006; 144:575–580.

10. Menendez ME, Neuhaus V, Bot AG, Ring D, Cha TD. Psychiatric disorders and major spine surgery: epidemiology and perioperative outcomes. *Spine (Phila Pa 1976)*. 2014;39:E111–E122.

11. Strøm J, Bjerrum MB, Nielsen CV, et al. Anxiety and depression in spine surgery—a systematic integrative review. *Spine J*. 2018; 18:1272–1285.

12. Bayoumi AB, Ikizgul O, Karaali CN, et al. Antidepressants in spine surgery: a systematic review to determine benefits and risks. *Asian Spine J*. 2019;13:1036–1046.

13. Walid MS, Zaytseva N. The relationship of unemployment and depression with history of spine surgery. *Perm J*. 2011;15:19–22.

14. Siu AL, US Preventive Services Task Force (USPSTF), Bibbins-Domingo K, et al. Screening for depression in adults: US Preventive Services Task Force Recommendation Statement. *JAMA*. 2016;315:380–387.

15. Urban-Baeza A, Zárate-Kalfópulos B, Romero-Vargas S, Obil-Chavarría C, Brenes-Rojas L, Reyes-Sánchez A. Influence of depression symptoms on patient expectations and clinical outcomes in the surgical management of spinal stenosis. *J Neurosurg Spine*. 2015;22:75–79.

16. Adogwa O, Parker SL, Shau DN, et al. Preoperative Zung Depression Scale predicts outcome after revision lumbar surgery for adjacent segment disease, recurrent stenosis, and pseudarthrosis. *Spine J*. 2012;12:179–185.

17. Adogwa O, Verla T, Thompson P, et al. Affective disorders influence clinical outcomes after revision lumbar surgery in elderly patients with symptomatic adjacent-segment disease, recurrent stenosis, or pseudarthrosis: clinical article. *J Neurosurg Spine*. 2014;21:153–159.

18. Merrill RK, Zebala LP, Peters C, Qureshi SA, McAnany SJ. Impact of depression on patient-reported outcome measures after lumbar spine decompression. *Spine (Phila Pa 1976)*. 2018;43: 434–439.

19. Levin JM, Winkelman RD, Smith GA, et al. Impact of preoperative depression on hospital consumer assessment of healthcare providers and systems survey results in a lumbar fusion population. *Spine (Phila Pa 1976)*. 2017;42:675–681.

20. Ayalon L, Goldfracht M, Bech P. 'Do you think you suffer from depression?' Reevaluating the use of a single item question for the screening of depression in older primary care patients. *Int J Geriatr Psychiatry*. 2010;25:497–502.

21. Choi Y, Mayer TG, Williams MJ, Gatchel RJ. What is the best

screening test for depression in chronic spinal pain patients? *Spine J.* 2014;14:1175−1182.

22. Zale EL, Maisto SA, Ditre JW. Anxiety and depression in bidirectional relations between pain and smoking: implications for smoking cessation. *Behav Modif.* 2016;40:7−28.

23. Chapin L, Ward K, Ryken T. Preoperative depression, smoking, and employment status are significant factors in patient satisfaction after lumbar spine surgery. *Clin Spine Surg.* 2017;30:E725−E732.

24. Glassman SD, Anagnost SC, Parker A, Burke D, Johnson JR, Dimar JR. The effect of cigarette smoking and smoking cessation on spinal fusion. *Spine (Phila Pa 1976).* 2000;25:2608−2615.

25. Luhmann SJ, Smith JC. Preoperative MRSA screening in pediatric spine surgery: a helpful tool or a waste of time and money? *Spine Deform.* 2016;4:272−276.

26. Purvis TE, Rodriguez HJ, Ahmed AK, et al. Impact of smoking on postoperative complications after anterior cervical discectomy and fusion. *J Clin Neurosci.* 2017;38:106−110.

27. Anderson PA, Savage JW, Vaccaro AR, et al. Prevention of surgical site infection in spine surgery. *Neurosurgery.* 2017;80:S114−S123.

28. Comment on Nasser R, Kosty JA, Shah S, Wang J, Cheng J. Risk factors and prevention of surgical site infections following spinal procedures. *Global Spine J.* 2018;8(4 suppl):44S−48S. *AORN J.* 2019;109:797−802.

29. 2008 PHS Guideline Update Panel, Liaisons, and Staff. Treating tobacco use and dependence: 2008 update U.S. Public Health Service Clinical Practice guideline executive summary. *Respir Care.* 2008;53:1217−1222.

30. Kang J, Glaeser JD, Karamian B, et al. The effects of varenicline on lumbar spinal fusion in a rat model. *Spine J.* 2020;20:300−306.

31. Thomsen T, Villebro N, Møller AM. Interventions for preoperative smoking cessation. *Cochrane Database Syst Rev.* 2014;27:CD002294.

32. Thrul J, Vijayaraghavan M, Kalkhoran S, Satterfield JM. Patterns of cigarette, e-cigarette, and cannabis use among adult smokers in primary care 2014−2015. *Addict Behav.* 2019;100:106109.

33. Miech R, Johnston L, O'Malley PM, Bachman JG, Patrick ME. Trends in adolescent vaping, 2017−2019. *N Engl J Med.* 2019;381:1490−1491.

34. Bono OJ, Poorman GW, Foster N, et al. Body mass index predicts risk of complications in lumbar spine surgery based on surgical invasiveness. *Spine J.* 2018;18:1204−1210.

35. Zhou J, Wang R, Huo X, Xiong W, Kang L, Xue Y. Incidence of surgical site infection after spine surgery: a systematic review and meta-analysis. *Spine (Phila Pa 1976).* 2020;45:208−216.

36. Patel H, Khoury H, Girgenti D, Welner S, Yu H. Burden of surgical site infections associated with select spine operations and involvement of *Staphylococcus aureus.*. *Surg Infect (Larchmt).* 2017;18:461−473.

37. Zimlichman E, Henderson D, Tamir O, et al. Health care-associated infections: a meta-analysis of costs and financial impact on the US health care system. *JAMA Intern Med.* 2013;173:2039−2046.

38. Bode LG, Kluytmans JA, Wertheim HF, et al. Preventing surgical-site infections in nasal carriers of *Staphylococcus aureus. N Engl J Med.* 2010;362:9−17.

39. Hyun IK, Park PJ, Park D, et al. Methicillin-resistant *Staphylococcus aureus* screening is important for surgeons. *Ann Hepatobiliary Pancreat Surg.* 2019;23:265−273.

40. Fleisher LA, Fleischmann KE, Auerbach AD, et al. ACC/AHA guideline on perioperative cardiovascular evaluation and management of patients undergoing noncardiac surgery: executive summary: a report of the American College of Cardiology/American Heart Association Task Force on practice guidelines. *J Nucl Cardiol.* 2014;2015(22):162−215.

41. Nishimura RA, Otto CM, Bonow RO, et al. AHA/ACC guideline for the management of patients with valvular heart disease: a report of the American College of Cardiology/American Heart Association Task Force on practice guidelines. *Circulation.* 2014;2014(129):e521−e643.

42. Wijeysundera DN, Pearse RM, Shulman MA, et al. Assessment of functional capacity before major non-cardiac surgery: an international, prospective cohort study. *Lancet.* 2018;391:2631−2640.

43. Karkouti K, Wijeysundera DN. The clinical dilemma of managing patients who are on dual antiplatelet therapy and require major non-cardiac surgery. *Br J Anaesth.* 2019;122:162−164.

44. Licker M, Schweizer A, Ellenberger C, Tschopp JM, Diaper J, Clergue F. Perioperative medical management of patients with COPD. *Int J Chron Obstruct Pulmon Dis.* 2007;2:493−515. Review.

45. Pichler L, Weinstein SM, Cozowicz C, et al. Perioperative impact of sleep apnea in a high-volume specialty practice with a strong focus on regional anesthesia: a database analysis. *Reg Anesth Pain Med.* 2019;Jan 11.

46. Stundner O, Chiu YL, Sun X, et al. Sleep apnoea adversely affects the outcome in patients who undergo posterior lumbar fusion: a population-based study. *Bone Joint J.* 2014;96-B:242−248.

47. Chung F, Yegneswaran B, Liao P, et al. STOP questionnaire: a tool to screen patients for obstructive sleep apnea. *Anesthesiology.* 2008;108:812−821.

48. American Society of Anesthesiologists Task Force on Perioperative Management of patients with obstructive sleep apnea. Practice guidelines for the perioperative management of patients with obstructive sleep apnea: an updated report by the American Society of Anesthesiologists Task Force on Perioperative Management of patients with obstructive sleep apnea. *Anesthesiology.* 2014;120:268−286.

49. Cancienne JM, Werner BC, Hassanzadeh H, Singla A, Shen FH, Shimer AL. The association of perioperative glycemic control with deep postoperative infection after anterior cervical discectomy and fusion in patients with diabetes. *World Neurosurg.* 2017;102:13−17.

50. Fei Q, Li J, Lin J, et al. Risk factors for surgical site infection after spinal surgery: a meta-analysis. *World Neurosurg.* 2016;95:507−515.

51. Cancienne JM, Werner BC, Chen DQ, Hassanzadeh H, Shimer AL. Perioperative hemoglobin A1c as a predictor of deep infection following single-level lumbar decompression in patients with diabetes. *Spine J.* 2017;17:1100−1105.

52. Bhamb N, Kanim LEA, Maldonado RC, et al. The impact of type 2 diabetes on bone metabolism and growth after spinal fusion. *Spine J.* 2019;19:1085−1093.

53. Phan K, Kim JS, Lee NJ, Kothari P, Cho SK. Relationship between ASA scores and 30-day readmissions in patients undergoing anterior cervical discectomy and fusion. *Spine (Phila Pa 1976).* 2017;42:85−91.

54. Basques BA, Ibe I, Samuel AM, et al. Predicting postoperative morbidity and readmission for revision posterior lumbar fusion. *Clin Spine Surg.* 2017;30:E770−E775.

55. Pereira L, Figueiredo-Braga M, Carvalho IP. Preoperative anxiety in ambulatory surgery: the impact of an empathic patient-centered approach on psychological and clinical outcomes. *Patient Educ Couns.* 2016;99:733−738.

56. Jaensson M, Dahlberg K, Nilsson U. Factors influencing day surgery patients' quality of postoperative recovery and satisfaction with recovery: a narrative review. *Perioper Med (Lond)*. 2019;8:3.

57. Dunn LK, Durieux ME, Fernández LG, et al. Influence of catastrophizing, anxiety, and depression on in-hospital opioid consumption, pain, and quality of recovery after adult spine surgery. *J Neurosurg Spine*. 2018;28:119−126.

58. Benzel E. Empathic communication through the loop lens: a surgeon's perspective. In: Boissy A, Gilligan T, eds. *Communication the Cleveland Clinic Way*. New York City, NY: McGraw-Hill Education; 2016.

59. Weinrib AZ, Azam MA, Birnie KA, Burns LC, Clarke H, Katz J. The psychology of chronic post-surgical pain: new frontiers in risk factor identification, prevention and management. *Br J Pain*. 2017;11:169−177.

第 4 章

适应证

RORY MAYER, JOSHUA RIVERA, DEAN CHOU, AND EDWARD C. BENZEL

丁若汀 刘中原 译 季 伟 朱青安 审校

章节概要

背景

腰椎翻修术主要与源自首次手术的几个不同的病理进程有关。例如，在椎间盘突出症的治疗中，有文献对残余狭窄或复发椎间盘突出有很好的描述。在椎间盘切除后的同一节段复发的椎间盘突出有 5% ～ 25% 的发生率[1-3]。另外，大约 30% 接受首次腰椎间盘显微切除术的患者因进行性的退行性病症会接受翻修的腰椎减压手术[4]。而且，Heindel 等发现，即使接受了翻修的显微椎间盘切除术，仍然有 38.5% 的患者在 4 年内需要进行腰椎融合手术[5]。因为美国每年约有 9 万名医保患者接受首次椎间盘切除手术，还有数以千计的患者因退行性狭窄接受初次腰椎减压术，仅就自然病史来讲就有相当数量的患者需要接受翻修术[6]。

邻近节段退变，如有临床症状，也称为邻近节段病变（adjacent segment disease，ASD），最常发生在既往腰椎融合术的邻近节段，也是翻修术需要考虑的重要因素。高达 92.2% 的患者可见影像学上的邻近节段退变，5% ～ 31% 行腰椎融合术的患者发生 ASD，其中胸腰交界处或腰骶交界处发生病变的

风险较高[7-11]。在脊柱融合术后，ASD 的发生率大约每 2 年翻一番，术后 2 年 ASD 发生率约为 1.7%，8 年随访增加到 9%[12]。此外，融合后的医源性疾病包括假关节和植入物失败。这些病变发生在首次手术干预后的早期或晚期。平背综合征代表了一种与融合脊柱的前凸不足相关的医源性疾病，导致骨盆入射角和腰椎前凸不匹配或将代偿性平背转化为失代偿性平背。

最后，伤口并发症是多因素的，且在营养不良或糖尿病患者中常见，在接受长节段融合或翻修术的患者中最为常见。外科医生必须熟悉这些由手术引起的病理进程。外科医生应该明白前期的预防策略（例如，术前医疗优化，正确的定位，术前计划，合适的截骨范围，细致的伤口闭合）可能会减轻这些情况。

邻近节段病变

大多数因退行性脊柱病症而接受腰椎手术的患者，可预期出现一些术后随时间推移的邻近节段的病症发展[9]。此外，腰椎融合导致与手术相关的病理现象增多和邻近节段病变（或影像学证据显示融合节段头侧或尾侧有退行性改变）（图 4.1A，B）[13]。邻近节段退变的特征可能是在融合上或下一节段发生新的或进行性狭窄、滑移或椎间盘间隙塌陷，而且可能无症状[7-10, 13]。有临床症状的邻近节段退变定义为 ASD[7-10]。有多种可能的危险因素可以导致 ASD 发生。Zhong 等的一项研究评估了滑脱内固定融合术的患者，发现邻近椎体的节段同时减压融合节段或融合节段前头侧有椎管狭窄是 ASD 的显著预测因素[10]。理论上，在分离后方结构复合体的过程中，对最头侧或尾侧小关节复合体的破坏可医源性导致未融合节段的过度运动，从而导致韧带肥大和

刚性固定的脊柱和可活动的相邻节段之间的节段生物力学改变有关[16-17]。在邻近节段退变的情况下，翻修术的适应证是有症状的退行性改变；在进行这种翻修时，应认识到进一步的干预可能会继续加速邻近未融合节段的退变。

假关节

假关节是指关节融合术后可能出现的"假关节"或不愈合。这种影像学诊断通常基于 X 射线或计算机断层扫描（CT）成像，通常与跨椎间节段不完全骨融合或椎间节段持续运动相关[18]。此外，螺钉周围可能存在光晕效应的阴影，强烈提示存在微动[19-20]。假关节的形成有几个可能的病因：不恰当去皮质、不充分基质（如神经纤维瘤）导致在分子水平上不好的骨重建、有限的促进融合的骨表面面积，内固定后仍有明显的运动、吸烟、营养不良或过度的微动[18, 21-23]。假关节通常出现在三柱截骨的节段、感染的脊柱、断裂棒，或者有不良愈合环境以及有独特的生物力学应力的 L5 ～ S1 节段[24]。影像学上的假关节不一定有临床意义[25]。有些患者出现假关节部位疼痛，需要翻修融合手术[18]。如果假关节出现在交界区域，如 T11 ～ L1 或 L5 ～ S1 节段，即使在翻修术后仍可能有另一次融合失败，归因于后凸和缺乏整体矢状面平衡[26]。虽然临床症状在假关节患者中很常见，但有些患者可能没有症状[18]。

植入物失败

Okamoto 等把植入物失败严格定义为"金属构件的断裂，例如螺钉或棒，或者固定结构的解体"[23]。Okamoto 进一步将螺钉故障描述为：螺杆切割（垂直于螺钉长轴的平移）、松动（螺钉周围有 1 mm 的透光光晕）、拔出（平行于长轴的平移）、开孔（导致椎弓根、椎体外壁或终板破坏的切割），或者螺钉断裂[23]。钛合金融合器或椎间植入物的下沉、移位、塌陷或断裂是另一种类型的植入物失败。在腰椎骨盆固定中，植入物的失败通常发生在结构的尾端或腰骶交界处（图 4.2A，B）[23]。其原因认为是多节段固定结构的长力臂，使得尾端节段应力最高，

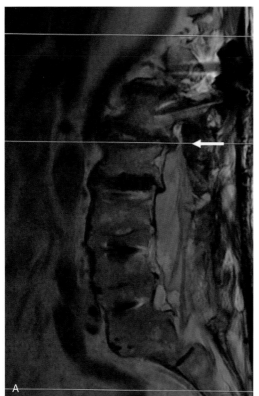
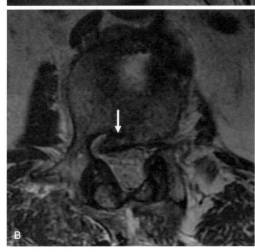

● 图 4.1 （A）（B）74 岁男性，既往有 T12 ～ L1 和 L3 ～ S1 融合，表现为神经源性跛行和邻近节段退变，在既往融合节段以上和以下的 L1 ～ L2 节段有椎间盘间隙塌陷和腰椎狭窄（白箭头所示）

狭窄[10, 14]。有研究提出，如果在剥离过程中不注意保护节段间的棘间韧带和棘上韧带，可能会导致后张力带减弱，导致融合邻近节段小关节活动增加，导致黄韧带肥厚和更多的狭窄[10, 14]。此外，邻近融合的椎间盘可能因机械应力增加而过载，导致退变[10, 15]。有研究提出融合的长度和结构的刚度是改变邻近节段生物力学的其他机制[14]。最后，相邻节段病变最严重的情况是可发生近端破坏和后凸，这可能与在

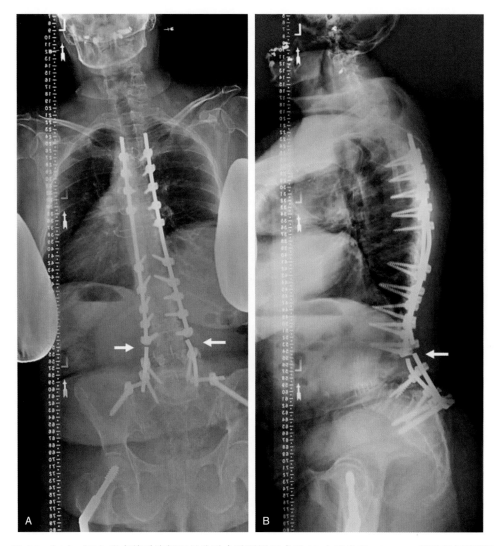

● 图 4.2 （A），（B）患者接受胸部至骨盆融合畸形矫正术后 12 个月出现 L2 ～ L3 节段双侧棒断裂

且在轴向负荷下有高的拔出力[27]。在短期和长期的随访中均可看到植入物失败。早期植入物失败（＜ 3 个月）可能是由于骨质差或有关脊柱排列和植入物承受的剪切力的术前计划不周所致。此外，在骨质差的患者中，坚强的内固定结构对松软骨结构的剪切力可促成植入物失败[28]。迟发性内植物失败常伴随着假关节。Smith 等对成人脊柱畸形患者进行了评估，在随访中发现 6.8% 的患者出现有症状的棒断裂，大多数的棒断裂发生在关节融合之前的 12 个月内[29]。棒断裂之后的最常见症状为疼痛[29]。最常见的棒断裂部位是三柱截骨节段，因为这种截骨术后会出现明显的不稳定[29-30]。棒断裂在伴有假关节、疼痛或伤口问题的情况下具有临床意义。与椎间融合器相关的植入物失败后再手术的典型指征包括严重移位、放置不当或终板破坏，这些都会增加假关

节的风险。对于上述螺钉问题，如果有放射学检查结果或有明显的临床症状，可能需要重新手术。

平背综合征

平背综合征最早由 Takemitsu 于 1988 年首次提出[31-32]。平背综合征定义为正常腰椎前凸的丢失。这可能会导致骨盆入射角和腰椎前凸不匹配，进而产生由矢状面失平衡引起的有症状的下腰部、臀部和大腿疼痛[7, 33]。平背综合征患者试图代偿增加的矢状面垂直轴（sagittal vertical axis，SVA），伴随骨盆后倾和骨盆倾斜度增加。典型的症状包括平视困难、衰弱性疼痛、早期疲劳和过度的前屈姿势[32]。在工作活动中长时间站立或弯腰的人会出现这种情

况。椎间盘高度的丢失和椎体的多节段楔形变可进展为平背综合征或腰椎后凸（图 4.3）[31-32]。然而，有相当一部分患者因既往融合而出现医源性平背综合征[33-34]。平背综合征有几个潜在的病因，包括由手术规划引起的腰椎前凸不充分或邻近节段退变伴椎间隙塌陷，及未融合节段脊柱前凸丧失[34]。此外，有研究表明经椎间孔腰椎体间融合（transforaminal lumbar interbody fusion，TLIF）可能导致节段的前凸丢失，导致平背综合征[35-36]。在采用哈林顿棒撑开治疗青少年特发性脊柱侧凸的时代，许多患者还出现了继发于冠状面矫形撑开后的平背综合征[37]。这类患者因年轻而代偿平背，但随着年龄的增加，代偿能力下降，通常在术后数年才出现症状。最常见的干预指征是患者生活质量受到严重损害，已经用尽非手术治疗方法且不再能够通过代偿机制（增加骨盆倾斜度）直立。当代偿性措施——未融合节段过伸和骨盆后倾——被耗尽时，矢状面失衡就成为疼痛和残疾的一个重要驱动因素[38]。Bess 等报道，与患有自身免疫性疾病、心力衰竭和糖尿病等慢性疾病的患者相比，平背综合征患者在与健康相关的

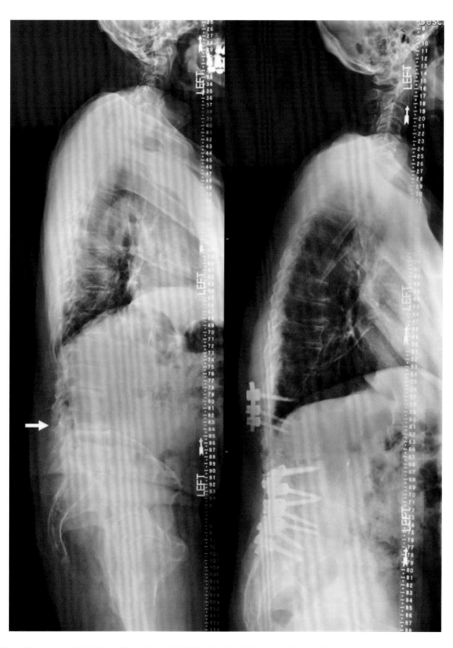

● **图 4.3**　平背综合征的实例。76 岁男性，既往有多次腰椎减压术手术史，现伴有严重的轴性背痛，X 线片显示平背综合征，腰椎前凸 1°，骨盆入射角 50°，骨盆倾斜角 30°，矢状垂直轴距 8 cm（白箭头所示）

生活质量方面有显著损害[39]。Glassman 等也报道了症状的严重程度随着正位片上矢状位失衡的恶化而增加[40]。这些患者生活质量很差，通常需要手术干预矫正他们的医源性畸形。其他手术指征包括伴有神经根病或神经源性跛行的腰椎管狭窄，源于脊柱序列不齐和退变性椎间盘间隙塌陷，且保守治疗无效。然而，进行手术的决定必须包括对年龄、疾病状态、骨密度以及患者和家属对高危平背畸形矫正的耐受能力的适当评估。在一项评估成人脊柱畸形矫正术后年龄和并发症的研究中，Smith 等报道 65 到 85 岁患者的主要和次要并发症发生率为 71%，而 24 到 44 岁患者为 17%[41-42]。尽管这些手术的并发症发生率显著，但老年患者 Oswestry 残疾指数（Oswestry disability index，ODI）和腿痛评分的改善也最为显著[41-42]。最终，对症状性平背综合征进行手术的决定必须考虑患者的伤残情况、风险承受能力、现实的期望以及患者和家属对高并发症发生率的了解。

残余狭窄或复发的椎间盘突出

残余狭窄或复发椎间盘突出是翻修术常见的指征。23.1% 的手术患者中有复发性椎间盘突出的影像学证据，约 10.2% 的患者有复发性椎间盘突出的症状，需要进一步干预（图 4.4A，B）[2]。此外，Burkhardt 等发现，30% 接受腰椎减压术的患者因手术或邻近节段的有症状的狭窄而再次手术和长期随访[4]。复发椎间盘突出的危险因素包括肥胖、吸烟[43]，及糖尿病[44]。一些研究评估了体重指数（BMI）和复发椎间盘突出之间的关系。到目前为止，这些研究的结果是模棱两可的，其中 Meredith 等的一项研究发现 BMI 超过 30 kg/m² 会显著增加患病风险[45]。然而，其他研究，包括在 SPORT 试验中，BMI 对椎间盘突出复发率并没有影响[46]。另一个考虑的因素是椎间盘切除术的范围，一些作者主张进行更积极的椎间盘切除术，以减少再突出的风险[47-48]。翻修术的适应证包括经保守治疗无效、有症状的复发椎间盘突出，一些作者甚至建议在第二次复发椎间盘突出的情况下采用融合术[49]。对于伴神经根病的孤立的复发腰椎间盘突出，美国神经外科医生协会（The American Association of Neurological Surgeons，AANS）/ 神经外科医生代表大会（congress of neurological surgeons，CNS）联合指南推荐不融合的显微椎间盘切除术[50]。融合术的适应证包括节段性不稳定（定义为在屈伸位片上向前滑脱 ≥ 3 mm，伴或不伴有 5° 的局灶性后凸）或慢性机械性 / 轴性下腰痛[50]。在没有明显的腰椎不稳的情况下，有数据表明，对于首次复发的椎间盘突出，重复显微椎间盘切除术与融合术在治疗相关结果和并发症方面没有明显的区别[51-52]。

并发症（伤口愈合不良 / 感染）

伤口并发症是腰椎翻修术最常见的手术指征之一。在腰椎手术后，估计有 0.7% ～ 12% 的患者会

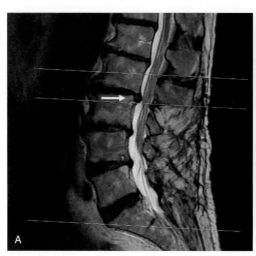
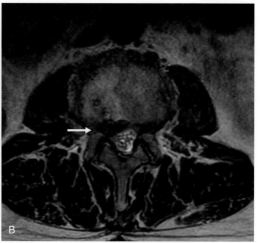

●图 4.4 （A），（B）71 岁男性，既往有右侧 L2 ～ L3 减压和右侧椎间盘切除术，表现为复发神经根症状和复发右侧椎间盘突出（白箭头所示）

出现伤口感染或伤口裂开[53-55]。腰椎术后伤口并发症的危险因素包括控制不佳的糖尿病、使用慢性免疫抑制剂的自身免疫性疾病患者[56]、手术时间和融合的节段数[55]。翻修术的适应证包括严重的伤口感染、伤口裂开、外露的植入物、伤口愈合不良，及长期需要伤口负压治疗[57]。切口蜂窝织炎最初可以用抗生素治疗，但任何没有实质性改善的病例都需要手术探查和清创。

　　脑脊液（cerebrospinal fluid，CSF）漏是另一种伤口并发症，可能需要翻修术。研究报道在腰椎手术中硬脊膜破裂的总体风险为 8%～9%[58]。这一比率在椎间盘切除术中最低（2%～3.5%），在腰椎管狭窄手术特别是伴有椎体滑脱的手术中更高（1.8%～8.5%），而在滑膜囊肿病例中最高（18.2%）[59-60]。翻修腰椎病例有硬脊膜破裂发生率的报道，为 13%～21%，这通常归因于有明显的硬膜外瘢痕[59, 61]。在脊柱手术中一期修复硬脊膜是降低术后脑脊液漏风险的首选策略；在某些情况下，由于硬脊膜破裂口边缘不清或外侧脑脊液漏，利用纤维蛋白胶、胶原基质或肌肉移植物强化硬膜闭合是一种有效的策略[62]。然而，一些患者的硬脊膜破裂可能没有被发现，只有在患者活动时脑脊液漏可能才显现。从切口引流脑脊液的患者可以进行腰椎蛛网膜下腔引流试验，并在脑脊液漏处对原切口进行缝合；然而，对这些措施无效的患者需要手术探查，以确定脑脊液漏的来源并进行一期修复。

结论

　　腰椎翻修术的适应证有很多，其中包括复发椎间盘突出症、残余狭窄、伤口感染／裂开、脑脊液漏、邻近节段退变、假关节、平背综合征和植入物失败。术前考虑到这些术中潜在的并发症，可能减少翻修术，但其中许多这些问题是不可避免的。

参考文献

1. Carragee EJ, Han MY, Suen PW, Kim D. Clinical outcomes after lumbar discectomy for sciatica: the effects of fragment type and anular competence. *J Bone Joint Surg Am.* 2003;85-A:102−108.
2. Lebow RL, Adogwa O, Parker SL, Sharma A, Cheng J, McGirt MJ. Asymptomatic same-site recurrent disc herniation after lumbar discectomy: results of a prospective longitudinal study with 2-year serial imaging. *Spine (Phila Pa 1976).* 2011;36:2147−2151.
3. Shepard N, Cho W. Recurrent lumbar disc herniation: a review. *Global Spine J.* 2019;9:202−209.
4. Burkhardt BW, Grimm M, Schwerdtfeger K, Oertel JM. The microsurgical treatment of lumbar disc herniation: a report of 158 patients with a mean follow-up of more than 32 years. *Spine (Phila Pa 1976).* 2019;44:1426−1434.
5. Heindel P, Tuchman A, Hsieh PC, et al. Reoperation rates after single-level lumbar discectomy. *Spine (Phila Pa 1976).* 2017;42:E496−E501.
6. Virk SS, Diwan A, Phillips FM, Sandhu H, Khan SN. What is the rate of revision discectomies after primary discectomy on a national scale? *Clin Orthop Relat Res.* 2017;475:2752−2762.
7. Rothenfluh DA, Mueller DA, Rothenfluh E, Min K. Pelvic incidence-lumbar lordosis mismatch predisposes to adjacent segment disease after lumbar spinal fusion. *Eur Spine J.* 2015;24:1251−1258.
8. Xia XP, Chen HL, Cheng HB. Prevalence of adjacent segment degeneration after spine surgery: a systematic review and meta-analysis. *Spine (Phila Pa 1976).* 2013;38:597−608.
9. Okuda S, Nagamoto Y, Matsumoto T, Sugiura T, Takahashi Y, Iwasaki M. Adjacent segment disease after single segment posterior lumbar interbody fusion for degenerative spondylolisthesis: minimum 10 years follow-up. *Spine (Phila Pa 1976).* 2018;43:E1384−E1388.
10. Zhong ZM, Deviren V, Tay B, Burch S, Berven SH. Adjacent segment disease after instrumented fusion for adult lumbar spondylolisthesis: incidence and risk factors. *Clin Neurol Neurosurg.* 2017;156:29−34.
11. Hilibrand AS, Carlson GD, Palumbo MA, Jones PK, Bohlman HH. Radiculopathy and myelopathy at segments adjacent to the site of a previous anterior cervical arthrodesis. *J Bone Joint Surg Am.* 1999;81:519−528.
12. Scemama C, Magrino B, Gillet P, Guigui P. Risk of adjacent-segment disease requiring surgery after short lumbar fusion: results of the French Spine Surgery Society Series. *J Neurosurg Spine.* 2016;25:46−51.
13. Hilibrand AS, Robbins M. Adjacent segment degeneration and adjacent segment disease: the consequences of spinal fusion? *Spine J.* 2004;4:190S−194S.
14. Hikata T, Kamata M, Furukawa M. Risk factors for adjacent segment disease after posterior lumbar interbody fusion and efficacy of simultaneous decompression surgery for symptomatic adjacent segment disease. *J Spinal Disord Tech.* 2014;27:70−75.
15. Chen CS, Cheng CK, Liu CL, Lo WH. Stress analysis of the disc adjacent to interbody fusion in lumbar spine. *Med Eng Phys.* 2001;23:483−491.
16. Safaee MM, Deviren V, Dalle Ore C, et al. Ligament augmentation for prevention of proximal junctional kyphosis and proximal junctional failure in adult spinal deformity. *J Neurosurg Spine.* 2018;28:512−519.
17. Buell TJ, Bess S, Xu M, et al. Optimal tether configurations and preload tensioning to prevent proximal junctional kyphosis: a finite element analysis. *J Neurosurg Spine.* 2019;8:1−11.
18. Raizman NM, O'Brien JR, Poehling-Monaghan KL, Yu WD. Pseudarthrosis of the spine. *J Am Acad Orthop Surg.* 2009;17:494−503.
19. Buchowski JM, Liu G, Bunmaprasert T, et al. Anterior cervical fusion assessment: surgical exploration versus radiographic evaluation. *Spine (Phila Pa 1976).* 2008;33:1185−1191.

20. Oh MC, Zhang HY, Park JY, et al. Two-level anterior cervical discectomy versus one-level corpectomy in cervical spondylotic myelopathy. *Spine (Phila Pa 1976)*. 2009;34:692−696.

21. Hipp JA, Reitman CA, Wharton N. Defining pseudoarthrosis in the cervical spine with differing motion thresholds. *Spine (Phila Pa 1976)*. 2005;30:209−210.

22. An HS, Simpson JM, Glover JM, Stephany J. Comparison between allograft plus demineralized bone matrix versus autograft in anterior cervical fusion. A prospective multicenter study. *Spine (Phila Pa 1976)*. 1995;20:2211−2216.

23. Okamoto T, Neo M, Fujibayashi S, Ito H, Takemoto M, Nakamura T. Mechanical implant failure in posterior cervical spine fusion. *Eur Spine J*. 2012;21:328−334.

24. Dickson DD, Lenke LG, Bridwell KD, Koester LA. Risk factors for and assessment of symptomatic pseudarthrosis after lumbar pedicle subtraction osteotomy in adult spinal deformity. *Spine (Phila Pa 1976)*. 2014;39:1190−1195.

25. Chun DS, Baker KC, Hsu WK. Lumbar pseudarthrosis: a review of current diagnosis and treatment. *Neurosurg Focus*. 2015;39:E10.

26. Patedar DB, Park YS, Kebaish KM, et al. Spinal fusion after revision surgery for pseudarthrosis in adult scoliosis. *Spine (Phila Pa 1976)*. 2006;31:E314−E319.

27. Schlenk RP, Stewart T, Benzel EC. The biomechanics of iatrogenic spinal destabilization and implant failure. *Neurosurg Focus*. 2003;15:E2.

28. Kumar N, Patel R, Wadhwa AC, et al. Basic concepts in metal work failure after metastatic spine tumour surgery. *Eur Spine J*. 2018;27:806−814.

29. Smith JS, Bess S, Shaffrey CI, et al. Dynamic changes of the pelvis and spine are key to predicting postoperative sagittal alignment after pedicle subtraction osteotomy. *Spine (Phila Pa 1976)*. 2012;37:845−853.

30. Han S, Hyun SJ, Kim KJ, Jahng TA, Lee S, Rhim SC. Rod stiffness as a risk factor of proximal junctional kyphosis after adult spinal deformity surgery: comparative study between cobalt chrome multiple-rod constructs and titanium alloy two-rod constructs. *Spine J*. 2017;17:962−968.

31. Takemitsu Y, Harada Y, Iwahara T, Miyamoto M, Miyatake Y. Lumbar degenerative kyphosis. Clinical, radiological and epidemiological studies. *Spine*. 1988;13:1317−1326.

32. Jang JS, Lee SH, Min JH, Kim SK, Han KM, Maeng DH. Surgical treatment of failed back surgery syndrome due to sagittal imbalance. 2007;32:3081−3087.

33. Lu DC, Chou D. Flatback syndrome. *Neurosurg Clin N Am*. 2007;18:289−294.

34. Kim YJ, Bridwell KH, Lenke LG, Rhim S, Cheh G. An analysis of sagittal spinal alignment following long adult lumbar instrumentation and fusion to L5 or S1: can we predict ideal lumbar lordosis? *Spine (Phila Pa 1976)*. 2006;31:2343−2352.

35. Hsieh PC, Koski TR, O'Shaughnessy BA. Anterior lumbar interbody fusion in comparison with transforaminal lumbar interbody fusion: implications for the restoration of foraminal height, local disc angle, lumbar lordosis, and sagittal balance. *J Neurosurg Spine*. 2007;7:379−386.

36. Dorward IG, Lenke LG, Birdwell KH, et al. Transforaminal versus anterior lumbar interbody fusion in long deformity constructs: a matched cohort analysis. *Spine (Phila Pa 1976)*. 2013;38:E755−E762.

37. Hedlund R. Pedicle subtraction osteotomy in flat back syndrome 38 years after Harrington instrumentation for AIS. *Eur Spine J*. 2012;21:563−565.

38. Cho K, Suk SI, Park SR, et al. Risk factors of sagittal decompensation after long posterior instrumentation and fusion for degenerative lumbar scoliosis. *Spine (Phila Pa 1976)*. 2010;35:1595−1601.

39. Bess S, Line B, Fu KM, et al. The health impact of symptomatic adult spinal deformity: comparison of deformity types to United States population norms and chronic diseases. *Spine (Phila Pa 1976)*. 2016;41:224−233.

40. Glassman SD, Bridwell K, Dimar JR, Horton W, Berven S, Schwab F. The impact of positive sagittal balance in adult spinal deformity. *Spine (Phila Pa 1976)*. 2005;30:2024−2029.

41. Smith JS, Shaffrey CI, Glassman SD, et al. Risk-benefit analysis assessment of surgery for adult scoliosis: an analysis based on patient age. *Spine*. 2011;36:817−824.

42. Good CR, Auerbach JD, O'Leary PT, Schuler TC. Adult spine deformity. *Curr Rev Musculoskelet Med*. 2011;4:159−167.

43. Miwa S, Yokogawa A, Kobayashi T, et al. Risk factors of recurrent lumbar disc herniation: a single center study and review of the literature. *J Spinal Disord Tech*. 2015;28:E265−E269.

44. Mobbs RJ, Newcombe RL, Chandran KN. Lumbar discectomy and the diabetic patient: incidence and outcome. *J Clin Neurosci*. 2001;8:10−13.

45. Meredith DS, Huang RC, Nguyen J, Lymas S. Obesity increases the risk of recurrent herniated nucleus pulposus after lumbar microdiscectomy. *Spine J*. 2010;10:575−580.

46. Rihn JA, Kurd M, Hilibrand AS, et al. The influence of obesity on the outcome of treatment of lumbar disc herniation: analysis of the Spine Patient Outcomes Research Trial (SPORT). *J Bone Joint Surg Am*. 2013;95:1−8.

47. Carragee EJ, Spinnickie AO, Alamin TF, Paragioudakis S. A prospective controlled study of limited versus subtotal posterior discectomy: short-term outcomes in patients with herniated lumbar intervertebral discs and large posterior anular defect. *Spine (Phila Pa 1976)*. 2006;31:653−765.

48. McGirt MJ, Eustacchio S, Varga P, et al. A prospective cohort study of close interval computed tomography and magnetic resonance imaging after primary lumbar discectomy: factors associated with recurrent disc herniation and disc height loss. *Spine (Phila Pa 1976)*. 2009;34:2044−2051.

49. Hlubek R, Mundis G. Treatment for recurrent lumbar disc herniation. *Curr Rev Musculoskelet Med*. 2017;10:517−520.

50. Wang JC, Dailey AT, Mummaneni PV, et al. Guideline update for the performance of fusion procedures for degenerative disease of the lumbar spine. Part 8: lumbar fusion for disc herniation and radiculopathy. *J Neurosurg Spine*. 2014;21:48−53.

51. Guan J, Ravindra VM, Schmidt MH, Dailey AT, Hood RS, Bisson EF. Comparing clinical outcomes of repeat discectomy versus fusion for recurrent disc herniation utilizing the N2QOD. *J Neurosurg Spine*. 2017;26:39−44.

52. Kerezoudis P, Goncalves S, Cesare JD, et al. Comparing outcomes of fusion versus repeat discectomy for recurrent lumbar disc herniation: a systematic review and meta-analysis. *Clin Neurol Neurosurg*. 2018;171:70−78.

53. Fei Q, Li J, Lin J, et al. Risk factors for surgical site infection after spinal surgery: a meta-analysis. *World Neurosurg*. 2016;95:507−515.

54. Pull ter Gunne AF, Cohen DB. Incidence, prevalence, and analysis of risk factors for surgical site infection following adult spinal surgery. *Spine (Phila Pa 1976)*. 2009;34:1422−1428.

55. Liu JM, Deng HL, Chen XY, et al. Risk factors for surgical site infection after posterior lumbar spinal surgery. *Spine (Phila Pa 1976)*. 2018;43:732−737.

56. Dalle Ore CL, Ames CP, Deviren V, Lau D. Perioperative outcomes associated with thoracolumbar 3-column osteotomies for adult spinal deformity patients with rheumatoid arthritis. *J Neurosurg Spine*. 2019;1−11.

57. Dowdell J, Brochin R, Kim J, et al. Postoperative spine infection: diagnosis and management. *Global Spine J*. 2018;8:37S−43S.

58. Ghobrial GM, Theofanis T, Darden BV, Arnold P, Fehlings MG, Harrop JS. Unintended durotomy in lumbar degenerative spinal surgery: a 10-year systematic review of the literature. *Neurosurg Focus*. 2015;39:E8.

59. Takahashi Y, Sato T, Hyodo H, et al. Incidental durotomy during lumbar spine surgery: risk factors and anatomic locations: clinical article. *J Neurosurg Spine*. 2013;18:165−169.

60. Tafazal SI, Sell PJ. Incidental durotomy in lumbar spine surgery: incidence and management. *Eur Spine J*. 2005;14:287−290.

61. Menon SK, Onyia CU. A short review on a complication of lumbar spine surgery: CSF leak. *Clin Neurol Neurosurg*. 2015;139:248−251.

62. Ruban D, O'Toole JE. Management of incidental durotomy in minimally invasive spine surgery. *Neurosurg Focus*. 2011;31:E15.

第 5 章

影像学评估（磁共振、计算机断层扫描、脊髓造影和平片）

ERIC A. POTTS

丁若汀　余梓涵　译　季　伟　朱青安　审校

引言

无论有无腰椎内固定，患者在腰椎减压术后症状复发并不少见；例如，显微腰椎间盘切除术后，12% 的患者 1 年内可能会有再发椎间盘突出症[1]。腰椎融合术后持续或新发疼痛的发生率可能高达 30%[2]。此外，单纯减压术后 1 年内腰椎再手术率为 1.6% ～ 10.8%，而融合术后为 0 ～ 7%[3]。复发症状的持续时间会影响影像检查方案的选择。众所周知，在术后早期磁共振成像（MRI）的检查结果是较难区分解读的。一些作者建议术后 6 周再行 MRI 检查[4]。除了术后早期阶段，患者影像检查的选择策略与未手术的相似。

新的症状出现需要新的鉴别诊断。这有助于指导进一步的影像学检查。常见的情况包括复发性椎间盘突出症、复发性椎管狭窄症、其他脊柱节段疾病、脊柱滑脱症（活动或不活动）、邻近节段疾病、脊柱畸形、椎间隙感染或骨髓炎、其他感染、蛛网膜炎、脑脊液（CSF）漏导致的假性脊柱脑膜膨出，或伤口愈合问题。鉴别诊断的第一步是全面的病史采集和体格检查。尽管这两项内容不在本章的讨论

范围内，需要强调的是许多诊断可以仅凭病史即可做出诊断（如神经源性跛行），而通过检查患者的切口和外观，就可以辨别感染和脊柱畸形的进展情况。影像学检查有助于进一步确诊。

磁共振成像

MRI 是术后腰椎成像的首选方法。然而，解读术后 6 ～ 8 周内的图像时必须谨慎。在术后早期，可以出现特征性的改变，如软组织和骨结构的 T2 高信号，认为是正常的。无论时机如何，应该获得在有和没有静脉注射钆的情况下的涉及手术过程的 MRI。常见的术后改变类比于椎间盘突出或神经根压迫。事实上，在术后 6 周内，近 25% 的患者可以有与残留或复发性椎间盘突出类似的影像学表现。有些可能有重度硬膜囊压迫狭窄。其中 3/4 的患者，在第 6 个月随访时 MRI 检查还可能显示这种占位效应仍持续存在[4]。

在一项研究中，30 名腰椎间盘切除术后的患者进行了 3T MRI 检查，80% 的患者在术后早期发现神经根的残留占位现象；而在术后 3 个月内 T2 高信号明显消退。加入钆的增强扫描可以区分复发性椎间盘突出和硬膜外纤维化（图 5.1）。复发性椎间盘突出显示出未增强的区域，而硬膜外纤维化显示出融合增强。这有助于在 96% 的病例中辨别两者[5]。

腰椎融合术后有一种常见的影像学表现，会使人们对诊断椎间隙感染还是退行性改变产生疑惑。这种情况经常出现在长节段固定的末端。两种情况均可以有 Modic Ⅰ 型改变，表现为邻近椎间隙的椎体骨髓内 T1 低信号和 T2 高信号。如果椎间隙内有 T2 高信号，大多数临床医生会倾向于感染，然而情

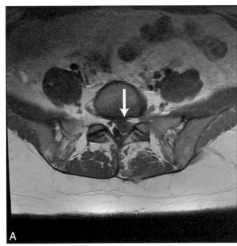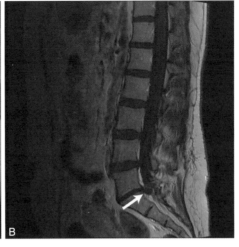

• 图 5.1　局灶性左侧 L5～S1 复发性椎间盘突出（箭头所示），在横断面（A）和矢状面（B）显示出 T1 增强图像的边缘增强和中心低信号

况并不总是如此。在一个小样本系列病例中，Patelet 等[6]报道了一种弥散性"爪征"（claw sign），可帮助鉴别感染与退行性改变。"爪征"在追踪/联合弥散加权成像上被确定为位于正常骨髓和血管化骨髓交界处的相邻椎体内的边缘清晰的、线性的、成对的高信号区域。如果影像学结果存在这种"爪征"，则表示退行性变化的可能性接近 97% 以上。相反，无"爪征"则感染的可能性大于 93%。

神经根的对比增强是不正常的。神经根有一个血-神经屏障，延伸到信号常常是增强的背根神经节。椎间盘突出症或其他压迫性病变可能导致神经根信号增强。在一项对 200 名未手术患者的研究中，5% 的患者有神经根信号增强。其中 70% 的患者的增强信号与椎间盘病变有关[7]。这种增强可能会在术后持续数月之久[8]。

术后积液最好采用 MRI 检查进行评估。常见的积液包括血肿、假性脑膜膨出、皮下积液和脓肿。病史可能对区分这些疾病很重要。如果患者在术后早期出现复发或残留症状，应考虑血肿的诊断。手术切口通常是肿胀或隆起的，但实际情况不一定是这样。血肿是典型的硬膜外血肿，由于血块的存在，在 MR 序列上表现为混合信号（图 5.2）。假性脑膜膨出患者在首次手术时通常有已知的硬膜撕裂。此外，他们可能有 CSF 从切口泄漏且有体位性头痛。在 MRI 上，这些 CSF 积液信号可出现在所有序列上（图 5.3）。皮下积液在术后数天或数周内以亚急性方式出现。已知用作融合材料的骨形态发生蛋白 -2 可引起皮下积液形成[9]。MRI 上的成像特征与积液或 CSF 信号相似。最后，脓肿在术后数周内形成。

对这些患者的评估可能很复杂。通常患者会腰

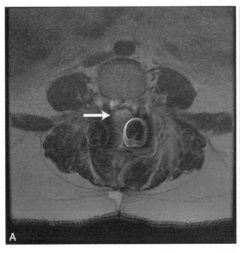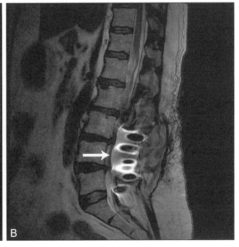

• 图 5.2　横断面（A）和矢状面（B）T2 加权磁共振显示硬膜外血肿（箭头所示）伴明显的硬膜囊压迫。注意积液内的混杂信号

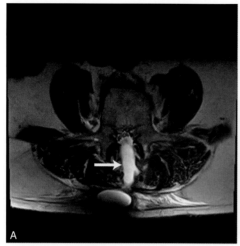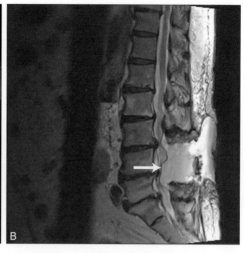

● 图 5.3　横断面（A）和矢状面（B）T2 加权磁共振显示假性脑膜膨出（箭头所示）

痛加剧。这可能伴随体质症状，如发热、畏寒、寒战或盗汗。然而，不到 50% 的患者会发热。手术部位常出现触痛、温热、红斑、高张力、渗液。血液检查也可能有帮助。大多数感染时红细胞沉降率（Erythrocyte sedimentation rate，ESR）和 C 反应蛋白（C reactive protein，CRP）会升高。但 CRP 比 ESR 更敏感。敏感性为 100%，特异性为 96.8%。CRP 通常在术后第 3 天达到峰值，然后下降。任何超出这一范围的升高都需要怀疑感染的可能[10]。这些积液的 MRI 成像常显示积液伴随液体信号，并伴有明显的边缘强化。然而，由于皮下积液也可能显示增强，需要谨慎进行临床判断。

矢状位的异常序列在 MRI 上不一定很明显；但是，通常可以看到次要的指标。MRI 成像中观察到的小关节积液随着体积的增大而变得更加明显。积液大于 1.5 mm 应引起对脊椎滑脱的关注，并及时进行直立位 X 线检查。Chaput 等[11]发现，积液每增加 1 mm，脊柱滑脱的概率增加 5.6 倍。

脊柱植入物通常会降低 MRI 成像质量。根据金属植入物的类型，伪影可能使 MRI 成像无法解读（图 5.4）。不锈钢植入物会产生明显的伪影。钛合金植入物，尽管与 MRI 兼容，但一般来说引起的伪影最小。新一代系统在棒和螺钉的其他部分采用钴铬材料，可引起明显的伪影。但是，如果植入物较短，即使有这种伪影也可以实现达到诊断质量的成像[12]。

在既往手术患者中，难治性疼痛可能由蛛网膜炎引起。这可引起明显的难治性腰部和腿部疼痛。常见的影像学表现包括神经根团块状，"空硬膜囊"

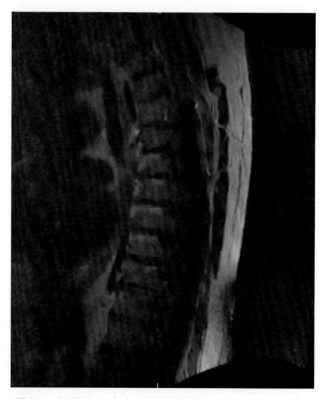

● 图 5.4　矢状面 T2 加权磁共振图像显示明显伪影，使成像无诊断价值

征、CSF 分室和硬膜内钙化（图 5.5）。这种临床现象很少能通过手术成功解决。

计算机断层扫描

这种基于密度的成像方式最初是由 Hounsfield 在 1973 年描述的[13]，现在已经成为评估骨性解剖结

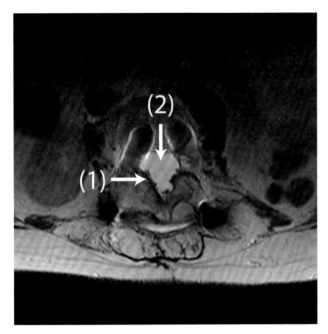

● **图 5.5**　横断面 T2 显示成团（箭头 1 所示）和神经根周围移位导致"空硬膜囊"征（箭头 2 所示）

构的主要手段。现代的扫描器能够产生亚毫米级的连续平扫，并进行多平面重建，以允许在多个平面上评估解剖结构[14]。对于以前做过关节置换术的患者，CT 扫描是评估关节置换术的首选方式；然而，金标准仍然是手术探查。Carreon 等[15]证明，如果观察到双侧的后外侧融合，CT 扫描可对坚实的骨性融合有一定的预测作用。同样，如果没有看到桥接骨，可以诊断为假性关节炎。假性关节炎的一个次要标志是植入物松动（图 5.6），尤其是发现内固定物周围有透亮影时可以明确该诊断。此外，还可以看到非融合性骨块，这也是假性关节炎的标志（图

5.7）。

　　既往放置的腰椎内固定可能引起伪影，导致难以解读影像。最近，许多公司已开始提供包含钴铬的植入物。这种材料会产生比不锈钢更多的伪影。钛合金植入物的伪影较少。塑料植入物产生的伪影非常少。现代扫描仪可采用更高的球管电压和电荷，及较低的螺距和较薄的平扫，以最大限度减少金属伪影[16]。

　　CT 是评估内固定置入的首选方法。随着影像导航和机器人技术的出现，螺钉位置不良的发生率已经降低。如果患者在接受腰椎内固定治疗后出现新的症状或体征，建议用 CT 对内固定进行全面监测。在考虑进一步手术时，CT 有助于规划替代的钉道（如有必要），并可提醒外科医生螺钉置入位置错误。根据破损的位置，可能需要进一步评估。例如，L5 处的长螺钉可能侵占到重要的血管结构。在进行任何干预之前，最好通过 CT 血管造影进行评价，并仔细咨询血管外科医生。

　　CT 扫描有助于术前评估任何节段的关节强直。这些信息有助于术前规划畸形矫正。随着脊柱变得更加僵硬，需要更多的截骨手术使脊柱的这些部分活动。

脊髓造影

　　1922 年 Sicard 和 Forestier 首次描述了脊髓造影。最初使用碘化罂粟籽油进行，这种物质不被人体吸收，就像后来的一些造影剂一样，可能导致蛛网膜

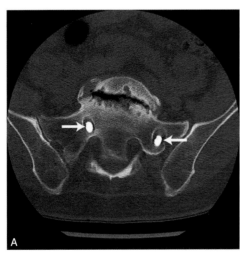
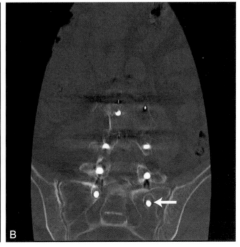

● **图 5.6**　横断面（A）和冠状面（B）计算机断层扫描显示 L5～S1 处螺钉松动（箭头）与假关节一致

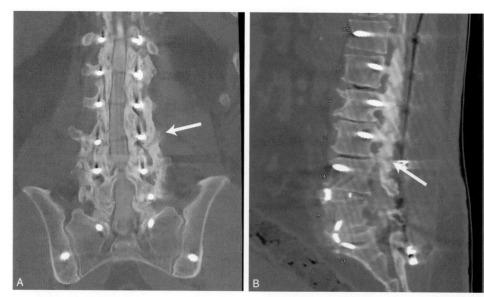

● **图 5.7**　冠状面计算机断层扫描重建显示,L3 ～ L4 假关节（箭头所示）恰好位于交联上方（**A**），矢状面（**B**）显示棒断裂（箭头所示）

炎。目前的鞘内注射造影剂是在 20 世纪 80 年代开发的，对脊神经的刺激要小得多[17]。在 MRI 出现之前，脊髓造影是首选的成像方式。与 CT 相配合时，该检查在脊柱的评估中仍有一定的作用。当 MRI 上存在模棱两可的结果或 MRI 上存在明显的伪影时，CT 脊髓造影可能是有帮助的。CT 脊髓造影术的另一个常见适应证是存在不兼容 MRI 的植入物，如起搏器、除颤器或脊髓刺激器。CT 脊髓造影通常对复杂畸形或既往脊柱内固定有帮助。该检查不仅可以显示神经压迫的情况，还可以显示骨性解剖结构，以显示可能限制外科医生活动脊柱的任何强直或融合。此外，CT 脊髓造影在确定神经孔狭窄时特别有价值。

普通 X 线平片

普通 X 线平片是检查脊柱内固定的主要方法。它也有助于确定腰椎内的不稳定性。在直立位置拍摄 X 线片时，它们为 MRI 中常见的仰卧位脊柱的序列提供了一个对比。与仰卧位 MRI 比对，高达 30% 的人在直立位 X 线片上会有脊柱滑脱的现象[18]。这种仰卧 MRI 与直立侧位 X 线片的比较在检测不稳定性方面比传统的屈-伸位更敏感[19]。然而，屈伸动态 X 线片并不比正位和侧位 X 线片增加更多的脊柱滑脱诊断信息[18]。最近的一项研究表明，仰卧侧位 X 线片会比站立后伸 X 线片显示更多的运动情况[20]。

X 线平片也用于评估融合情况；然而，这种技术并不是一种可靠的方法。Brodsky 对 174 名接受后路腰椎融合术的患者共 214 次融合进行了评估。影像学上融合和手术证实融合之间的相关性仅为 64%[21]。一些外科医生认为增加屈伸位可改善融合的检测效果。然而，并没有统一的测量方法来推断融合情况。有趣的是，在 Brodsky 的同一系列病例中，增加动态视图后，相关度下降到 62%。由于相关性如此之差，作者呼吁能寻找到一种更准确、无创的确定融合的方法。现代多层 CT 扫描可能已经解决了这一问题，即使面对内固定也能提供出色的细节。

尽管 36 英寸站立位脊柱 X 线片通常用于已知脊柱侧凸的患者，但在退行性腰部疾病的患者中却不常使用。最近，脊柱骨盆参数的关系已经与患者的预后联系起来。具体来说，发现骨盆入射角错配小于 11°、骨盆倾斜度小于 22° 和 SVA 小于 47 mm 等均可预测 Oswestry 残疾指数小于 40（图 5.8）[22]。

此外，Tempel 等[23] 分析了单节段和双节段经椎间孔腰椎椎间融合术的系列病例。骨盆入射角与腰椎前凸（pelvic incidence to lumbar lordosis，PI-LL）每不匹配 1°，需要翻修术的邻近节段病变就会增加 1.4 倍。在进行腰椎翻修术前，应考虑对脊柱骨盆参数的评估。邻近节段病变的驱动因素可能是整体的脊柱骨盆不平衡，这并不罕见。

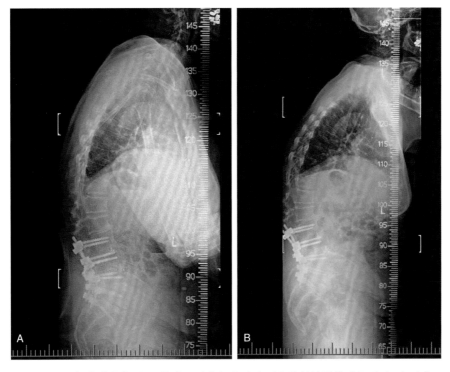

● 图 5.8　侧位脊柱侧凸 X 线片显示在矢状垂直面上进行性恶化［（A）与（B）］

病例

一名 74 岁的男性因腰椎滑脱引起神经源性跛行，接受了 L2～S1 融合并椎间植骨术。他的症状最初得到了令人满意的缓解；然而，在术后 10 个月，他又出现了新的 S1 神经根病。正位 X 线片提示骶骨螺钉松动（图 5.9）。脊柱侧位 X 线片显示 PI-LL 失衡达 25°，骨盆倾斜角 36°，矢状垂直轴（SVA）125 mm。他随后接受了腰椎 CT 和 MRI 检查。CT 证明 S1 椎弓根螺钉明显松动，L5～S1 椎间融合器轻度后移，及 L5～S1 假关节（图 5.10）。此时，行双能 X 线吸收测量法（DXA）以评估其骨质情况。不幸的是，骨密度情况相当差，他不得不接受特立帕肽治疗以改善骨密度。回到诊所后，他和妻子都注意到他的姿势在过去一年里有所恶化。第二次脊柱侧位 X 线片显示，PI-LL 失衡角度为 38°，骨盆倾斜 43°，SVA 180 mm。主诉仍是神经根病，认为是内固定松动所致，但他现在背痛加重，站立不耐受。最初的脊柱侧位 X 线片显示脊柱骨盆不平衡，主张进行更大的手术，而不仅仅是尝试翻修腰骶椎假关节。后来复查的脊柱 X 线片以及他恶化的症状最终确定需要做更大的手术，手术终止于上胸椎。该病例虽然复杂，但代表了既往手术患者的影像需求。并非只有一种选择方式，而是要通过各种方式的配合，来确定每个患者是否需要进一步的手术治疗。

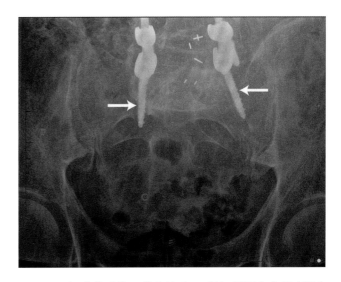

● 图 5.9　标准前后位 X 线片显示 S1 螺钉周围有光环（箭头所示），提示骶骨螺钉松动

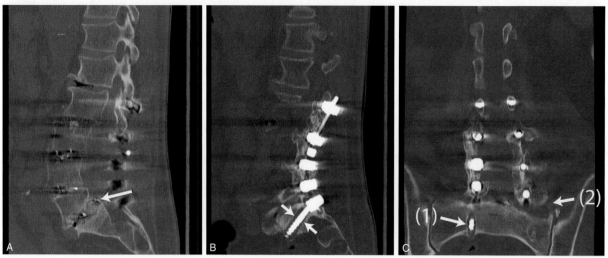

• 图 5.10　矢状面计算机断层扫描重建显示 L5～S1 椎间融合器后移（**A**）和 S1 椎弓根螺钉松动（**B**）。冠状面显示 S1 椎弓根螺钉松动（箭头 1 所示）和 L5～S1 假关节（箭头 2 所示）（**C**）

参考文献

1. Ambrossi GL, McGirt MJ, Sciubba DM, et al. Recurrent lumbar disc herniation after single-level lumbar discectomy: incidence and health care cost analysis. *Neurosurgery*. 2009;65:574−578, discussion 578.

2. Grubb SA, Lipscomb HJ. Results of lumbosacral fusion for degenerative disc disease with and without instrumentation. Two- to five-year follow-up. *Spine (Phila Pa 1976)*. 1992;17:349−355.

3. Lang Z, Li JS, Yang F, et al. Reoperation of decompression alone or decompression plus fusion surgeries for degenerative lumbar diseases: a systematic review. *Eur Spine J*. 2019;28:1371−1385.

4. Van Goethem JW, Parizel PM, Jinkins JR. Review article: MRI of the postoperative lumbar spine. *Neuroradiology*. 2002;44:723−739.

5. Hueftle MG, Modic MT, Ross JS, et al. Lumbar spine: postoperative MR imaging with Gd-DTPA. *Radiology*. 1988;167:817−824.

6. Patel KB, Poplawski MM, Pawha PS, Naidich TP, Tanenbaum LN. Diffusion-weighted MRI "claw sign" improves differentiation of infectious from degenerative modic type 1 signal changes of the spine. *Am J Neuroradiol*. 2014;35:1647−1652.

7. Jinkins JR. MR of enhancing nerve roots in the unoperated lumbosacral spine. *Am J Neuroradiol*. 1993;14:193−202.

8. Jinkins JR, Osborn AG, Garrett Jr D, Hunt S, Story JL. Spinal nerve enhancement with Gd-DTPA: MR correlation with the postoperative lumbosacral spine. *Am J Neuroradiol*. 1993;14:383−394.

9. Crandall DG, Revella J, Patterson J, Huish E, Chang M, McLemore R. Transforaminal lumbar interbody fusion with rhBMP-2 in spinal deformity, spondylolisthesis, and degenerative disease--part 2: BMP dosage-related complications and long-term outcomes in 509 patients. *Spine (Phila Pa 1976)*. 2013;38:1137−1145.

10. Kang BU, Lee SH, Ahn Y, Choi WC, Choi YG. Surgical site infection in spinal surgery: detection and management based on serial C-reactive protein measurements. *J Neurosurg Spine*. 2010;13:158−164.

11. Chaput C, Padon D, Rush J, Lenehan E, Rahm M. The significance of increased fluid signal on magnetic resonance imaging in lumbar facets in relationship to degenerative spondylolisthesis. *Spine (Phila Pa 1976)*. 2007;32:1883−1887.

12. Trammell TR, Flint K, Ramsey CJ. A comparison of MRI and CT imaging clarity of titanium alloy and titanium alloy with cobalt-chromium-alloy pedicle screw and rod implants in the lumbar spine. *J Bone Joint Surg Am*. 2012;94:1479−1483.

13. Hounsfield GN. Computerized transverse axial scanning (tomography). 1. Description of system. *Br J Radiol*. 1973;46:1016−1022.

14. Choudhri TF, Mummaneni PV, Dhall SS, et al. Guideline update for the performance of fusion procedures for degenerative disease of the lumbar spine. Part 4: radiographic assessment of fusion status. *J Neurosurg Spine*. 2014;21:23−30.

15. Carreon LY, Djurasovic M, Glassman SD, Sailer P. Diagnostic accuracy and reliability of fine-cut CT scans with reconstructions to determine the status of an instrumented posterolateral fusion with surgical exploration as reference standard. *Spine (Phila Pa 1976)*. 2007;32:892−895.

16. Malhotra A, Kalra VB, Wu X, Grant R, Bronen RA, Abbed KM. Imaging of lumbar spinal surgery complications. *Insights Imaging*. 2015;6:579−590.

17. Hoeffner EG, Mukherji SK, Srinivasan A, Quint DJ. Neuroradiology back to the future: head and neck imaging. *Am J Neuroradiol*. 2012;33:2026−2032.

18. Segebarth B, Kurd MF, Haug PH, Davis R. Routine upright imaging for evaluating degenerative lumbar stenosis: incidence of degenerative spondylolisthesis missed on supine MRI. *J Spinal Disord Tech*. 2015;28:394−397.

19. Liu N, Wood KB, Schwab JH, et al. Utility of flexion-extension radiographs in lumbar spondylolisthesis: a prospective study. *Spine (Phila Pa 1976)*. 2015;40:E929−E935.

20. Tarpada SP, Cho W, Chen F, Amorosa LF. Utility of supine lateral radiographs for assessment of lumbar segmental instability in degenerative lumbar spondylolisthesis. *Spine (Phila Pa 1976)*. 2018;43:1275−1280.

21. Brodsky AE, Kovalsky ES, Khalil MA. Correlation of radiologic assessment of lumbar spine fusions with surgical exploration. *Spine (Phila Pa 1976)*. 1991;16(6 suppl):S261−S265.

22. Schwab FJ, Blondel B, Bess S, et al. Radiographical spinopelvic parameters and disability in the setting of adult spinal deformity: a prospective multicenter analysis. *Spine (Phila Pa 1976)*. 2013;38: E803−E812.

23. Tempel ZJ, Gandhoke GS, Bolinger BD, et al. The influence of pelvic incidence and lumbar lordosis mismatch on development of symptomatic adjacent level disease following single-level transforaminal lumbar interbody fusion. *Neurosurgery*. 2017;80: 880−886.

第 6 章

硬脊膜瘢痕形成及修复问题

ROBERT F. HEARY AND RAGHAV GUPTA

申 星 赵 润 译 朱青安 审校

背景

据估计，绝大多数（高达 80%）美国人在其一生中会经历一次腰痛（low back pain，LBP）发作。其中一部分人将继续发展为慢性 LBP，这将限制他们日常生活活动（ADLs）能力，且往往会阻碍其维持生计的能力。这也增加了医疗资源的使用，给医疗系统带来了巨大的经济负担[1]。慢性 LBP 影响美国人的程度怎么强调都不为过。2009 年发表的一项对 5000 多个美国家庭的横断面调查发现，2006 年慢性 LBP 的患病率为 10.2%，与同一作者在 1992 年进行的类似分析（3.9%）相比大幅增加[2]。在患有衰弱性腰痛的患者中，估计有 3% 需要手术干预[3]。

尽管首次手术对一些患者来说可能预示着良好的临床结果，但有一部分患者在初次手术后的数月至数年内出现症状复发或新发症状［包括同侧或对侧背部和（或）腿痛］。发生这种情况的原因有多种，包括治疗的初始健康状况、单独进行减压，还是联合单节段或多节段融合进行减压[4]，及初次手术后继发的不同病理过程。这些过程包括相邻节段退化/病变（ASD）、腰椎假关节形成、复发性椎间盘突出、残留或复发性椎管狭窄、内固定失败、伤口相关并发症、医源性平背综合征、脑脊液（CSF）漏/假性脑脊膜膨出形成[5]。影响初次手术成功的其他因素包括术前症状的持续时间[6]、患者的社会心理健康状况[7-9]以及其他的内科合并症、体重指数（BMI）[10]、吸烟状况[11]、骨质[12]和年龄[11]等。

腰椎翻修术

对于术后再发神经根疼痛和（或）有症状的脊髓病患者，如果影像学检查发现腰椎有病理性改变，则可能需要进行腰椎翻修术。由于病理表现不同，这些患者的再手术率在神经外科文献中的差异很大。例如，椎间盘切除术后腰椎间盘突出复发率从 5% 到 15% 不等，有一部分患者需要再次手术，以解决保守治疗无效的持续症状[13-17]。其他的病症，如腰椎融合术后经常发生的 ASD，使更多的患者需要再次手术。例如，Ghiselli 等[18]在一项对 215 名有症状的相邻节段退变而接受腰椎后路融合术患者的研究中，显示再手术率为 27.4%（伴或不伴融合的减压）。作者观察到，仅行腰椎融合而未延伸至胸椎或骶椎的患者再手术率更高[18-19]。

无论腰椎再手术的原因是什么，手术医生必须认识到，翻修术通常在技术上更具挑战性，并且与首次手术相比预后更不一致[5, 20]。手术医生必须注意腰椎翻修术中的各个方面，包括血供受损导致与伤口愈合相关的并发症、术中大出血的可能、解剖结构变异使得骨性标志难以定位，及硬膜外瘢痕或纤维化增加硬膜破裂的风险。本章将会详细讨论如何处理硬膜外瘢痕或纤维化导致的硬脊膜破裂。

病史采集和体格检查

仔细筛选有腰椎翻修术指征的患者至关重要。对既往腰椎手术后出现复发或新的背部和（或）腿部疼痛症状的患者，检查的第一步是获得完整病史并进行细致的神经系统查体。从病史中收集的关键信息包括所有的运动功能变化、感觉异常（即麻木或刺痛）、自主神经功能障碍（肠、膀胱或性功能障碍），及疼痛记录。病史的重要组成部分包括首次手术期间是否发生脑脊液漏，最好通过直接询问患者以及仔细审阅初次手术的手术记录来确定。还应询问患者在围术期是否使用了腰大池引流。此外，应询问患者是否存在持续性伤口引流或是否曾进行翻修术以修补脑脊液漏。

体格检查应包括详细的一般状况评估和全面的神经系统检查，包括运动和感觉功能的全面评估、腱反射评估和步态评估。此外，应评估髋关节和膝关节的活动范围，以排除疼痛的隐匿性原因。在首次接诊时应全面评估患者的精神状态和心理健康。这一点尤为重要，因为已证明在翻修术前解决这方面的问题可以改善预后[21]。

通常在获得必要的影像学检查之前，结合临床病史和体格检查来鉴别疼痛的发生 / 病理学非常重要[5]。如果出现诸如发热、寒战、体重减轻和（或）盗汗等体质症状并伴有背痛，医生可能考虑感染性或肿瘤性病因，而不是退行性或机械性病因。既往接受过腰椎间盘切除术且无症状数月（6 个月或更长时间）的患者出现神经根疼痛和神经压迫体征可能提示椎间盘突出复发[13]。同时，假关节形成可出现于初次手术后数月至数年内，在有过融合手术的患者身上反复出现机械性背痛和神经症状[22]。重要的是，在既往接受过后路腰椎手术的患者中，可能出现椎旁剥离继发的肌筋膜疼痛，这与真正的神经性疼痛相鉴别时非常重要[23]。

影像学检查

神经影像学检查在评估患者是否需行腰椎翻修术中至关重要。应获得平片以评估是否成功融合以及有任何不稳定征象。常规前后位（AP）平片因为解剖结构显示良好，尤其有助于在翻修术时进行检查。过伸过屈侧位片可用于诊断假关节形成，如果存在病理性运动（通常大于 3° 的成角运动或 3 mm 的平移运动），则可以诊断假关节形成。然而，在成功融合后残余活动量方面仍存在明显分歧[24]。Bono 等[25]之前已经发现，屈伸位图像上存在的残余运动量随融合类型而变化，坚实（但不完全）融合患者屈伸位 X 线片上也可能有大于 5° 的角度运动。

CT 成像在骨骼解剖评估中尤其有用。CT 扫描是确定成功骨融合的金标准。在腰椎翻修术的患者中，CT 扫描可用于评估螺钉方向、螺钉是否正确位于椎弓根内（或是否偏离最佳轨迹）和螺钉松动（螺钉周围透亮区）。CT 图像还可以指导外科医生在翻修术中是否使用原螺钉钉孔，或是否需要另外打螺钉孔。螺钉宽度和长度也可评估。CT 扫描还用于评估活动节段是否存在骨桥、现有螺钉或融合器周围是否存在透亮区以及移植物下沉，所有这些都可能表明融合失败。尤其已证明薄层冠状位和矢状位重建 CT 扫描对早期发现假关节形成效果极佳。Kanemura 等[26]证实，接受后路或经椎间孔腰椎椎间融合术的患者中，椎间融合器周围的 1 mm 透亮区是假关节形成的早期预测因素[22]。

MRI 对于识别神经根、椎间盘异常等软组织结构尤其有价值。MRI 还可用于无内固定器械的患者，以评价软组织结构和解剖。钆对比剂 MRI 可增强血管组织，并可用于区分硬膜外瘢痕组织（均匀强化）和复发性椎间盘突出（具有周围环形强化）。MRI 对于评估既往内固定融合的相邻节段是很有价值的，尤其是确定 ASD（突出或狭窄）是否发生在既往手术区域附近。MRI 也可用于术后发现硬膜外脓肿、椎间盘和（或）椎体感染[5]。

脊髓造影在腰椎翻修术患者中的价值不容小觑。脊髓造影对于评估神经压迫和评价出神经孔的神经根解剖特别有用[23]。当使用骨窗时，脊髓造影结合脊髓造影后 CT 扫描可用于评估融合是否成功。脊髓造影术通常适用于不适合接受 MRI 的患者，例如植入了内固定装置或起搏器的患者。此外，当在手术区域存在过多 MRI 伪影时，CT 脊髓造影通常可以为适合翻修术的患者提供良好的显影。我们发现脊髓造影及其后的 CT 扫描对拟行腰椎翻修术患者的诊断很有价值。

健康优化

一旦临床和影像学结果都确定了需要腰椎翻修术的患者，在手术前确保他或她得到健康优化就变得很重要。仔细考虑的因素包括吸烟状况（重点是对当前吸烟者进行充分的术前劝导和促成戒烟）、体重控制［如果患者超重和（或）病态肥胖，则开始进行体重控制，并在术前鼓励体力活动和下床活动］和营养状况[27]。必须与患者的初级保健提供者合作，确保在术前充分管理其他医学合并症（即糖尿病、阿片类药物依赖等）。双能 X 线吸收法（DXA）扫描对骨密度的评估有价值。在某些患者中（如老年人和女性患者），腰椎和（或）股骨颈的 DXA 扫描可提供有价值的骨质量信息，并可用于识别骨质疏松患者，这些患者成功融合的机会可能较低[28]。此外，当患者骨密度较差时，调整手术计划以保持骨的序列，而不是试图矫正畸形。

腰椎手术中的硬脊膜破裂

如前所述，硬膜外瘢痕和纤维化增加了腰椎翻修术中硬膜破裂的风险。未识别的硬脊膜破裂可导致体位性头痛、头晕、畏光、耳鸣、恶心和呕吐等症状。此外，通过硬脊膜缺损漏出的脑脊液可增加假性脑脊膜膨出、脊膜炎、蛛网膜炎和硬膜外脓肿形成的风险[29]。尽管文献中关于腰椎翻修术中硬脊膜破裂发生率的数据有限，但有许多研究概括了首次腰椎手术期间硬脊膜破裂的发生率。在一篇最近的系统性的综述中，Ghobrial 等[30]比较了腰椎退变微创与开放术中的硬脊膜破裂的发生率，发现开放手术的发生率为 8.11%，微创手术为 6.78%。有人担心微创手术的术野可视化程度较低，由此可能低估了微创手术的硬膜破裂发生率。当 Ghobrial 等[30]对前瞻性研究和回顾性研究进行比较时，作者注意到前瞻性研究中的硬膜破裂的发生率是回顾性研究报道的 2 倍（9.57% vs. 4.32%）。Adogwa 等[31]在一项多中心的前瞻性数据登记分析中发现，在 1741 例因腰痛和（或）神经根病接受初次腰椎融合术的患者中，硬脊膜破裂的发生率为 4%。

由于硬脊膜附近存在神经组织，硬脊膜破裂可导致神经症状，尽管各类研究报道硬脊膜破裂导致的症状性并发症的发生率有所不同。在上述 Adogwa 等[31]的研究中，硬脊膜破裂的患者在有症状的神经损伤、术后感染或需要再次手术的发生率方面没有差异。Wang 等[32]同样指出，在 641 例接受腰椎减压手术的患者中，硬脊膜破裂未增加神经损伤的

风险。

据文献报道，与首次手术相比，腰椎翻修术患者硬脊膜破裂的风险更高[32]。毫无疑问，这是由于硬脊膜外存在粘连以及硬脊膜瘢痕和纤维化，使得翻修术术中定位和（或）剥离更加困难。Kalevski 等[29]对 553 名接受后路、后外侧减压和重建的腰椎手术患者的系列研究表明，再次手术病例的硬脊膜破裂发生率为 28.6%，而所有全部病例为 12.66%。英国学者 Tafazal 和 Sell[33]的一项前瞻性研究中，收集了 1549 例腰椎手术病例的数据，报道腰椎间盘切除术后翻修硬脊膜破裂的发生率为 13.2%，而首次手术的发生率显著较低（3.5%）。文献报道中对于硬脊膜破裂是否进行一期修复、是否放置筋膜下引流、术后是否早期下床活动或强制卧床等方面的处理差异较大。在下一节中，我们将概述在腰椎翻修术中硬脊膜破裂的处理方法，及我们在这些病例中的总体考量。

我们的腰椎翻修术方法（及硬脊膜破裂的处置）

正确的体位是腰椎翻修术的重要组成部分。我们使用 Jackson 脊柱手术床（Mizuho 公司，东京，日本），使髋关节最大伸展，从而尽可能增大腰椎前凸。由于手术显露过程中需肌肉剥离，这种体位能够避免平背综合征并在术后恢复良好的矢状面序列[34]。此外，这也减小了内固定器械承受的矫形力，从而降低了螺钉和棒失败的风险。

可利用各种大小的尖锐的刮匙探查先前减压手术的骨与软组织交界边缘。我们的入路是从外部（外侧到内侧）而不是从上到下（头尾）；我们更倾向于从外侧显露骨质并向内侧进一步剥离，而不是从头尾方向。我们发现，这样可以更快地完成，且软组织松解更少（避免以后邻近节段的问题），皮肤切口更小。我们注意到，一些脊柱外科医生不想从先前手术区域显露该节段的椎间隙。我们的一般策略是，如果之前植入了椎间融合器，我们通常不会再次进入这个椎间隙，即便该节段没有融合（除非椎间融合器周围有明显的透亮带）。如果椎间盘隙内没有融合器或之前没有进行椎间融合术，我们将植入椎间融合器，可用刮匙和 Kerrison 咬骨钳处理该椎间隙。

既往手术可能存在硬脊膜损伤，这可能在显露

时或术前影像学检查时发现。另一种可能是，之前没有发生过损害，但在瘢痕严重的区域显露时，我们可能会导致硬脊膜损伤。理想的方法是通过仔细的锐性分离避免硬脊膜损伤。当发生硬脊膜损伤时，我们首先尝试主要通过具有水密性的硬脊膜封闭来关闭硬脊膜。一般来说，这意味着我们需要扩大切除周围足够的骨质，充分暴露才能闭合缺损。我们通常使用手术显微镜进行硬脊膜修复。使用显微镜有利于改善手术医生和助手的手术视野的照明和清晰度。使用 4-0 Nurolon 缝线（Ethicon Inc., Somerville，New Jersey，USA）进行硬脊膜缝合后，我们会检查硬脊膜是否充分修复。让麻醉师对患者进行 Valsalva 呼吸，以确认没有脑脊液漏出。一旦完成修复后，我们将继续进行手术。我们继续更换内固定（旧换新），或处理其他节段。我们通常使用棒或板将螺钉连接固定。若需放置椎间融合器，则在此时置入。在我们的翻修术中，常规进行双侧融合。在放置后外侧植骨之前，我们充分冲洗术野（使用至少 3 L 生理盐水），充分止血，清除碎屑，并降低术后感染的风险。我们是在内固定锁定之后和在植骨放入外侧植骨槽之前进行冲洗。

然后，我们返回手术区域中间，并再次进行 Valsalva 呼吸重新评估硬脊膜的闭合情况。如果仍存在脑脊液漏，我们确定是否可以再次缝合修复缺损。完成重复 Valsalva 呼吸。然后，放置硬脊膜补片（通常由胶原基质组成），例如 DuraGen（Integra LifeSciences Corp., Plainsboro，New Jersey，USA），然后用 Evicel 纤维蛋白封闭胶（Ethicon Inc., Somerville，New Jersey，USA）覆盖。Evicel 还具有辅助止血的额外作用。

最后，进行分层缝合；在实践中，我们使用 1-0 Vicryl 缝线（Ethicon Inc., Somerville，New Jersey，USA）专门将筋膜下面的肌肉层单独关闭。然后，使用 1-0 Vicryl 缝线进行了间断 8 字缝合，闭合筋膜层。处理脑脊液漏时，缝合的针数是无脑脊液漏病例的 2 倍。然后将用 2-0 Vicryl 缝合皮下和真皮层，再钉上皮钉。在硬脊膜不能完全闭合的情况下，我们除了使用 Evicel 纤维蛋白胶和硬脊膜补片外，还置入了腰大池引流管，通过该引流管引流脑脊液 2～5 天。然后夹闭该引流管 24 小时，如果夹闭后不存在临床症状或脑脊液漏，则拔除引流管。在实践中，我们发现在硬脊膜缝合困难的病例中使用腰大池引流非常有益。此外，如果我们在术后发现术中未观察到的脑脊液漏，可以充分利用脑脊液引流，直接进行腰大池引流。如果腰大池引流未能成功阻止脑脊液漏，则可能需要再次进行翻修术，主要尝试直接硬脊膜修补，或者在极少数情况下，可以使用硬脊膜补片实现满意的硬脊膜闭合。

结论

部分患者在初次手术后可能需要进行腰椎翻修术，取决于初次手术的病理结果以及由于初始手术导致的病理变化。考虑到第二次手术在技术上通常更具挑战性，并且可能产生不一致的临床结果，因此仔细选择翻修术的患者至关重要。应分别获得全面的病史和体格检查，重点是试图鉴别疼痛的成因。可用常规 X 线摄影、CT 扫描、MRI 和脊髓造影进行诊断。一旦明确进行翻修术，手术前的健康优化是关键。根据文献报道，翻修术中硬脊膜破裂的风险增加。在我们的临床实践中，我们强调在术中使用硬脊膜补片和纤维蛋白胶闭合硬脊膜缺损。在术中无法获得充分闭合硬脊膜的情况下，术后可以使用腰大池引流辅助。当术中或术后成功处理了硬脊膜破裂时，我们观察到了良好的远期疗效，并发症罕见。

典型病例

一名 58 岁的非洲裔美国男性在一次导致肢体多处骨折和腰背部损伤（L4～L5 椎间盘突出）的工伤后 5 年内来院接受神经外科评估。伤后 2 年，他接受了 L4～L5 显微椎间盘切除的微创手术，症状无任何缓解。在神经外科评价时，他主诉持续性腰痛和右下肢放射痛以及右下肢无力和麻木。右下肢远端肌力为 4＋/5，针刺觉减弱，直腿抬高试验阳性。本次就诊 3 个月前的 CT 扫描和 MRI 显示右侧 L4 椎板缺损伴椎间盘退行性改变。X 线平片显示，在动力位片上，L4～L5 水平有轻度（3 mm）滑移。在首次手术后接受了一年的保守治疗，临床症状未见改善。对是否手术和还是进一步继续保守治疗进行了讨论。初次手术的医生建议进行翻修术。根据本文作者诊疗意见（也建议进行翻修术），患者选择了翻修术，并要求本文作者进行手术。采用开放 L4～L5 双侧经椎间孔椎体间融合术。其手术及术后病程无异常。术后由于持续疼痛，他向疼痛管理专家寻求额外治疗，该专家进行了干预，导致了脑脊液漏。MRI 显示渗漏处位于 L3～L4 节段中线（图 6.1）。随后出现严重的体位性头痛，两次血补丁治疗后均无改善。其他影像学表现与脊髓造影 CT 扫描上的假性脑脊膜膨出一致（图 6.2）。由于对现有治疗无效，计划进行翻修术。在 L3～L4 水平中线确定了硬脊

膜破裂，尝试使用硬脊膜缝合。该翻修术是成功的，脑脊液漏相关的症状得到改善，腰腿痛逐渐缓解。在 2 年随访评估中，他恢复了工作，并对治疗效果满意。动力位 X 线平片显示了骨性融合，矢状位对线良好［腰椎前凸（L1～S1）50°］，椎间隙和椎体后外侧有桥接骨小梁，动态成像显示无活动，且无透亮带或内植物相关问题（图 6.3）。

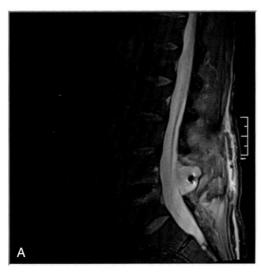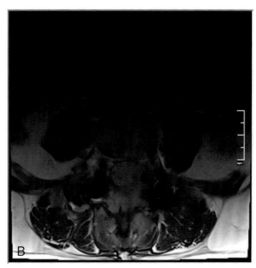

● 图 6.1 （A）矢状位 T2 加权 MRI 显示 L4 水平假性脑脊膜膨出伴脑脊液（CSF）聚积，L4～L5 椎间盘间隙退行性改变；其余腰椎间盘均正常。（B）MRI 轴位片显示硬脊膜背侧脑脊液聚积

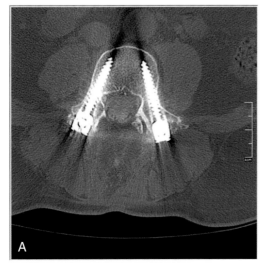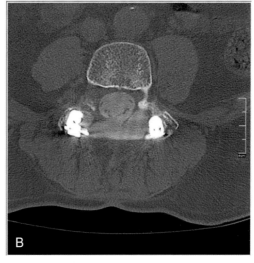

● 图 6.2 （A）CT 脊髓造影轴位片显示 L4 椎弓根螺钉位置良好；（B）CT 脊髓造影轴位片清楚显示硬脊膜背侧脑脊液聚积，符合医源性假性脑脊膜膨出

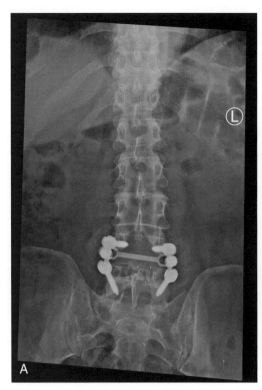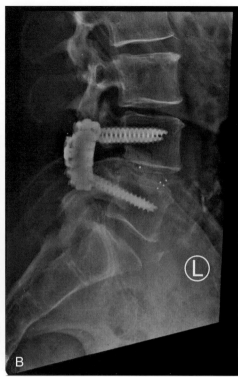

● 图 6.3 （A）第三次手术后正位片显示椎弓根螺钉位置良好，双侧坚强骨性融合，L4～L5 横突有明显的骨桥形成；（B）第三次手术后的侧位片显示椎间隙骨性融合，矢状位对线良好，腰椎前凸（L1～S1）50°

参考文献

1. Rubin DI. Epidemiology and risk factors for spine pain. *Neurol Clin.* 2007;25:353−371.
2. Freburger JK, Holmes GM, Agans RP, et al. The rising prevalence of chronic low back pain. *Arch Intern Med.* 2009;169:251−258.
3. Adogwa O, Carr RK, Kudyba K, et al. Revision lumbar surgery in elderly patients with symptomatic pseudarthrosis, adjacent-segment disease, or same-level recurrent stenosis. Part 1. Two-year outcomes and clinical efficacy: clinical article. *J Neurosurg Spine.* 2013;18:139−146.
4. Martin BI, Mirza SK, Comstock BA, Gray DT, Kreuter W, Deyo RA. Reoperation rates following lumbar spine surgery and the influence of spinal fusion procedures. *Spine (Phila Pa 1976).* 2007;32:382−387.
5. Elgafy H, Vaccaro AR, Chapman JR, Dvorak MF. Rationale of revision lumbar spine surgery. *Global Spine J.* 2012;2:7−14.
6. Junge A, Frohlich M, Ahrens S, et al. Predictors of bad and good outcome of lumbar spine surgery. A prospective clinical study with 2 years' follow up. *Spine (Phila Pa 1976).* 1996;21:1056−1064; discussion 1064−1065.
7. Dvorak J, Valach L, Fuhrimann P, Heim E. The outcome of surgery for lumbar disc herniation. II. A 4−17 years' follow-up with emphasis on psychosocial aspects. *Spine (Phila Pa 1976).* 1988;13:1423−1427.
8. Dvorak J, Gauchat MH, Valach L. The outcome of surgery for lumbar disc herniation. I. A 4−17 years' follow-up with emphasis on somatic aspects. *Spine (Phila Pa 1976).* 1988;13:1418−1422.
9. Trief PM, Ploutz-Snyder R, Fredrickson BE. Emotional health predicts pain and function after fusion: a prospective multicenter study. *Spine (Phila Pa 1976).* 2006;31:823−830.
10. Flippin M, Harris J, Paxton EW, et al. Effect of body mass index on patient outcomes of surgical intervention for the lumbar spine. *J Spine Surg.* 2017;3:349−357.
11. Jenkins LT, Jones AL, Harms JJ. Prognostic factors in lumbar spinal fusion. *Contemp Orthop.* 1994;29:173−180.
12. Lehman Jr RA, Kang DG, Wagner SC. Management of osteoporosis in spine surgery. *J Am Acad Orthop Surg.* 2015;23:253−263.
13. Swartz KR, Trost GR. Recurrent lumbar disc herniation. *Neurosurg Focus.* 2003;15:E10.
14. Babar S, Saifuddin A. MRI of the post-discectomy lumbar spine. *Clin Radiol.* 2002;57:969−981.
15. Mobbs RJ, Newcombe RL, Chandran KN. Lumbar discectomy and the diabetic patient: incidence and outcome. *J Clin Neurosci.* 2001;8:10−13.
16. Ross JS. MR imaging of the postoperative lumbar spine. *Magn Reson Imaging Clin N Am.* 1999;7:513−524, viii.
17. Suk KS, Lee HM, Moon SH, Kim NH. Recurrent lumbar disc herniation: results of operative management. *Spine (Phila Pa 1976).* 2001;26:672−676.
18. Ghiselli G, Wang JC, Bhatia NN, Hsu WK, Dawson EG. Adjacent segment degeneration in the lumbar spine. *J Bone Joint Surg Am.* 2004;86:1497−1503.
19. Hilibrand AS, Robbins M. Adjacent segment degeneration and adjacent segment disease: the consequences of spinal fusion? *Spine J.* 2004;4:190S−194S.
20. Hu RW, Jaglal S, Axcell T, Anderson G. A population-based study of reoperations after back surgery. *Spine (Phila Pa 1976).* 1997;22:2265−2270; discussion 2271.
21. Guyer RD, Patterson M, Ohnmeiss DD. Failed back surgery

syndrome: diagnostic evaluation. *J Am Acad Orthop Surg*. 2006; 14:534−543.

22. Chun DS, Baker KC, Hsu WK. Lumbar pseudarthrosis: a review of current diagnosis and treatment. *Neurosurg Focus*. 2015;39:E10.

23. Eichholz KM, Ryken TC. Complications of revision spinal surgery. *Neurosurg Focus*. 2003;15:E1.

24. Raizman NM, O'Brien JR, Poehling-Monaghan KL, Yu WD. Pseudarthrosis of the spine. *J Am Acad Orthop Surg*. 2009; 17:494−503.

25. Bono CM, Khandha A, Vadapalli S, Holekamp S, Goel VK, Garfin SR. Residual sagittal motion after lumbar fusion: a finite element analysis with implications on radiographic flexion-extension criteria. *Spine (Phila Pa 1976)*. 2007;32:417−422.

26. Kanemura T, Matsumoto A, Ishikawa Y, et al. Radiographic changes in patients with pseudarthrosis after posterior lumbar interbody arthrodesis using carbon interbody cages: a prospective five-year study. *J Bone Joint Surg Am*. 2014;96:e82.

27. Ali ZS, Ma TS, Ozturk AK, et al. Pre-optimization of spinal surgery patients: Development of a neurosurgical enhanced recovery after surgery (ERAS) protocol. *Clin Neurol Neurosurg*. 2018;164:142−153.

28. Bergh C, Soderpalm AC, Brisby H. Preoperative dual-energy x-ray absorptiometry and FRAX in patients with lumbar spinal stenosis. *J Orthop Surg Res*. 2018;13:253.

29. Kalevski SK, Peev NA, Haritonov DG. Incidental dural tears in lumbar decompressive surgery: incidence, causes, treatment, results. *Asian J Neurosurg*. 2010;5:54−59.

30. Ghobrial GM, Theofanis T, Darden BV, Arnold P, Fehlings MG, Harrop JS. Unintended durotomy in lumbar degenerative spinal surgery: a 10-year systematic review of the literature. *Neurosurg Focus*. 2015;39:E8.

31. Adogwa O, Huang MI, Thompson PM, et al. No difference in postoperative complications, pain, and functional outcomes up to 2 years after incidental durotomy in lumbar spinal fusion: a prospective, multi-institutional, propensity-matched analysis of 1,741 patients. *Spine J*. 2014;14:1828−1834.

32. Wang JC, Bohlman HH, Riew KD. Dural tears secondary to operations on the lumbar spine. Management and results after a two-year-minimum follow-up of eighty-eight patients. *J Bone Joint Surg Am*. 1998;80:1728−1732.

33. Tafazal SI, Sell PJ. Incidental durotomy in lumbar spine surgery: incidence and management. *Eur Spine J*. 2005;14:287−290.

34. Glassman SD, Bridwell K, Dimar JR, Horton W, Berven S, Schwab F. The impact of positive sagittal balance in adult spinal deformity. *Spine (Phila Pa 1976)*. 2005;30:2024−2029.

第 7 章

减压

STANLEY HOANG，RANI NASSER，MOHAMED SALEH，AND JOSEPH S. CHENG

朱思远　李　萍　译　吴　骞　朱青安　审校

引言

　　腰椎疾病及其相关的致残性疼痛与美国的医疗资源使用和成本显著相关。在这些患者中，约有 3% 的腰痛需要手术治疗[1]。这类患者群体对脊柱手术的需求会随着年龄增长而进一步增大。这些患者因背部手术失败综合征［邻近节段疾病变（ASD）、假关节和同节段复发性狭窄］而受到一系列退行性病变的困扰，导致需行翻修术[2]。

　　翻修术有其自身固有的技术挑战，在老年人群中更呈指数增加。手术可能会因患者长期的症状和严重的合并症而令人困惑。糖尿病或吸烟等情况对骨生理和康复均有影响。从翻修减压到广泛的畸形矫正等一系列的治疗干预都是翻修术的适应证。取决于初次手术情况，因减压不充分或不稳定导致腰椎管狭窄的再手术率在 7% ～ 12% 之间[3]。大多数已发表的研究都是回顾性病例分析，对手术结果成功的定义不同。有些是依据医疗机构定义的结果发表的报道，而不是经过验证的患者报告的结果指标。因此，对于接受腰椎翻修术的老年患者，其疗效和远期效果尚不清楚。

　　腰椎翻修减压术的指征包括邻近节段退变（由先前融合手术引起）伴有腰椎间盘退变、滑脱或邻近节段狭窄。这些患者可出现反复的机械性腰痛和邻近节段的神经根性疼痛。此外，先前腰椎椎板切除术后也可能出现同节段的复发性椎管狭窄，并伴有持续性跛行症状。还有就是患者在先前的手术后可能出现冠状面和矢状面畸形。这些畸形可能因骨质疏松和骨髓炎等疾病而加重。因此，应用诊断和病理生理学的原则来确定所需的最佳治疗方法以及合适的手术技术是非常重要的。

诊断和手术指征

　　退行性腰椎病变临床表现为疼痛、神经损伤、脊柱畸形或者三者兼有[4]，其病因可能来自于已手术的节段、邻近节段，或者整体的矢状面和冠状面失衡。准确了解患者主诉的部位、时间和诱发因素，对更好地认识病因和疾病发展过程是非常重要的。体格检查是评估的关键，包括对运动功能、感觉和反射的完整评估，长束征检测（long tract signs）可排除上运动神经元疾病[4]。检查患者的整体姿势对于评估矢状位和冠状位的脊柱序列是必需的。如果发现一些代偿性变化，如臀部挛缩屈曲，则可疑有脊柱畸形。影像诊断可能包括直立位和屈曲位平片、CT、MRI 或可确定骨转换增加区域的锝骨扫描。这些结果的一致性有助于支持假关节形成、骨折、邻椎病、失稳、畸形、感染，甚至内固定失败的外科治疗适应证[4]。

疗效评估

　　衡量术前和术后疼痛、残疾和生活质量的结果指标有助于评估治疗成功与否。此类测评的例子包括视觉模拟腰痛量表（the visual analog scale for low back pain，BPVAS）、视觉模拟腿痛量表（the visual analog scale for leg pain，LPVAS）、Oswestry 残疾指数（Oswestry disability index，ODI）、Zung 抑郁自评量表和苏黎世跛行问卷。这些评估表可以在患者来访期间使用，也可以作为邮寄问卷，甚至可由不参与临床护理的独立调查人员进行电话采访（以避免偏倚）。这里有两个重要的终末指标，即麻醉药品停药的时间和恢复到基础活动水平的时间。围术期疼痛的改善和功能的恢复不仅对患者的整体护理非常重要，而且对控制医疗费用和评估翻修术的效果也非常重要。关于脊柱翻修术成功的临床结果和功能改善率的研究报道有很大的差异[5-6]。然而，在以价值为基础的医疗保健环境中，翻修减压术对症状性腰椎假关节、ASD 或同节段复发性椎管狭窄的有效性仍难以量化，但总体上是有积极作用的。例如，Schlegel[7] 评估了 37 例接受单纯减压或减压并节段融合的手术治疗症状性 ASD 的患者，发现 70% 减压并节段融合的患者的视觉模拟疼痛评分显著改善。

邻近节段狭窄

邻近节段狭窄是导致翻修术的主要病理生理机制之一。根据定义，邻近节段退变（adjacent segment degeneration，ASDeg）是指邻近手术治疗节段椎间盘的影像学狭窄，且无论是否存在症状[8]。然而，邻椎病（ASD）是指由 ASDeg 导致的不稳或神经压迫，引起疼痛或麻木等临床症状[9]。在包含 94 篇文章的荟萃分析中，腰椎手术后 ASDeg 和 ASD 发生率分别为 21%～31% 和 6.4%～10.7%[10]。数据显示，25%～30% 的 ASDeg 发展为有症状的 ASD[11]。

许多因素，包括自然史、生物力学和易感风险因素，可能导致 ASDeg。患者行初次手术的年龄对背部手术失败综合征的发生率有显著影响。在 50 岁以上患者群体中，ASD、复发性椎管狭窄和假关节形成发病率增加[3]。Chen 等[3] 报道，50 岁以上患者中约 36% 会发生 ASD，而 50 岁以下的患者仅有 17%。椎间盘退变程度也与脊柱所有节段的老化显著相关，在健康志愿者中情况也同样如此[12, 14]。因此，观察到的关联性可能是继发于老化的混杂效应，例如骨质疏松和颈椎病的高发病率，伴有生化指标

的变化，还有与融合和器械相关的合并症。在生物力学上，运动节段的融合会导致更长的力臂和非生理性的运动中心，从而使头侧邻近节段应力增加[13]。三维有限元分析模型结果显示，L4～L5 融合增加了屈伸运动中 L3～L4 的椎体终板和椎间盘的应力[14]。同样，尸体模型也显示固定近端的邻近节段椎间盘内压力增加。Cunningham 等[15] 发现 L3～L4 固定后屈伸位的 L2～L3 椎间盘压力增加了 45%[16]。因此，在初次手术中使用内固定似乎是 ASD 发生的一个危险因素。两篇已发表的病例系列研究认为无内固定的融合术后再次行翻修术的时间间隔更长。Schlegel[7] 和 Lee[17] 等报道了融合术后症状性 ASD 发生的时间间隔分别为 8.5 年和 13.1 年。Kumar 等[18] 发现，对于出现症状性 ASD 之前，接受无内固定的融合治疗的患者保持无症状 13.1 年，而行环状融合的患者仅为 5.2 年。这可能与损害了结构完整性的切除手术技术有关，如小节关节囊韧带。在上关节突置入内固定时有潜在损伤小关节的风险，这可能导致小关节负荷能力的改变，及邻近节段潜在负载和受力的增加。

其他导致 ASDeg 的危险因素包括高体重指数（BMI）、术前已有 ASDeg、邻近融合节段的椎板切除、融合节段过度撑开、脊柱骨盆平衡参数不匹配和骨质疏松[11]。就一般情况而言，年龄超过 60 岁或 BMI 大于 25 kg/m^2 的患者发生 ASD 的风险增加[19]。术前存在脊柱邻近节段狭窄超过 47%，或椎间盘和小关节的退变更易发生 ASDeg[20]。在融合的邻近节段行椎板切除术[21] 或融合器过度撑开融合节段[22] 也会增加 ASD 的风险。融合后腰椎前凸丢失[23] 或存在较长杠杆臂的多节段内固定，可能会给邻近节段施加更大的应力[24]。尾端止于 L5 的浮动性融合[25] 和较大的骨盆倾斜角[26] 也是 ASDeg 的潜在危险因素。

目前已提出了几种降低 ASDeg 风险的策略。在融合节段保留后方结构是降低 ASDeg 风险的关键。例如，相对于融合后范围较小的半椎板切术[27] 或开窗术[28]，全椎板切除术患者更容易发生 ASDeg。此外，使用低切迹的椎间融合器以尽量减少椎间盘撑开，也可降低邻近节段病变的风险[29]。最后，一些动物研究表明，使用双膦酸盐或甲状旁腺激素可以显著改善骨量及椎骨微结构，降低邻近节段退变的风险[30-31]。

翻修的腰椎椎板切除术

在试行保守治疗后，ASD 的手术选择包括单纯减压或减压合并融合。因此，将 ASD 分为狭窄伴或不伴不稳定是很重要的，以确定是否有融合的必要。根据这些标准，提出了一种以 ASDeg 治疗为基础的分类方法：①无狭窄或不稳的 ASDeg；②只有狭窄但无不稳的 ASDeg；③只有不稳但无狭窄的 ASDeg；④合并狭窄和不稳的 ASDeg（图 7.1）[32]。手术策略包括手术减压和扩大的后外侧融合，后路腰椎椎间融合加内固定或微创椎间融合。

最近完成了一项确定 ASD 再次手术有效性的荟萃分析，主要疗效指标为放射影像和临床成功率[32]。该综述纳入了五项具有 IV 级证据的研究，包括病例系列。其中两项研究的再次手术指征是狭窄不伴有不稳。然而，在所有研究中，融合是 ASD 治疗的首选方式。约 71% 的患者背痛和腿痛评分总体上有了全面的临床改善，89% 的患者观察到影像学融合。在 ASD 初次翻修术后，到末次随访截止，4.5% ~ 23.1% 的患者需行进一步的翻修术。因此这些结果证实了，ASD 治疗后临床改善率存在显著差距，及最佳的治疗方案也有明显的不同。伴有椎体前移、椎体后移或旋转性滑脱的邻近节段狭窄的患者，或者需行

广泛减压的患者，都可能有必要行减压加融合固定（多数情况可扩大 1 ~ 2 个节段）（图 7.2）[4]。同时，通过严格的临床评估和脊柱全长 X 线片以确认足够的脊柱平衡是至关重要的[4]，以避免在有些情况下不得不扩展融合范围。

翻修的腰椎间盘切除术

复发性腰椎间盘突出症的特点是，在原发腰椎间盘突出症的同一水平和同一侧出现椎间盘突出物[33]。对于复发性腰椎间盘突出症，最初的保守治疗方案包括观察、甾体或非甾体抗炎药、物理治疗和硬膜外注射。如果保守治疗不能改善，则需要进行翻修术，因为存在瘢痕组织，所以在技术上翻修术要求更高。因此，患者出现神经损伤和硬膜撕裂等并发症的风险可能会增加，影响临床疗效[33]。近期，一项包括前瞻性和回顾性研究在内的 30 多项研究的荟萃分析研究显示，翻修术的发生率从 1.4% 至 11.4% 不等。另一项研究显示，翻修术的发生率从术后 1 年的 0.5% 上升到术后 15.7 年的 2.8%[34]，处于平稳状态。初次手术和翻修术的平均间隔为 15 周至 7.6 年。在一项研究中显示初次手术与翻修术的平均间隔为 49 个月，其中 21% 发生在 6 个月内，约一

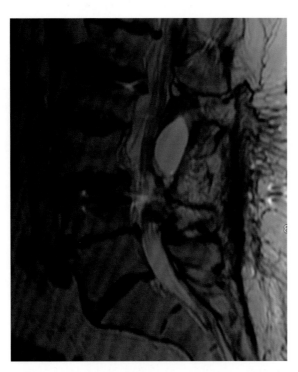

● **图 7.1** 一位多次腰椎手术患者核磁共振图像，最后一次是 L2 ~ L4 融合手术。他表现出在 L1 ~ L2 有邻近节段病变

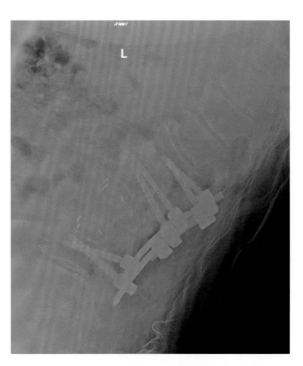

● **图 7.2** 图 7.1 所示的患者接受了翻修的 L1 ~ L2 椎板切除术，并把其内固定与前期手术的内固定连接在一起

半病例发生在 3 年内[34]。而在另一项研究中，50% 的翻修术发生在 6 个月内，手术之间的平均间隔时间为 18.3 个月[35]。在危险因素方面，体重指数（BMI）大于 30 kg/m² 的患者需要再次手术的可能性增加约 30 倍，而年龄、性别、吸烟或从事体力劳动者等则没有显著影响[36]。据报道，翻修术并发症发生率高达 34%，其中最常见的并发症是硬膜撕裂，在翻修术中的发生率增至 2.5 ～ 4.7 倍。Cinotti 等[37] 发现瘢痕组织的数量与手术效果无关，也与残留的神经根性疼痛的原因无关。因此，在一些情况下，为了降低硬膜撕裂的风险，谨慎的做法可能是不以完全切除瘢痕组织为目标。

所有研究均表明大多数患者症状获得了改善，使用的临床结果指标包括 VAS 评分、JOA 评分和 ODI。翻修术包括椎间盘摘除术或伴有融合术（后外侧、前 / 外侧 / 后路腰椎椎体间融合）的翻修椎间盘切除术。一些研究指出，对于使用或不使用后外侧融合的椎间盘切除术，其疗效并未发现显著差异[38-39]。因此，仅椎间盘切除术就足以进行翻修的椎间盘切除。但在一些情况下，需要进行小关节内侧切除，以避免对神经根过度干扰，并保证充分切除椎间盘碎片。在这些情况下，可能需要进行腰椎融合以减少节段运动，减轻椎间盘的机械应力。据报道，重复进行翻修椎间盘切除术后，其症状改善情况与初次手术患者改善的差异无显著性[37, 40]。

微创翻修的显微椎间盘切除术

复发性椎间盘突出症患者可出现顽固性神经根病和神经功能障碍。复发性腰椎间盘突出症可采用开放或微创手术（minimally invasive surgical，MIS）技术治疗。由于椎板缺损和瘢痕组织形成，在翻修椎间盘切除术中存在很高的并发症风险[41]，患者的脑脊液（CSF）漏和神经功能障碍的发生率增加。MIS 技术允许外科医生使用旁正中切口，具有避免瘢痕组织的优点。尽管 MIS 椎间盘切除术有一个技术学习曲线，但一般操作这类手术 30 例左右后，术者就能熟练掌握[42]。与开放性手术相比，MIS 肌肉剥离技术产生较少的封闭腔隙，从而降低了脑脊液漏出时形成假性脑膜膨出的风险[43]。MIS 翻修术的另一个优点是其采用切口的大小不需要考虑患者的腰围或 BMI。如果翻修的显微椎间盘切除术需要进一步减压，可能需行内固定，MIS 椎间融合技术可能是一种有利的选择。MIS TLIF 放置的经皮器械比在开放性 TLIF 中放置的更具有生物力学优势。经皮通过 Wiltse 肌间隙置钉的 MIS 手术，可提供较正中切开入路更好的置钉角度。

结论

应用诊断和病理生理学原则来确定最佳治疗方法和适当的翻修腰椎手术干预是很重要的。尽管报道的结果仍然不尽相同，腰椎翻修术对症状性 ASD 和同节段复发性椎管狭窄患者可有效治疗腰痛、降低致残率和改善生活质量。

参考文献

1. den Boer JJ, Oostendorp RA, Beems T, Munneke M, Evers AW. Continued disability and pain after lumbar disc surgery: the role of cognitive-behavioral factors. *Pain*. 2006;123:45−52.
2. Pateder DB, Park YS, Kebaish KM, et al. Spinal fusion after revision surgery for pseudarthrosis in adult scoliosis. *Spine (Phila Pa 1976)*. 2006;31:E314−E319.
3. Cheh G, Bridwell KH, Lenke LG, et al. Adjacent segment disease following lumbar/thoracolumbar fusion with pedicle screw instrumentation: a minimum 5-year follow-up. *Spine (Phila Pa 1976)*. 2007;32(20):2253−2257. doi:10.1097/BRS.0b013e31814b2d8e. PMID: 17873819.
4. Bederman SS, Le VH, Pahlavan S. An approach to lumbar revision spine surgery in adults. *J Am Acad Orthop Surg*. 2016;24:433−442.
5. Kumar MN, Jacquot F, Hall H. Long-term follow-up of functional outcomes and radiographic changes at adjacent levels following lumbar spine fusion for degenerative disc disease. *Eur Spine J*. 2001;10:309−313.
6. Lauerman WC, Bradford DS, Ogilvie JW, Transfeldt EE. Results of lumbar pseudarthrosis repair. *J Spinal Disord*. 1992;5:149−157.
7. Schlegel JD, Smith JA, Schleusener RL. Lumbar motion segment pathology adjacent to thoracolumbar, lumbar, and lumbosacral fusions. *Spine (Phila Pa 1976)*. 1996;21:970−981.
8. Hilibrand AS, Robbins M. Adjacent segment degeneration and adjacent segment disease: the consequences of spinal fusion? *Spine Journal*. 2004;4:190S−194S.
9. Harrop JS, Youssef JA, Maltenfort M, et al. Lumbar adjacent segment degeneration and disease after arthrodesis and total disc arthroplasty. *Spine*. 2008;33:1701−1707.
10. Xia XP, Chen HL, Cheng HB. Prevalence of adjacent segment degeneration after spine surgery: a systematic review and meta-analysis. *Spine*. 2013;38:597−608.
11. Hashimoto K, Aizawa T, Kanno H, Itoi E. Adjacent segment degeneration after fusion spinal surgery—a systematic review. *Int Orthop*. 2019;43:987−993.

12. Oh CH, Yoon SH. Whole spine disc degeneration survey according to the ages and sex using Pfirrmann disc degeneration grades. *Korean J Spine.* 2017;14:148−154.

13. Tobert DG, Antoci V, Patel SP, Saadat E, Bono CM. Adjacent segment disease in the cervical and lumbar spine. *Clin Spine Surg.* 2017;30:94−101.

14. Chosa E, Goto K, Totoribe K, Tajima N. Analysis of the effect of lumbar spine fusion on the superior adjacent intervertebral disk in the presence of disk degeneration, using the three-dimensional finite element method. *J Spinal Dis.* 2004;17:134−139.

15. Cunningham BW, Kotani Y, McNulty PS, Cappuccino A, McAfee PC. The effect of spinal destabilization and instrumentation on lumbar intradiscal pressure: an in vitro biomechanical analysis. *Spine.* 1997;22:2655−2663.

16. Weinhoffer SL, Guyer RD, Herbert M, Griffith SL. Intradiscal pressure measurements above an instrumented fusion a cadaveric study. *Spine.* 1995;20:526−531.

17. Lee CK. Accelerated degeneration of the segment adjacent to a lumbar fusion. *Spine (Phila Pa 1976).* 1988;13:375−377.

18. Kumar MN, Baklanov A, Chopin D. Correlation between sagittal plane changes and adjacent segment degeneration following lumbar spine fusion. *Eur Spine J.* 2001;10:314−319.

19. Lawrence BD, Wang J, Arnold PM, Hermsmeyer J, Norvell DC, Brodke DS. Predicting the risk of adjacent segment pathology after lumbar fusion: a systematic review. *Spine.* 2012;37: S123−S132.

20. Yugué I, Okada S, Masuda M, Ueta T, Maeda T, Shiba K. Risk factors for adjacent segment pathology requiring additional surgery after single-level spinal fusion: impact of pre-existing spinal stenosis demonstrated by preoperative myelography. *Eur Spine J.* 2016;25:1542−1549.

21. Miyagi M, Ikeda O, Ohtori S, et al. Additional decompression at adjacent segments leads to adjacent segment degeneration after PLIF. *Eur Spine J.* 2013;22:1877−1883.

22. Kaito T, Hosono N, Mukai Y, Makino T, Fuji T, Yonenobu K. Induction of early degeneration of the adjacent segment after posterior lumbar interbody fusion by excessive distraction of lumbar disc space: clinical article. *J Neurosurg: Spine.* 2010;12: 671−679.

23. Djurasovic M, Carreon LY, Glassman SD, Dimar Ii JR, Puno RM, Johnson JR. Sagittal alignment as a risk factor for adjacent level degeneration: a case-control study. *Orthopedics.* 2008;31.

24. Nagata H, Schendel MJ, Transfeldt EE, Lewis JL. The effects of immobilization of long segments of the spine on the adjacent and distal facet force and lumbosacral motion. *Spine.* 1993;18: 2471−2479.

25. Bydon M, Xu R, Santiago-Dieppa D, et al. Adjacent-segment disease in 511 cases of posterolateral instrumented lumbar arthrodesis: floating fusion versus distal construct including the sacrum: clinical article. *J Neurosurg: Spine.* 2014;20:380−386.

26. Yamasaki K, Hoshino M, Omori K, et al. Risk factors of adjacent segment disease after transforaminal inter-body fusion for degenerative lumbar disease. *Spine.* 2017;42:E86−E92.

27. Liu H, Wu W, Li Y, Liu J, Yang K, Chen Y. Protective effects

28. of preserving the posterior complex on the development of adjacent-segment degeneration after lumbar fusion: clinical article. *J Neurosurg: Spine.* 2013;19:201−206.

28. Imagama S, Kawakami N, Matsubara Y, et al. Radiographic adjacent segment degeneration at 5 years after L4/5 posterior lumbar interbody fusion with pedicle screw instrumentation: evaluation by computed tomography and annual screening with magnetic resonance imaging. *Clin Spine Surg.* 2016;29:E442−E451.

29. Makino T, Honda H, Fujiwara H, Yoshikawa H, Yonenobu K, Kaito T. Low incidence of adjacent segment disease after posterior lumbar interbody fusion with minimum disc distraction. *Medicine (Baltimore).* 2018;97:e9631.

30. Zhou Z, Tian FM, Wang P, et al. Alendronate prevents intervertebral disc degeneration adjacent to a lumbar fusion in ovariectomized rats. *Spine.* 2015;40:E1073−E1083.

31. Zhou Z, Tian FM, Gou Y, et al. Enhancement of lumbar fusion and alleviation of adjacent segment disc degeneration by intermittent PTH(1-34) in ovariectomized rats. *J Bone Mineral Res.* 2016;31:828−838.

32. Drysch A, Ajiboye RM, Sharma A, et al. Effectiveness of reoperations for adjacent segment disease following lumbar spinal fusion. *Orthopedics.* 2018;41:e161−e167.

33. Yoshihara H, Chatterjee D, Paulino CB, Errico TJ. Revision surgery for "real" recurrent lumbar disk herniation: a systematic review. *Clin Spine Surg.* 2016;29:111−118.

34. Aizawa T, Ozawa H, Kusakabe T, et al. Reoperation for recurrent lumbar disc herniation: a study over a 20-year period in a Japanese population. *J Orthopaed Sci.* 2012;17:107−113.

35. Cheng J, Wang H, Zheng W, et al. Reoperation after lumbar disc surgery in two hundred and seven patients. *Int Orthopaed.* 2013; 37:1511−1517.

36. Meredith DS, Huang RC, Nguyen J, Lyman S. Obesity increases the risk of recurrent herniated nucleus pulposus after lumbar microdiscectomy. *Spine J.* 2010;10:575−580.

37. Cinotti G, Roysam GS, Eisenstein SM, Postacchini F. Ipsilateral recurrent lumbar disc herniation. *J Bone Joint Surg Br.* 1998;80:825−832.

38. Fu TS, Lai PL, Tsai TT, Niu CC, Chen LH, Chen WJ. Long-term results of disc excision for recurrent lumbar disc herniation with or without posterolateral fusion. *Spine.* 2005;30:2830−2834.

39. Patel MS, Braybrooke J, Newey M, Sell P. A comparative study of the outcomes of primary and revision lumbar discectomy surgery. *J Bone Joint Surg Br.* 2013;95B:90−94.

40. Papadopoulos EC, Girardi FP, Sandhu HS, et al. Outcome of revision discectomies following recurrent lumbar disc herniation. *Spine.* 2006;31:1473−1476.

41. Felbaum DR, Stewart JJ, Distaso C, Sandhu FA. Complication rate in minimally invasive revision lumbar discectomy: a case series and technical note. *Clin Spine Surg.* 2018;31:E266−E269.

42. Nowitzke AM. Assessment of the learning curve for lumbar micro-endoscopic discectomy. *Neurosurgery.* 2005;56:755−762; discussion 762.

43. Teli M, Lovi A, Brayda-Bruno M, et al. Higher risk of dural tears and recurrent herniation with lumbar micro-endoscopic discectomy. *Eur Spine J.* 2010;19:443−450.

第 8 章

椎间盘突出症（原发性、复发性和残留性）

ANTHONY M. ALVARADO, IAIN H. KALFAS, AND PAUL M. ARNOLD

朱思远 向 鑫 译 吴 骞 朱青安 审校

章 节 概 要

引言

腰椎间盘是一个复杂的结构，承受着相当大的轴向压力。由于生物力学方面的需求和无血管性导致的无能力重塑，腰椎间盘突出（LDH）是腰痛和（或）腿痛相对常见一个的原因。LDH 的临床进程通常是有利的，许多患者通过保守治疗可获得改善。然而，LDH 可引起明显的神经根症状或无力，这可能导致永久性神经功能障碍，因此需要手术干预[1-4]。在美国每年约有 300 000 例腰椎间盘切除术。病因是多方面的，与家族史、肥胖和负重有关[2]。尚未证实孤立性创伤或损伤与椎间盘突出是一个一致的危险因素，仅发生在 0.2% ～ 10.7% 的成人椎间盘突出患者中[6-7]。

从病理生理学的角度来看，LDH 是椎间盘成分退变的结果，导致椎间盘脱水和无法抵抗脊柱轴向压缩[2, 8-9]。几种不同的手术技术已用于治疗腰椎间盘突出症，包括开放性椎间盘切除术（使用或不使用手术显微镜）、自动化经皮椎间盘切除术、微创管状通道内镜下椎间盘切除术和化学髓核溶解术[10-13]。这些手术的临床结果通常是有利的，65% ～ 90% 接受手术的患者报道了良好或极好的结果[10, 14]。一些研究表明，与保守治疗相比，手术治疗改善了临床结果[3, 15-16]。

尽管存在这些有利的结果，但一些最初手术效果良好的患者，由于在之前的手术部位再次出现腰椎间盘突出，症状恢复到类似于术前的状态。据报道，复发性腰椎间盘突出症的发病率在 2% ～ 25%[17-19]。当它发生时，复发性椎间盘突出是导致疼痛、残疾和初次手术后需要再次手术的主要原因。这也给医疗系统带来了巨大的负担。Ambrossi[20] 等的研究表明，因复发性椎间盘突出症需再次手术的患者的平均费用为 39 386 美元，而行保守治疗的平均费用则为 2315 美元。在本章中，我们将讨论腰椎间盘突出症的解剖和临床表现以及治疗，包括原发、复发和突出残留。此外，还简要回顾了现有文献对治疗 LDH 的各种技术进行的比较。

解剖学

椎间盘由外层纤维环（annulus fibrosus，AF）和内层髓核（nucleus pulposus，NP）组成。内层髓核由 II 型胶原蛋白和保持水分含量的蛋白聚糖组成，产生静水压力以抵抗轴向压缩。相反，AF 由同心圆状的 I 型胶原纤维组成，其功能是将 NP 维持在椎间盘中心[8]。腰椎间盘突出（LDH）可基于其形态进行分类，是椎间盘内部物质挤压到椎间盘以外的结果。椎间盘突出可分为三种形态：突出型，脱出型，游离型（图 8.1）[2, 21]。突出型是指突出物的高度

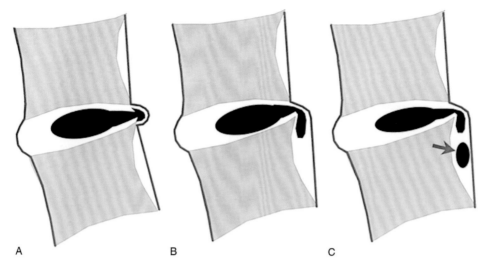

● 图 8.1   示意图展示突出型（**A**）、脱出型（**B**），及游离型（**C**）（From Schroeder GD，Guyre CA，Vaccaro AR. The epidemiology and pathophysiology of lumbar disc herniations. *Semin Spine Surg*. 2016；28：2-7.）

小于基底部长度。脱出型是指突出物高度超过基底部范围，游离型是指突出物和椎间盘之间失去连续性[2, 8, 21-22]。将临床症状和放射学检查结果之间相关联至关重要，因为 LDH 的位置决定了手术入路的选择。

临床表现

尽管对椎间盘突出的整个病理生理反应可能有所不同，目前公认的是椎间盘周围的神经结构会受到压迫和（或）机械刺激，由此产生的化学炎症会引起神经根性疼痛和随后的神经根性病变。腰椎间盘突出症（LDH）的体征和症状包括，一个或多个腰骶神经根支配区域的神经根性疼痛、感觉异常和肌肉无力[8, 22]。据报道 Valsalva 动作可加剧局部无力、躯干屈曲受限以及腿部疼痛。此外，由于椎间盘压力增加，坐位也会引起疼痛加重。

体格检查包括手动肌肉测试、浅感觉检查、反射检查和仰卧位直腿抬高试验，以上均是 LDH 临床诊断的重要组成部分。最重要的是将临床表现与影像学检查结果联系起来[21, 23]。除了突出类型外，受累皮节还取决于突出的脊柱节段（图 8.2）。旁中央型椎间盘突出压迫横跨椎间隙的走行神经根，而极外侧型椎间盘突出症会影响出行神经根。例如，L4～L5 的旁中央型椎间盘突出可导致 L5 神经根病，而同一节段的极外侧型突出可导致 L4 神经根病（图 8.3）[8]。

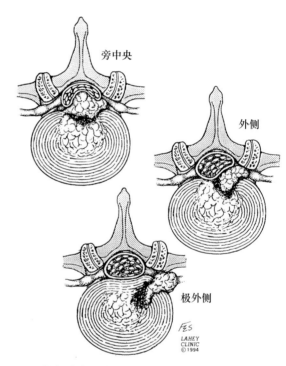

● 图 8.2   椎间盘突出症的位置。由于后纵韧带的解剖结构，椎间孔型突出是最常见的。侧隐窝型突出虽然不常见，但可引起马尾综合征。椎间孔外型突出是指离开神经根的地方背根神经节处被压迫

影像学

平片作为一种初步的影像学检查方法，用以排除下腰痛的其他病因。直立状态下的前屈和后伸动力位片，用以全面评估脊柱序列和是否存在不稳[24]。磁共振成像（MRI）是用以确诊可疑椎间盘突出的影

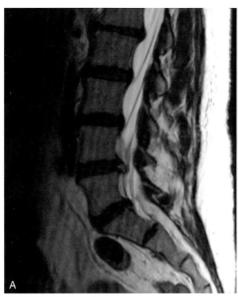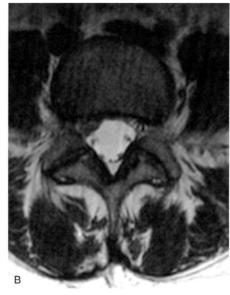

• 图 8.3　矢状位（A）和轴位（B）T2 磁共振图像显示右侧 L4/L5 后外侧椎间盘突出症。（From Schroeder GD，Guyre CA，Vaccaro AR. The epidemiology and pathophysiology of lumbar disc herniations. *Semin Spine Surg*. 2016；28：2-7.）

像学检查，准确率约为 97%[8, 21]。疑似 LDH 早期行 MRI 检查的相对适应证（小于 6 周），包括神经运动功能障碍和马尾综合征。计算机断层扫描（CT）也能够识别椎间盘突出，但与 MRI 相比，其图像质量较差。北美脊柱协会（The North American Spine Society，NASS）循证指南制定委员会建议，CT 脊髓造影术可作为 MRI 确诊疑似 LDH 病例的替代诊断工具。在有脊柱内植物、既往融合的组织结构、椎间孔狭窄、MRI 不可用或有其他禁忌等情况时，CT 脊髓造影优于 MRI[8, 23]。

手术治疗

腰椎间盘突出症的手术治疗与短期疗效改善相关，但中长期疗效却相互矛盾[15, 25]。这些结果与脊柱疾患疗效研究试验（the Spine Patient Outcomes Research Trial，SPORT）对腰椎间盘突出的随机和观察队列的 8 年的结果相当，即手术治疗与非手术治疗 LDH 的结果相当。作者总结说，手术患者比非手术治疗的患者取得了更大的改善，两组患者在 4～8 年的预后差异最小[3]。预测椎间盘切除术疗效成功与否的因素包括：术前较高的腿部疼痛程度、较短的症状持续时间、年轻、术前体力活动增加以及术前严重的腰痛[26-28]。目前，腰椎间盘切除术的外科技术包括开放式和微创手术。

开放式椎间盘切除术

长期以来，标准开放式椎间盘切除术一直是治疗腰椎间盘突出症的常规方法（图 8.4）。尽管旁中央入路应用广泛，但它会导致切口变长、肌肉剥离程度增加以及极外侧型椎间盘切除困难。Wiltse 椎旁入路用于治疗极外侧型 LDH 已被广泛接受[29]。开放式椎间盘切除术作为 LDH 的一种治疗选择，其结果数据已经得到了很好的证实，主要关注点是感染风险。在一项大型多中心观察性研究（1772 例患者）中，椎间盘切除术后感染的独立危险因素中包括术前没有预防性使用抗生素和比平均手术时间（68 分钟）更长的手术时间[30]。

通道下椎间盘切除术

在过去的 20 多年里，用于腰椎间盘突出症（LDH）治疗的微创脊柱（MIS）技术（图 8.4）得到了显著的发展。这些术式的手术切口更小，软组织和肌肉的分离更少，术后疼痛和住院时间更短，但也有更高的学习曲线[31-32]。MIS 技术通过管状牵开系统施行，使用显微镜或内镜可视，因此称为管状通道显微镜下椎间盘切除术和经皮内镜下腰椎间盘切除术（percutaneous endoscopic lumbar discectomy，PELD）。手术入路需要在透视引导下定位于椎板关节突接合处并顺序扩张椎旁肌组织（图 8.5）。

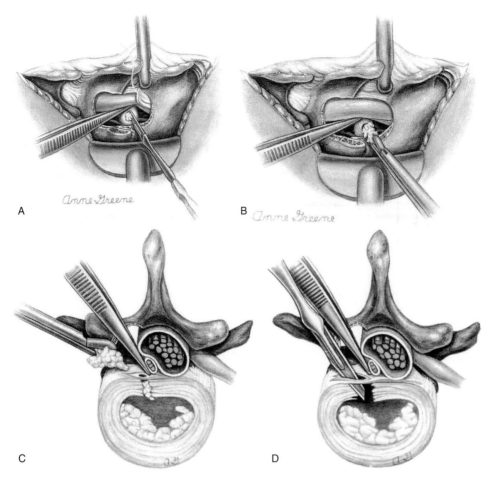

● **图 8.4** 椎间盘切除术的示范插图。（**A**）椎间盘纤维环被锐性打开，以达保留的椎间盘组织；（**B**）将神经根和椎间盘囊向内侧牵拉，用髓核钳取出纤维环下方突出的椎间盘组织；（**C**）脱出的椎间盘组织用髓核钳取出；（**D**）扩大环状切口，以探查环状切口内任何剩余的松散椎间盘组织。（From Fager CA：Atlas of Spinal Surgery. Philadelphia：Lea & Febiger，1989.）Chapter title：Lumbar Microdiscectomy：Indications and Techniques，Chapter 161，1853-1864. Author names：Bradley S. Duhon，Meic H. Schmidt. Publisher：Elsevier place of publication：Philadelphia，PA）

作为一个分组，与开放式椎间盘切除术相比，MIS 入路可减少手术时间和出血量，且不增加总体并发症[9, 33]。Qin[34] 等对比了 PELD 与后入路腰椎显微椎间盘切除术（open lumbar microdiscectomy，OLMD）治疗腰椎间盘突出（LDH）的疗效，发现两组在视觉模拟评分（VAS）、Oswestry 残疾指数（ODI）评分、并发症发生率、复发率和再手术发生率及手术时间等方面均无统计学差异。然而，与 OLMD 组相比，PELD 组患者椎间盘残留或减压不完全的发生率更高，但住院时间和返岗工作时间更短。Arts[35] 等进行了一项为期 2 年的双盲随机对照试验，该试验评估了通道下椎间盘切除术与常规显微镜下椎间盘切除术治疗 LDH 的疗效。结果显示，两种方法对坐骨神经痛的 Roland-Morris 残疾问卷评分在 2

年的随访结果中没有显著差异。当比较再手术率时，通道下椎间盘切除术组的再手术率（15%）高于常规显微镜下椎间盘切除术组（10%），但这没有统计学意义（$P = 0.22$）。

Wang 等[1] 对经椎板间微创椎间盘切除术（interlaminar minimally invasive discectomy，ILMI）与传统显微镜下椎间盘切除术的比较进行了评估。结果显示组间失血量（95% 可信区间［CI］$-1.84 \sim 0.02$；$P = 0.005$）和住院时间（95%［CI］$1.55 \sim 0.04$；$P = 0.04$）的差异有显著性。短期和长期的背部和腿部 VAS 评分、ODI 评分或并发症发生率均无显著差异。作者总结 ILMI 和显微镜下椎间盘切除术都是治疗 LDH 安全有效的手术方法，其中 ILMI 缩短了住院时间，减少了失血量[1]。

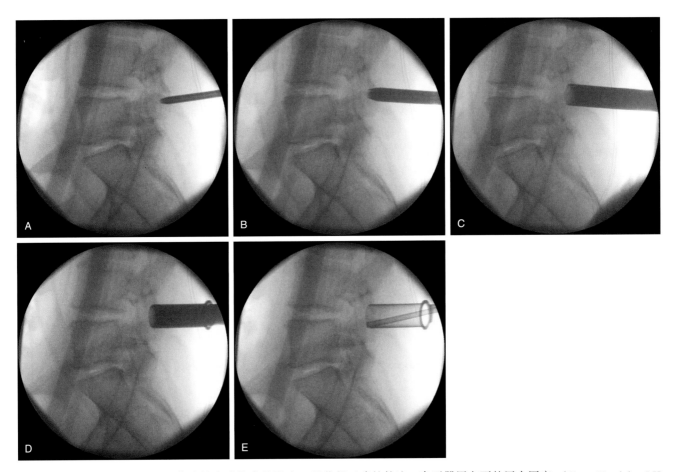

● **图 8.5** 在透视定位指导下，依次扩张脊柱旁的肌肉，以获得正确的轨迹。牵开器用向下的压力固定。（From Tumialan LH. Minimally invasive lumbar microdiscectomy：indications and techniques. In：Quinones-Hinojosa A，ed. Schmidek and Sweet Operative Neurosurgical Techniques，6th ed. Philadelphia：Elsevier；2012：Fig. 161.4.）

复发性腰椎间盘突出的危险因素

许多复发性椎间盘突出的危险因素已被报道，包括吸烟、糖尿病、年龄、性别、肥胖、初次手术采用的手术技术和初次腰椎间盘突出的结构[36]。尽管此类许多研究，特别是那些评估年龄和性别的研究，尚未确定是否与复发性椎间盘突出有明确的相关性，但是其他研究表明的相关性更强。Miwa[37]等发现吸烟者椎间盘突出复发率为 18.5%，与非吸烟者的比值比（OR）为 3.472。这一发现与其他研究一致，表明吸烟是复发性椎间盘突出的危险因素[6, 38]。提出的机制包括吸烟对初次手术后纤维环供氧和营养、髓核再生和修复，及韧带愈合等的有害影响[38-39]。

复发性腰椎间盘突出的另一个危险因素是糖尿病。Simpson[40]等报道了约 95% 的非糖尿病患者首次椎间盘切除术后结果优秀 / 良好，但在糖尿病患者中仅有 39%。Mobbs[41]等报道非糖尿病患者的手术成功率为 86%，而糖尿病患者的手术成功率为 60%。尽管这些临床结果的差异通常认为是由于糖尿病患者较低的生活质量指标引起的。Robinson[42]等调查了两组椎间盘蛋白多糖情况的差异，发现糖尿病患者的椎间盘组织中蛋白多糖更少，这可能会增加其对复发性椎间盘脱出的易感性。

肥胖与椎间盘复发的关系也有研究。Meredith[43]等对 75 例行单节段和双节段腰椎间盘微创切除术的患者进行了评估，发现 BMI 大于 30 kg/m² 的患者发生复发性椎间盘突出的可能性是非肥胖者的 12 倍，需要再次手术的可能性是非肥胖者的 30 倍。Kim[44]等研究结果显示经皮内镜椎间盘切除术后椎间盘复发与肥胖之间存在类似的相关性。

相反，其他研究未能显示肥胖与椎间盘复发之间的相关性。在一项多中心 SPORT 研究中，Rihn[45]等发现肥胖和非肥胖患者的复发率相似（分别为 7% 和 6%）。Quah[46]等报道，在单节段显微镜下椎间盘切除术后，肥胖患者（8.6%）的复发率低于非肥胖患者（10.0%）。这几项和其他研究表明，肥胖可能不是复发性椎间盘突出的显著危险因素。

　　一些研究调查了初次椎间盘切除术的技术层面与复发之间的潜在联系。McGirt[47]等发现，较大的纤维环缺损和椎间盘摘除不充分与再突出风险增加相关，然而过多的椎间盘摘除会加速椎间盘高度丢失并伴有椎间孔狭窄。尽管椎间盘的有限切除与更短的手术时间、更早的功能恢复以及6个月时功能状态相似等有关，但复发率为8.7%。而采用更广泛的椎间盘切除，术后复发率为3.3%。

　　一些研究表明，椎间盘复发和初始椎间盘突出形态之间存在潜在关系。Carragee[17]等注意到无游离髓核或纤维环缺损的椎间盘突出复发率最高。对复发性椎间盘突出症的荟萃分析证实了这一发现。这一发现的一个可能的解释是，在椎间盘脱出或游离的情况下，椎间盘切除的程度更大，而在大多数椎间盘突出的情况下，椎间盘切除的程度更少[48-49]。

复发性腰椎间盘突出的评估

　　复发性椎间盘突出的临床表现通常是在最初椎间盘切除术后一段时间内症状得到改善。一项对28例复发性椎间盘突出患者的回顾性研究发现，术后

未再发生疼痛的间隔时间从7个月到168个月不等（平均60.8个月）[50]。复发的患者通常报道的神经根体征和症状与术前临床状态相似或相同。

　　腹侧硬膜外腔的病理改变可能反映了神经周围瘢痕或复发性椎间盘突出引起的占位效应[51-52]。瘢痕很多发生在9个月以内，主要涉及纤维环[53]。瘢痕可能包裹神经根并导致神经紧张引起症状、减少轴浆运输、限制动脉流动或静脉回流[54]。

　　MRI，无论有无造影剂（钆）作为对比，是评估复发性椎间盘突出的首选成像方式[51, 54-55]。使用造影剂有助于区分术后正常的解剖改变与复发性的椎间盘突出。由于其血管供应特征，硬膜外瘢痕通常会不均匀地增强。复发性椎间盘突出通常表现为息肉样肿块，表现为T1和T2加权序列（T1WI/T2WI），呈现低信号。除非突出的椎间盘发生游离，它通常与其来源的椎间盘相连接。后纵韧带的低信号边缘和纤维环外层可以勾勒出突出的形状。这个边缘信号将随着造影剂的注入而强化（图8.6 A，B）。因为椎间盘是无血管的，所以突出椎间盘本身不会增强[51, 56]。

　　MRI结果随着与初次手术之间的时间间隔而改变。在术后早期（0～6个月），MRI显示一条高信号强度带，从NP延伸至环形破裂部位。这在手术后的前两个月尤为明显，纤维环是典型的高信号，髓

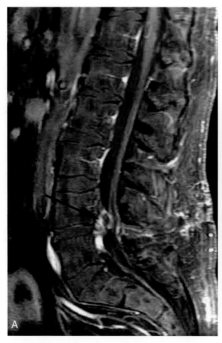
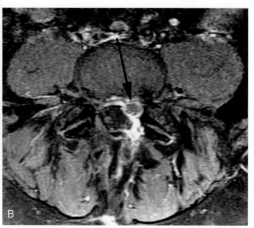

●　**图8.6**　给予造影剂后的矢状面（**A**）和轴向（**B**）磁共振图像显示了左侧L4/L5水平的复发性椎间盘突出。左侧L4/L5水平的椎间盘突出症。椎间盘碎片被一圈增强的瘢痕组织所包围（箭头）。椎间盘碎片本身并未增强

核是低信号。椎间盘空间高度丢失经常发生。终板和骨髓在 T1 加权像（T1WI）常呈低信号，T2 加权像（T2WI）呈高信号，则提示炎症和水肿。硬膜外前间隙最初显示软组织肿块增加，组织破裂、水肿和出血的迹象，表现为肿块效应[54]。

在术后的前几个月，使用钆作为增强剂通常可观察到神经根信号强化。这通常表明血-神经屏障破坏，但通常在 6 个月内消失。术后椎板切除部位的变化取决于手术范围、黄韧带的切除以及是否在硬膜外腔放置脂肪移植物。小关节突关节强化是对组织切除的一种局部反应，在半数以上接受影像学检查的术后患者中，这种强化持续时间较长（＞6 个月）[51, 57]。

后期的 MRI 影像学发现（＞6 个月后）椎间隙出现低强度信号带，表示手术的环状缺损正在愈合。早期在前硬膜外间隙所见的肿块效应可能已经消失或以肿块样瘢痕的形式持续存在[52, 57]。椎板切除术的缺损包含成熟瘢痕，周围组织强化可识别为肉芽组织。术后 6 个月，大约一半的患者在对比剂注射后可见小关节强化[51]。

囊壁向软组织病变处收缩提示瘢痕形成，而其向远离肿块处移位提示则椎间盘复发突出[54]。虽然假性脑脊膜膨出也可视为肿块，但其影像学信号特征不同，在 T1 和 T2 加权图像上显示脑脊液信号强度，常可见强化的纤维包膜[51]。

尽管 MRI 提供的成像优势超过其他技术，但在 MRI 与术中发现之间可能有很大程度的不一致。这种不一致可发生在 18%～33% 手术证实的病例中[58]。与最初的椎间盘切除术一样，任何治疗复发性椎间盘突出的手术成功与否取决于临床症状和影像学表现之间的密切相关。

复发性腰椎间盘突出的处理

对于保守治疗失败的复发性椎间盘突症患者的处理仍有争议。手术选择包括通过开放或微创入路再次行椎间盘切除术，或再次行椎间盘切除联合融合和固定。特定手术技术的选择取决于几个因素，包括外科医生的偏好、患者临床症状、是否存在轴性背痛、影像学上存在不稳定或畸形表现，及受累节段之前椎间盘突出的数量。Mroz[59] 等在一项针对骨科和神经脊柱外科医生的调查中发现，对于复发

性椎间盘突出的处理形成了两种不同观点，证实对于复发性腰椎间盘突出治疗缺乏一致性。他们发现，在面对首次椎间盘复发的情况下，手术技术的分歧为 22%，在两次复发的情况下，分歧为 69%。没有发现这些医生在专业或脊柱继续培训方面有差异。然而，在面对两次复发的情况下，手术年病例量高的外科医生更有可能选择椎间盘切除加融合和固定。相反，执业时间较长的外科医生更有可能选择不进行融合和固定的椎间盘切除术。

翻修术的适应证是尽管经过保守治疗，但仍存在根性症状和（或）轴性背痛，并在影像学上存在与临床相关的结果。重要的是要确定影像学上的发现确实是复发性突出的椎间盘组织，而不是神经周围瘢痕，因为这两种情况的手术临床结果是不同的。Jonsson[60] 等报道比较了因复发性椎间盘突出与神经周围瘢痕形成而行的翻修术。手术治疗复发性椎间盘突出症的临床结果与原发性椎间盘切除术一样好。然而，当仅神经周围瘢痕存在时，翻修术的结果并不令人满意。

单纯椎间盘切除翻修术仍然是治疗复发性椎间盘突出的主要方法。一些研究表明，其临床结果与初次腰椎间盘切除术相当或稍差[50, 61-64]。Suk[50] 等对 28 例因复发性椎间盘突出行常规开放椎间盘切除术的患者进行回顾分析得出结论，尽管翻修术的时间明显长于初次手术，但在住院时间或临床结果方面没有显著差异。年龄、性别、吸烟、职业状况、椎间盘突出节段、椎间盘突出程度和无痛间隔时长并不影响再次椎间盘切除术的临床结果。

Palma[62] 等回顾了 95 例接受腰椎间盘切除翻修术的患者，并将其与 42 例在其中心接受初次腰椎间盘切除术的患者进行了比较。他们发现，与初次椎间盘切除术组的 95% 优良率相比，翻修组的优良率为 89%（$P < 0.05$）。尽管在住院时间上没有差异，但翻修椎间盘切除术与手术时间延长和硬膜撕裂发生率增加相关（4.2% vs. 0.9%）。Patel[64] 等回顾性分析了 30 例因复发性腰椎间盘突出进行了一期和翻修术的患者的前瞻性收集的数据，采用下肢和背部疼痛的视觉模拟（VAS）评分和 ODI 测评结果。两组在 VAS 和 ODI 方面均有显著和相似的改善。他们认为，与其他研究一样，除非有脊柱不稳定或畸形的证据，单纯椎间盘切除翻修术是治疗复发性椎间盘突出的合理和有效的方法。

虽然大多数椎间盘切除翻修术报道描述了使用

或不使用手术显微镜的开放技术，但一些研究评估了使用微创显微内镜椎间盘切除术（microendoscopic discectomy，MED）技术的结果。Hoogland[65]等回顾性分析了262例复发性椎间盘突出采用MED治疗的结果，优良率为85.1%，总体并发症率为3.8%。Ahn[66]等在43例接受MED手术的患者中得到了类似的结果。尽管其他一些研究表明MED手术治疗复发性椎间盘突出症的临床结果相似，但没有证据支持它优于开放椎间盘切除术。与MED相关的令人关切的问题包括具有挑战性的学习曲线、并发症发生率和未触及组织的可视化不佳的可能[67]。

尽管许多外科医生赞成反复的单纯椎间盘切除术，但也有人支持在受累节段进行融合。椎间盘切除加融合的支持者认为这种方法有几个理论上的优点。具体而言，融合减少或消除节段运动，固定脊柱，限制通过退变椎间盘间隙的机械应力，并可降低受累节段任何额外突出的可能性。目前的建议是，对于同时有明显畸形或不稳定或明显轴性痛的复发性椎间盘突出患者，都应进行无论是否使用内固定的融合[36, 68]。

Dower[69]等发现，单纯行椎间盘切除术与椎间盘切除加融合术患者的结果满意率相似（分别为79.5% vs. 77.8%）。然而，融合组在背部疼痛评分方面有更大的改善（分别为60.1% vs. 47.2%），证实了对复发性椎间盘突出伴有明显轴性背痛患者进行融合的潜在好处。

几种不同的融合技术已用于治疗复发性腰椎间盘突出症，包括后外侧融合（posterolateral fusion，PLF）、后路腰椎体间融合术（posterior lumbar interbody fusion，PLIF）、经椎间孔腰椎体间融合术（transforaminal lumbar interbody fusion，TLIF）和前路腰椎体间融合术（anterior lumbar interbody fusion，ALIF）。Fu[70]等回顾了18例接受椎间盘切除翻修术和PLF的患者的结果，并将其与23例行单纯椎间盘切除翻修术的患者进行了比较。融合组和椎间盘切除组的优良率分别为83.3%和78.3%。在估计失血量、手术时间和住院时间方面两组没有显著差异。

Chitnavis[71]等对50例复发性椎间盘突出、伴有背痛症状或有不稳定迹象的患者进行了前瞻性分析，这些患者接受了使用碳材料制的椎间融合器行PLIF椎间盘翻修术。50例患者中只有10例另外行椎弓根螺钉固定。92%的患者取得了显著的症状缓解，满意率高。结果与Huang[72]等对28例因椎间盘复发而接受PLIF和椎弓根固定的患者进行了回顾，其临床结果相似。

Chen[73]和Li[74]等报道了TLIF治疗复发性腰椎间盘突出症的结果。该入路的优点包括通过无瘢痕组织进行切开暴露、最低限度的神经牵拉、术后发生神经根炎的风险较低。两项研究均显示了高满意度和高融合率，表明TLIF是手术治疗复发性腰椎间盘突出症的有效选择[73-74]。

Choi[75]等回顾了ALIF在治疗复发性椎间盘突出症的应用。22例接受ALIF翻修术的患者中，86.3%的患者腿痛、背痛和功能状态得到了显著改善。尽管效果良好，但ALIF方案的主要问题是，在某些情况下，可能无法实现完全切除复发性突出的组织碎片。

El Shazly[76]等试图比较治疗复发性腰椎间盘突出的不同手术选择的结果。在这项前瞻性研究中，45例复发性腰椎间盘突出患者随机接受三种手术之一的治疗，即单纯椎间盘切除术、椎间盘切除术加TLIF或椎间盘切除术加PLF。总满意率为88.9%。患者术后的日本骨科协会量表评分、恢复率、满意率在三组之间的差异均无统计学意义。然而，该报道发现单纯椎间盘切除术组术后腰痛评分明显较高，需要进行翻修术。与单纯椎间盘切除术组相比，两个融合组的手术时长、术中出血量和手术总费用均有所增加。

目前对于哪种手术方式是治疗首次复发腰椎间盘突出症的理想方法还没有形成共识。此外，对于需要在受累节段实施内固定融合术的椎间盘突出数量或重复次数，也没有一致意见。在没有明显背痛或节段不稳的情况下，对于首次复发的患者，单纯椎间盘切除术是最常见的手术选择。然而，随着每次额外手术的进行，由于重复手术使椎间盘间隙进一步缩小及通常为显露受累的椎间孔和神经根而进行的更广泛的骨切除，增加了导致或加重节段不稳的可能性[36]。Mroz[59]等证实，在实施手术治疗复发性椎间盘突出的外科医生中，随着接诊腰椎间盘突出病例的增多，他们更愿意在椎间盘切除术的同时行内固定融合术。

结论

手术治疗LDH通常有良好的临床预后。尽管这种手术很成功，但 LDH 复发并不少见。已报道了再次突出的几个危险因素，包括可改变的患者相关变量和手术因素。这种情况的临床表现通常与初次的术前表现相似。MRI 增强扫描可帮助确诊。虽然大多数患者可以通过保守治疗成功，但有些最终需要手术再探查。传统的开放式椎间盘切除术是治疗复发性椎间盘突出最常见的手术方法。对于有明显背痛或受累节段脊柱不稳或畸形的患者，可增加融合内固定。

参考文献

1. Wang XS, Sun RF, Ji Q, et al. A meta-analysis of interlaminar minimally invasive discectomy compared to conventional microdiscectomy for lumbar disk herniation. *Clin Neurol Neurosurg*. 2014;127:149−157.
2. Schroeder GD, Guyre CA, Vaccaro AR. The epidemiology and pathophysiology of lumbar disc herniations. *Semin Spine Surg*. 2016;28:2−7.
3. Lurie JD, Tosteson TD, Tosteson AN, et al. Surgical versus nonoperative treatment for lumbar disc herniation: eight-year results for the Spine Patient Outcomes Research Trial. *Spine*. 2014;39:3−16.
4. Moschetti W, Pearson AM, Abdu WA. Treatment of lumbar disc herniation: an evidence-based review. *Semin Spine Surg*. 2009;21:223−229.
5. Bruske-Hohlfeld I, Merritt JL, Onofrio BM, et al. Incidence of lumbar disc surgery. A population-based study in Olmsted County, Minnesota, 1950−1979. *Spine*. 1990;15:31−35.
6. Kelsey JL, Githens PB, O'Conner T, et al. Acute prolapsed lumbar intervertebral disc. An epidemiologic study with special reference to driving automobiles and cigarette smoking. *Spine*. 1984;9:608−613.
7. Terhaag D, Frowein RA. Traumatic disc prolapses. *Neurosurg Rev*. 1989;12(suppl 1):588−594.
8. Amin RM, Andrade NS, Neuman BJ. Lumbar disc herniation. *Curr Rev Musculoskelet Med*. 2017;10:507−516.
9. Alvi MA, Kerezoudis P, Wahood W, Goyal A, Bydon M. Operative approaches for lumbar disc herniation: a systematic review and multiple treatment meta-analysis of conventional and minimally invasive surgeries. *World Neurosurg*. 2018;114:391−407.e2.
10. Williams RW. Microlumbar discectomy. A 12-year statistical review. *Spine*. 1986;11:851−852.
11. Maroon JC, Onik G. Percutaneous automated discectomy: a new method for lumbar disc removal. Technical note. *J. Neurosurg*. 1987;66:143−146.
12. Foley KT, Smith MM, Rampersaud YR. Microendoscopic approach to far-lateral lumbar disc herniation. *Neurosurg Focus*. 1999;7:e5.
13. Javid MJ, Nordby EJ, Ford LT, et al. Safety and efficacy of chymopapain (Chymodiactin) in herniated nucleus pulposus with sciatica. Results of a randomized, double-blind study. *JAMA*. 1983;249:2489−2494.
14. Wenger M, Mariani L, Kalbarczyk A, Groger U. Long-term outcome of 104 patients after lumbar sequestrectomy according to Williams. *Neurosurgery*. 2001;49:329−334; discussion 34−35.
15. Weinstein JN, Tosteson TD, Lurie JD, et al. Surgical vs nonoperative treatment for lumbar disk herniation: the Spine Patient Outcomes Research Trial (SPORT): a randomized trial. *JAMA*. 2006;296:2441−2450.
16. Peul WC, van Houwelingen HC, van den Hout WB, et al. Surgery versus prolonged conservative treatment for sciatica. *NEJM*. 2007;356:2245−2256.
17. Carragee EJ, Han MY, Suen PW, Kim D. Clinical outcomes after lumbar discectomy for sciatica: the effects of fragment type and anular competence. *J Bone Joint Surg Am*. 2003;85:102−108.
18. Lebow RL, Adogwa O, Parker SL, Sharma A, Cheng J, McGirt MJ. Asymptomatic same-site recurrent disc herniation after lumbar discectomy: results of a prospective longitudinal study with 2-year serial imaging. *Spine*. 2011;36:2147−2151.
19. Wera GD, Marcus RE, Ghanayem AJ, Bohlman HH. Failure within one year following subtotal lumbar discectomy. *J Bone Joint Surg Am*. 2008;90:10−15.
20. Ambrossi GL, McGirt MJ, Sciubba DM, et al. Recurrent lumbar disc herniation after single-level lumbar discectomy: incidence and health care cost analysis. *Neurosurgery*. 2009;65:574−578; discussion 578.
21. Vialle LR, Vialle EN, Suarez Henao JE, Giraldo G. Lumbar disc herniation. *Rev Bras Ortop*. 2010;45:17−22.
22. Al Nezari NH, Schneiders AG, Hendrick PA. Neurological examination of the peripheral nervous system to diagnose lumbar spinal disc herniation with suspected radiculopathy: a systematic review and meta-analysis. *Spine J*. 2013;13:657−674.
23. Kreiner DS, Hwang SW, Easa JE, et al. An evidence-based clinical guideline for the diagnosis and treatment of lumbar disc herniation with radiculopathy. *Spine J*. 2014;14:180−191.
24. Blamoutier A. Surgical discectomy for lumbar disc herniation: surgical techniques. *Orthopaed Traumatol Surg Res*. 2013;99:S187−S196.
25. Atlas SJ, Deyo RA, Keller RB, et al. The Maine Lumbar Spine Study, Part II. 1-year outcomes of surgical and nonsurgical management of sciatica. *Spine*. 1996;21:1777−1786.
26. Tschugg A, Lener S, Hartmann S, et al. Preoperative sport improves the outcome of lumbar disc surgery: a prospective monocentric cohort study. *Neurosurg Rev*. 2017;40:597−604.
27. Oba H, Takahashi J, Tsutsumimoto T, et al. Predictors of improvement in low back pain after lumbar decompression surgery: Prospective study of 140 patients. *J Orthopaed Sci*. 2017;22:641−646.
28. Wilson CA, Roffey DM, Chow D, Alkherayf F, Wai EK. A systematic review of preoperative predictors for postoperative clinical outcomes following lumbar discectomy. *Spine J*. 2016;16:1413−1422.
29. Wiltse LL, Spencer CW. New uses and refinements of the paraspinal approach to the lumbar spine. *Spine*. 1988;13:696−706.
30. Habiba S, Nygaard OP, Brox JI, Hellum C, Austevoll IM, Solberg TK. Risk factors for surgical site infections among 1772 patients operated on for lumbar disc herniation: a multicentre observational registry-based study. *Acta Neurochir*. 2017;159:1113−1118.
31. Hsu HT, Chang SJ, Yang SS, Chai CL. Learning curve of full-endoscopic lumbar discectomy. *Europ Spine J*. 2013;22:727−733.
32. Cahill KS, Levi AD, Cummock MD, Liao W, Wang MY. A comparison of acute hospital charges after tubular versus open microdiskectomy. *World Neurosurg*. 2013;80:208−212.
33. Phan K, Xu J, Schultz K, et al. Full-endoscopic versus microendoscopic and open discectomy: a systematic review and meta-analysis of outcomes and complications. *Clin Neurol Neurosurg*. 2017;154:1−12.
34. Qin R, Liu B, Hao J, et al. Percutaneous endoscopic lumbar discectomy versus posterior open lumbar microdiscectomy for the

treatment of symptomatic lumbar disc herniation: a systemic review and meta-analysis. *World Neurosurg.* 2018;120:352−362.

35. Arts MP, Brand R, van den Akker ME, et al. Tubular diskectomy vs conventional microdiskectomy for the treatment of lumbar disk herniation: 2-year results of a double-blind randomized controlled trial. *Neurosurgery.* 2011;69:135−144; discussion 144.

36. Greenleaf RM, Harris MB, Bono CM. The role of fusion for recurrent disk herniations. *Semin Spine Surg.* 2011;242−248.

37. Miwa S, Yokogawa A, Kobayashi T, et al. Risk factors of recurrent lumbar disk herniation: a single center study and review of the literature. *J Spinal Disord Tech.* 2015;28:E265−E269.

38. An HS, Silveri CP, Simpson JM, et al. Comparison of smoking habits between patients with surgically confirmed herniated lumbar and cervical disc disease and controls. *J Spinal Disord.* 1994;7:369−373.

39. Akmal M, Kesani A, Anand B, Singh A, Wiseman M, Goodship A. Effect of nicotine on spinal disc cells: a cellular mechanism for disc degeneration. *Spine.* 2004;29:568−575.

40. Simpson JM, Silveri CP, Balderston RA, Simeone FA, An HS. The results of operations on the lumbar spine in patients who have diabetes mellitus. *J Bone Joint Surg Am.* 1993;75:1823−1829.

41. Mobbs RJ, Newcombe RL, Chandran KN. Lumbar discectomy and the diabetic patient: incidence and outcome. *J Clin Neurosci.* 2001;8:10−13.

42. Robinson D, Mirovsky Y, Halperin N, Evron Z, Nevo Z. Changes in proteoglycans of intervertebral disc in diabetic patients. A possible cause of increased back pain. *Spine.* 1998;23:849−855; discussion 856.

43. Meredith DS, Huang RC, Nguyen J, Lyman S. Obesity increases the risk of recurrent herniated nucleus pulposus after lumbar microdiscectomy. *Spine J.* 2010;10:575−580.

44. Kim JM, Lee SH, Ahn Y, Yoon DH, Lee CD, Lim ST. Recurrence after successful percutaneous endoscopic lumbar discectomy. *Minim Invasive Neurosurg.* 2007;50:82−85.

45. Rihn JA, Kurd M, Hilibrand AS, et al. The influence of obesity on the outcome of treatment of lumbar disc herniation: analysis of the Spine Patient Outcomes Research Trial (SPORT). *J Bone Joint Surg Am.* 2013;95:1−8.

46. Quah C, Syme G, Swamy GN, Nanjayan S, Fowler A, Calthorpe D. Obesity and recurrent intervertebral disc prolapse after lumbar microdiscectomy. *Ann R Coll Surg Eng.* 2014;96:140−143.

47. McGirt MJ, Eustacchio S, Varga P, et al. A prospective cohort study of close interval computed tomography and magnetic resonance imaging after primary lumbar discectomy: factors associated with recurrent disc herniation and disc height loss. *Spine.* 2009;34:2044−2051.

48. Huang W, Han Z, Liu J, Yu L, Yu X. Risk factors for recurrent lumbar disc herniation: a systematic review and meta-analysis. *Medicine.* 2016;95:e2378.

49. Morgan-Hough CV, Jones PW, Eisenstein SM. Primary and revision lumbar discectomy. A 16-year review from one centre. *J Bone Joint Surg Br.* 2003;85:871−874.

50. Suk KS, Lee HM, Moon SH, Kim NH. Recurrent lumbar disc herniation: results of operative management. *Spine.* 2001;26:672−676.

51. Babar S, Saifuddin A. MRI of the post-discectomy lumbar spine. *Clin Radiol.* 2002;57:969−981.

52. Deutsch AL, Howard M, Dawson EG, et al. Lumbar spine following successful surgical discectomy. Magnetic resonance imaging features and implications. *Spine.* 1993;18:1054−1060.

53. Glickstein MF, Sussman SK. Time-dependent scar enhancement in magnetic resonance imaging of the postoperative lumbar spine.

Skelet Radiol. 1991;20:333−337.

54. Ross JS. MR imaging of the postoperative lumbar spine. *Mag Reson Imaging Clin Am.* 1999;7:513−524; viii.

55. Barrera MC, Alustiza JM, Gervas C, Recondo JA, Villanua JA, Salvador E. Post-operative lumbar spine: comparative study of TSE T2 and turbo-FLAIR sequences vs contrast-enhanced SE T1. *Clin Radiol.* 2001;56:133−137.

56. Haughton V, Schreibman K, De Smet A. Contrast between scar and recurrent herniated disk on contrast-enhanced MR images. *Am J Neuroradiol.* 2002;23:1652−1656.

57. van de Kelft EJ, van Goethem JW, de La Porte C, Verlooy JS. Early postoperative gadolinium-DTPA-enhanced MR imaging after successful lumbar discectomy. *Br J Neurosurg.* 1996;10:41−49.

58. Erbayraktar S, Acar F, Tekinsoy B, Acar U, Guner EM. Outcome analysis of reoperations after lumbar discectomies: a report of 22 patients. *Kobe J Med Sci.* 2002;48:33−41.

59. Mroz TE, Lubelski D, Williams SK, et al. Differences in the surgical treatment of recurrent lumbar disc herniation among spine surgeons in the United States. *Spine J.* 2014;14:2334−2343.

60. Jonsson B, Stromqvist B. Clinical characteristics of recurrent sciatica after lumbar discectomy. *Spine.* 1996;21:500−505.

61. Cinotti G, Roysam GS, Eisenstein SM, Postacchini F. Ipsilateral recurrent lumbar disc herniation. A prospective, controlled study. *J Bone Joint Surg Br.* 1998;80:825−832.

62. Palma L, Carangelo B, Muzii VF, Mariottini A, Zalaffi A, Capitani S. Microsurgery for recurrent lumbar disk herniation at the same level and side: do patients fare worse? Experience with 95 consecutive cases. *Surg Neurol.* 2008;70:619−621; discussion 621.

63. Papadopoulos EC, Girardi FP, Sandhu HS, et al. Outcome of revision discectomies following recurrent lumbar disc herniation. *Spine.* 2006;31:1473−1476.

64. Patel MS, Braybrooke J, Newey M, Sell P. A comparative study of the outcomes of primary and revision lumbar discectomy surgery. *Bone Joint J.* 2013;95-b:90−94.

65. Hoogland T, van den Brekel-Dijkstra K, Schubert M, Miklitz B. Endoscopic transforaminal discectomy for recurrent lumbar disc herniation: a prospective, cohort evaluation of 262 consecutive cases. *Spine.* 2008;33:973−978.

66. Ahn Y, Lee SH, Park WM, Lee HY, Shin SW, Kang HY. Percutaneous endoscopic lumbar discectomy for recurrent disc herniation: surgical technique, outcome, and prognostic factors of 43 consecutive cases. *Spine.* 2004;29:E326−E332.

67. Brayda-Bruno M, Cinnella P. Posterior endoscopic discectomy (and other procedures). *Europ Spine J.* 2000;9(suppl 1):S24−S29.

68. Wang JC, Dailey AT, Mummaneni PV, et al. Guideline update for the performance of fusion procedures for degenerative disease of the lumbar spine. Part 8: lumbar fusion for disc herniation and radiculopathy. *J Neurosurg Spine.* 2014;21:48−53.

69. Dower A, Chatterji R, Swart A, Winder MJ. Surgical management of recurrent lumbar disc herniation and the role of fusion. *J Clin Neurosci.* 2016;23:44−50.

70. Fu TS, Lai PL, Tsai TT, Niu CC, Chen LH, Chen WJ. Long-term results of disc excision for recurrent lumbar disc herniation with or without posterolateral fusion. *Spine.* 2005;30:2830−2834.

71. Chitnavis B, Barbagallo G, Selway R, Dardis R, Hussain A, Gullan R. Posterior lumbar interbody fusion for revision disc surgery: review of 50 cases in which carbon fiber cages were implanted. *J Neurosurg.* 2001;95:190−195.

72. Huang KF, Chen TY. Clinical results of a single central interbody fusion cage and transpedicle screws fixation for recurrent herniated lumbar disc and low-grade spondylolisthesis. *Chang Gung Med J.*

2003;26:170−177.

73. Chen Z, Zhao J, Liu A, Yuan J, Li Z. Surgical treatment of recurrent lumbar disc herniation by transforaminal lumbar interbody fusion. *Int Orthopaed*. 2009;33:197−201.

74. Li Z, Tang J, Hou S, et al. Four-year follow-up results of transforaminal lumbar interbody fusion as revision surgery for recurrent lumbar disc herniation after conventional discectomy. *J Clin Neurosci*.

2015;22:331−337.

75. Choi JY, Choi YW, Sung KH. Anterior lumbar interbody fusion in patients with a previous discectomy: minimum 2-year follow-up. *J Spinal Disord Tech*. 2005;18:347−352.

76. El Shazly AA, El Wardany MA, Morsi AM. Recurrent lumbar disc herniation: a prospective comparative study of three surgical management procedures. *Asian J Neurosurg*. 2013;8:139−146.

第 9 章

内固定的选择

SAPAN D. GANDHI AND FRANK M. PHILLIPS

姚欣强 陈彦霖 译 吴 骞 朱青安 审校

章 节 概 要

引言

应根据患者的腰椎病理仔细选择手术方式，可使大部分患者获得良好的结果，但仍有少部分患者会出现持续或复发的症状[1-5]。不幸的是，其中部分患者可能还需要行腰椎翻修术。考虑到翻修术给患者、医疗机构和社会经济造成的严重负担，手术医生必须仔细规划所有的翻修干预措施，包括内固定器械选择[6-7]。考虑到可供脊柱外科医生选择的腰椎内固定及入路方式多样性，充分了解每一种内固定

及入路是获得成功疗效的关键。本章旨在概述在腰椎翻修术中内固定的选择。

虽然适应证将在本书的其他章节中进行更详细的描述，但在讨论内固定选择时，有必要简要概述腰椎翻修融合术的适应证。对于有症状的邻椎病、假关节、既往内固定失败（有时与假关节有关）、感染、医源性或未解决的脊柱畸形，及持续性或复发性神经压迫，患者可能需要翻修术。准确识别患者持续或复发症状的原因对于翻修术中成功选择内固定器械是必要的。选择合适的内固定尤其有助于术者处理持续性或复发性狭窄、任何原因的假关节，及纠正医源性或未解决的腰椎畸形。

考虑因素

减压

持续性或复发性神经压迫可能是翻修术的常见适应证。在这种情况下，在选择是否行融合和内固定时，必须考虑所需的减压范围（如果是的话，何种内固定方案是合适的）。例如，持续性椎间孔狭窄或需要处理广泛瘢痕组织中的椎间孔区椎间盘突出，可能需要进行部分或完全的小关节切除从而安全减压。在这种情况下，为处理病变会产生医源性不稳，应考虑采用坚强内固定的融合术[8-9]。

此外，选择某些内固定可以通过间接手段来减压，而且可能是充分解除神经压迫的唯一选择。在椎间盘塌陷的情况下，狭窄主要在头尾方向，撑开可能是增加椎间孔孔径最可靠的方法。Chen 等[10]在尸体标本上研究椎体间撑开对椎间孔孔径的影响，结果显示，椎体间隙撑开可以增加30% ～ 35%的椎间孔面积。目前已有多项研究证实了他们的结果[11-12]。

坚实的融合

一些作者认为，坚实的融合对于取得良好的临床效果至关重要[13]。虽然实现坚实的融合是每一次腰椎融合术的重要目标，但对于翻修术，这可能特别具有挑战性。许多因素影响融合率，包括患者本身的因素、移植物的类型和用于该技术的手术材料。在腰椎翻修术中，内固定的选择可以使外科医生控制融合局部的生物力学环境；尤其为融合搭建一个刚性的结构可获得更高的融合率[14]。通过使用更粗或更长的螺钉，或改变螺钉轨迹，改变棒的大小或材质，添加骨水泥或骨盆固定，可以增加刚度。此外，在融合结构中增加椎间隙支撑物可能会提高成功融合的机会[15]。

畸形矫正

外科医生必须仔细评估脊柱序列参数，才能成功地选择用于腰椎翻修的内固定器械。特别是脊柱矢状面和冠状面序列，及腰椎前凸角和骨盆入射角等，必须在脊柱全长站立片上检查。通常情况下，翻修术中出现的畸形是医源性造成的，这些原因包括平背融合或未能有效矫正先前存在的畸形。畸形的位置和严重程度可能决定手术方式和是否使用内固定。例如，无论是否进行前路松解，下腰椎的明显后凸可能都需要进行椎间撑开，从而达到满意序列的目标[16-17]。另外，如果通过后方截骨进行较大程度矫正，则可能需要更粗大或多根的棒，以降低内固定失败的风险[18]。

患者骨质量

患者的骨质量，特别是合并骨质疏松，在翻修术内固定选择中应该有重要的影响。骨质疏松症可导致固定不理想、早期植入物松动以及前方或后方内固定的沉降[19]。骨质疏松症已被证明会降低腰椎以及骶骨椎弓根螺钉的抗拔出力[20-22]。虽然测量患者骨密度的金标准是双能 X 射线吸收法（DEXA）扫描，但也可通过术前常规的影像学检查来获得有关患者骨质量的信息。通过计算机断层扫描（CT）测量获得的 Hounsfield（HU）值，可以用于评估患者的骨质量。在实际应用中，HU 降低与腰椎椎弓根螺钉松动有关[23]。L1 HU 值 110 和 135 分别对应于特异性为 90% 的骨质疏松症和骨量减少，并且可作为已经或将要进行 CT 扫描的患者评判骨质疏松症的快速测量[24]。

后路内固定

目前有大量后路器械可选择，包括钢丝、钩和各种螺钉固定技术（例如椎弓根、皮质骨、小关节和峡部等），及棘突间和动态固定装置。虽然这些器械在初次手术中很多是合理选择，但在翻修术中的选择就非常有限。例如，虽然在畸形矫正过程中钩可以提供简单可靠的固定，但在翻修术中使用它们可能就无法提供足够强的固定以实现手术目标[25-27]。

椎弓根螺钉

经椎弓根固定于 20 世纪 80 年代问世，并因其能够构建固定胸腰椎所有三柱的刚性结构而迅速流行[28-29]。在翻修术中，椎弓根螺钉固定使得外科医生能构造一个坚强的环境，以矫正畸形，防止医源性失稳，并有利于脊柱融合。如前一节所述，通过椎弓根螺钉获得刚性固定是最重要的，手术医生使用时必须考虑以下细节问题。

首先，要重点考虑固定的位置。根据轨迹的不同，椎弓根螺钉从上关节突或乳突通过椎弓根进入椎体。大部分固定作用是由螺钉在椎弓根内的部分提供，基于椎弓根的骨质量，可提供 80% 的脊柱纵向强度和 60% 的抗拔出力[30]。因此，为了达到更牢固的固定，应首先考虑选择使用与椎弓根皮质骨接合的大直径螺钉，其次再考虑选择增加螺钉长度以固定于椎体松质骨。在翻修术中，当椎弓根已有螺钉固定时，外科医生可能会考虑是否重新置入螺钉。有作者认为，可以在不影响固定的情况下更换之前牢固的椎弓根螺钉[31]。然而，有人对此提出了异议，并发现重新置入椎弓根螺钉可能会违背椎弓根螺钉固定的原则，特别是在翻修的情况下。使用新的更大直径的椎弓根螺钉来重新咬合椎弓根皮质骨可能要谨慎。而另一种选择是考虑使用更长的椎弓根螺钉。

外科医生除了决定使用椎弓根螺钉以及选择螺钉的大小外，还可以优化螺钉的位置，以获得最大的骨把持力。Barber 等[33]的研究显示，内倾角呈30°时螺钉的抗拔出力优于平行无内倾的螺钉。与螺钉平行相比，螺钉内倾也允许使用更长的螺钉。可以选择的螺钉路径，如将螺钉置入终板、经椎间盘，或 S1 椎弓根螺钉穿破前方皮质，也可能使骨质较差的患者获得更坚强的固定[34-35]。

在骨质疏松症患者中，使用骨水泥强化螺钉是一种增强把持力的选择。羟基磷灰石骨水泥可在螺钉置入前注入，也可通过螺钉的侧孔注入，以增强固定强度[36-37]。此外，羟基磷灰石骨水泥可用于挽救失败的螺钉钉道或先前拔出的螺钉[38-39]（图 9.1）。聚甲基丙烯酸甲酯（polymethylmethacrylate，PMMA）是另一种可用在骨质较差患者的强化椎弓根螺钉的聚合物[40]。在规划螺钉强化时，骨水泥在靠近椎弓根的地方最为有效[41-42]。然而，椎弓根螺钉骨水泥强化并非没有并发症。尽管骨水泥渗入椎管或皮质缺损的比率相当低，但血管渗漏却极为常见，渗入节段性静脉的比率高达 75%，渗入下腔静脉的比率为 25%[43-44]。这种外渗血管的临床后果尚不清楚，尤其是继发于骨水泥外渗对肺部的影响并不清楚[44]。

一般来说，螺钉的旋入扭矩与抗拔出力有关[22,45-46]。外科医生应该能够根据插入螺钉所需力的大小来判断螺钉是否有令人满意的"咬合"。如果在置入螺钉时没有足够的阻力，可以考虑其他选择，如骨水泥增强或螺钉重新换个方向以获得更多的内倾。在一些较新的螺钉设计中，有改变螺纹模式，在降低螺钉的置入扭矩的同时，允许更高的抗拔出力。然而，在这些情况下，外科医生仍应在螺钉置入过程中有些感受[47]。

皮质骨螺钉

皮质骨螺钉提供了另一种螺钉轨迹，从峡部外侧开始，由内向外倾斜，由尾侧向头侧倾斜[48]。虽然这些螺钉长度较短，但据报道，它们的抗拔出力与传统的椎弓根螺钉相似，这是因为它们与坚硬的皮质骨接触面积更大，甚至在骨质疏松的骨质中可能具有更大的抗拔出力[48-49]。此外，由于皮质骨螺

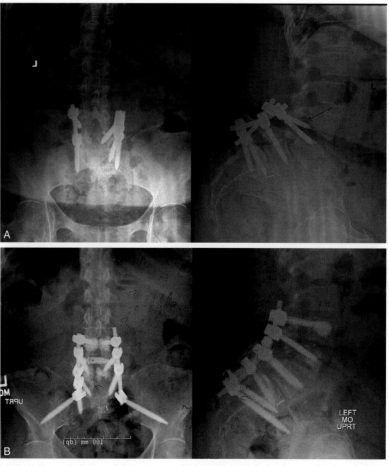

● **图 9.1**　一名有骨质疏松症病史的 61 岁女性，在行 L4～S1 椎板切除和融合术后 18 个月时，出现进行性加重的腰痛。（**A**）术前的正位片和侧位片显示螺钉断裂（红色箭头），CT 扫描证实假关节形成；（**B**）术后正位片和侧位片显示在 L3 和 L4 螺钉钉头部位使用聚甲基丙烯酸甲酯骨水泥，远端使用 S2 髂骨螺钉，以在骨质较差的情况下实现翻修术的坚强固定。（注释：这里可能是原作者的笔误，从图上看，PMMA 在 L3 和 L4 螺钉的钉头部位，S2 的强化部位看不出来，且作远端来理解）

钉的进钉点在峡部，因此不需要解剖到横突以寻找椎弓根螺钉的进钉点。早期对皮质骨钉棒固定的生物力学分析显示，无论是否进行椎间融合，其强度与椎弓根钉棒固定相似[50]。此外，前瞻性研究的早期临床报道显示，与椎弓根钉棒固定相比，皮质骨钉棒固定 1 年后的融合率没有明显差异，而后者手术时间更短、失血量更少和手术切口更短[51]。更大规模的荟萃分析已经证实，皮质骨和椎弓根螺钉固定临床疗效相当，而皮质骨螺钉固定的手术时间更短，术中出血量更少，住院时间更短[52-54]。

然而，这些研究结果主要适用于初次手术。皮质骨螺钉在翻修术中的疗效尚不明确。如前所述，翻修术可能需要更多的骨性减压，导致医源性不稳，而这在初次手术中是不常见的。Sin 和 Heo 等[55]发现，与椎弓根螺钉相比，皮质骨螺钉的力学强度较差，尤其是在切除棘上和棘间韧带后更加明显。Nomoto 等[56]的研究也支持这些结果，并发现在不稳定的情况下，如大范围的椎板切除，腰椎皮质骨螺钉在力学强度方面不如椎弓根螺钉。这些结果提示皮质骨螺钉在翻修情况下的应用可能有限。

一些作者主张在椎弓根螺钉固定失败的情况下使用皮质骨螺钉，这在翻修时也可能遇到。Calvert 等[57]报道了一项尸体生物力学研究，当椎弓根螺钉失败后，在同一侧和同一节段置入皮质骨螺钉，在屈伸和轴向旋转时具有与先前的椎弓根螺钉固定的强度。其他作者也发现了类似结果，并认为皮质骨螺钉所使用的另一轨迹是其在翻修术中牢固固定的一个原因[58]。

骨盆固定

骨盆固定可能是腰椎翻修术的一个重要考虑因素。特别是那些接受长节段融合至骶骨、存在重度滑脱、不稳定的骶骨骨折、骶骨骨质较差或需要在靠近腰骶交界处进行破坏稳定的截骨手术等的患者，可能需要骨盆固定来增加结构稳定性，使得腰骶交界处融合[59]。在需要进行腰骶部融合的翻修术中，鉴于在缺少骨盆固定时融合至骶骨有很高的失败率，应强烈推荐骨盆固定[60]。骶骨固定有多种选择，包括 S1 三皮质螺钉、S2 和骶骨翼螺钉、骶髂螺钉、Jackson 骶骨棒和 Galveston 技术。然而，最常用的技术是通过髂后上棘（the posterior superior iliac spine，PSIS）的髂骨螺钉和经第 2 骶椎骶髂（alar iliac，AI）螺钉[61]。

髂骨螺钉通常通过 PSIS 置入，并从髂骨的内侧皮质延伸到外侧皮质。这些螺钉在长节段固定的尾端提供坚强固定，可提高融合率，并可保护 S1 椎弓根螺钉免受应力和切割[62-63]。因髂骨螺钉的进针点在外侧，可能难以与其他椎弓根螺钉相连成直线，但可以使用边对边连接装置相连接。此外，在体型较瘦的患者中，PSIS 处的螺钉可能突出明显，引起不适感。这可以通过高速磨钻或 Leksell 枪钳在 PSIS 处的进钉点进行开槽来解决。

S2 AI 螺钉也可以提供骶骨固定，另一个好处是它可以与其他螺钉更好地排列，而且相比 PSIS 螺钉更不易突出[64]。此外，它们还提供了对骶髂关节的固定，在长腰骶部融合术后骶髂关节有时会出现应力改变或增加。S2 AI 螺钉的进钉点通常是在 S1 骶孔的外下缘。在此之后，螺钉路径与水平面约成 40°，并向尾侧倾斜 20 ~ 30°[61]。一旦穿过骶髂关节，螺钉应沿着髂骨内侧皮质和外侧皮质之间的轨迹。已证明该技术在需要骨盆固定时具有良好的效果和较低的翻修率[65]。

棒的选择

棒的选择可能会对结构刚性产生重要影响，因此在翻修时应仔细考虑。可以根据尺寸、数量、材料，及预弯与非预弯来选择棒。一般来说，更大直径的棒可提供更高的刚度，可以使整个结构更加稳定。在对任何类型的假关节或截骨术进行翻修术时，可能需要使用较粗的棒。

关于棒的大小和数量，有作者认为使用较细的棒（4.75 mm）时，内固定的失败率低至可以接受[66]。然而，这主要是在退行性病变的情况下得出的结论，并不要求所使用的棒有很大的矫正力量。畸形相关文献表明，使用较大直径的棒（6.35 mm，与 5.5 mm 的棒相比）可以更好地维持矫形效果，其内固定失败率明显更低[67]。然而，使用较粗的棒并不是没有并发症 / 后果的。Asher 等[68]发现，尽管较大的 6.35 mm 的棒与 4.75 mm 的棒相比刚度增加了，但由于出现了更高的应力遮挡，所以融合率上并没有差别。

虽然增加刚性可以提供一个更好的融合力学环境，但过大的刚性可能会抑制骨形成所需的微动。例如，在经椎弓根截骨术中，使用外加的棒可以减少内固定失败率，但会延长截骨部位愈合的时间[18]。此外，有作者报道，结构的刚性增加可能会加速邻近节段的退变。Han 等[69]发现，虽然增加棒的刚度降低了棒的断裂率，但它增加了畸形矫正后近端交界性后凸的发生率。半刚性棒可能在先前的内固定结构附近产生较少的应力，从而可能降低邻近节段病变的发生率[70]。为此，有作者建议使用聚醚醚酮（polyetheretherketone，PEEK）棒，以实现半刚性固定，并在生物力学研究中发现其与钛棒的稳定性相当[71-72]。然而，目前还不清楚使用半刚性棒是否能在翻修术中提供所需的稳定性。

在翻修术中，弯棒会给内固定带来另一个潜在的失败因素。在手术室里弯棒器手动塑形的缺口会使棒略微变弱，通常是钛棒的断裂部位[73]。相反，预弯的钴铬棒通常在钛螺钉的头部而非在棒本身发生破坏，这表明它们不会像钛棒那样因塑形而被削弱[73]。Serhan 等[74]的生物力学研究显示虽然预弯的钴铬棒能够产生比钛棒更高的矫正力，但当矫正非常僵硬的弯曲时，它们仍会发生变形。在所有测试的材料中，预弯棒在应对高矫正力时保持其形状方面是最好的[74]。

横连

横连是两侧棒与棒之间的连接，可用于提高整个结构的刚度，特别是在多节段固定中[75]。单一的横连可将多节段后路椎弓根螺钉固定的强度提高到单节段固定的强度水平[76]。此外，对角线放置的横连可能有助于抵抗扭转力，对于需要更高的固定强度的患者来说，这可能是一个可以考虑的选择[77]。尽管横连可以提高后路内固定的扭转强度，但它们可能不会提高对轴向、屈/伸或侧弯的抵抗力[78-79]。

有作者对横连在长节段固定中的作用提出质疑。Dhawale 等[80]比较了青少年特发性脊柱侧凸患者使用和不使用横连的内固定融合手术的矫形维持率、临床疗效和并发症，发现两组之间没有差异。因此，作者认为在多节段内固定中，使用横连可能不会明显增加刚度，也可能不会改善疗效。

前路内固定

腰椎翻修术中的前方内固定选择最常见的是放置在前柱的椎体间或椎体切除后植入的装置/融合器。在初次手术中，有作者对椎间融合术治疗退行性脊柱疾病的必要性提出质疑，认为它带来更长的手术时间、更多的失血量，及更多的并发症，而并没有改善临床疗效[81-83]。然而，如果在翻修术中达到畸形矫正、神经间接减压和获得稳固的融合等目标，就可能需要基于前方的干预[15-16]。特别是有椎间盘塌陷或其他前柱病变的患者更有可能从前路内固定中获益[84]。因为入路决定了某些内固定的使用，所以椎间内固定的选择将首先基于入路来讨论，其次是融合器的外形。具体的手术入路将在这本书的其他章节中更详细地讨论。

后入路

经后路到达椎间隙是由 Cloward 推广的，此后经后路进入腰椎后柱、中柱和前柱已成为常用的入路[85]。尽管 Cloward 最初描述的是后路腰椎椎间融合术（PLIF），但后来经椎间孔入路腰椎椎间融合术（TLIF）也能在神经根牵拉最小化和减少并发症的情况下到达椎间隙[86]。

虽然基于后路的椎间装置能让外科医生通过单一入路实现多个目的，但 TLIF 的工作通道比侧路和前路小得多。因此，与侧路和前路相比，后路使用的融合器的外形尺寸以及对椎间隙空间的维持能力都是有限的。在一项比较腰椎椎间融合术手术入路的回顾性研究中，Watkins 等[87]发现，前路和侧路腰椎椎间融合术都能在术后近 2 年内成功恢复腰椎前凸和矢状位序列，而 TLIF 则不然。其他作者在比较腰椎椎间融合术时的结果也类似，这很可能是由于在不同情况下可使用的内固定类型造成的[88]。在翻修术中，TLIF 似乎需要更积极彻底的后方松解，获得更大前凸以取得序列的目标[89]。

侧方入路

经侧方到达椎间隙，或称经腰大肌侧方入路，其目的是允许到达 L5/S1 近端的椎间隙，而无须入路手术医生来显露[90]。从 L1 到 L3 或 L4 的侧方腰椎椎体间融合术（LLIF）相对容易完成，L4～L5 椎间盘有时与腰丛很接近。然而，已有报道采用术中实时神经电生理监测可以安全到达 L4～L5 椎间盘[91]。有研究报道经这种入路手术后患者出现大腿疼痛和无力，这可能是由腰大肌剥离引起的。然而，这些影响认为是暂时的，超过一半的患者在 3 个月内就能消除，超过 90% 的患者在 1 年内就能消除[92]。侧方入路允许放置更大的融合器，可以很容易地横跨整个椎间隙的内侧 / 外侧面，提供强大的矢状面矫形能力。有作者认为，LLIF 融合器可在整体上增加腰椎前凸角和骶骨倾斜角[93]。

虽然 LLIF 椎间融合器可以在前方进行较大矫正，但它们可能需要辅以坚强内固定，特别是在翻修时，以实现融合和维持矢状位序列。Alvi 等[94] 在一项对 1492 名患者的大规模荟萃分析中发现，没有后方内固定的单独（standalone）LLIF 出现了较高的再手术率和融合器下沉。他们的结果表明，LLIF 可能需要辅助后方内固定，特别是对于骨质较差的患者或在翻修的时候。

在椎间隙的特定位置放置侧路融合器，也使手术医生可根据翻修术目标，控制矢状位序列变化。Anand 等[95] 对 LLIF 融合器的放置进行了回顾性的影像学分析，发现与上腰椎和椎间隙后 1/3 相比，在下腰椎以及椎间隙中间和前 1/3 放置融合器对腰椎前凸可产生更大影响。

在需要更多矢状面矫正的情况下，可以考虑前柱松解（anterior column release，ACR）。ACR 采用松解前纵韧带的方法，使椎间隙撑开更多[17]。在某些情况下，可能可以矫正高达 30° 的脊柱后凸[96]。尽管不清楚是否考虑到了接受矫正的畸形的柔韧度，有作者认为，矢状面矫正的程度可与经椎弓根截骨术媲美[97-98]。

如前所述，在翻修术中使用侧方融合器可以提供间接减压，以充分解除持续性神经压迫。椎间撑开是增加椎间孔大小的有力方法，从而缓解头尾侧压迫造成的神经根压迫[10, 12]（图 9.2）。

前入路

经前方腹膜后到达椎间隙是最常见的前入路，可用于准备和放置前路椎间融合器。鉴于大血管的解剖位置，前路腰椎椎间融合术（ALIF）最常用于 L5～S1 节段，但是通常在入路外科医生的协助下 ALIF 可到达腰椎所有椎间盘。前纵韧带松解作为前路置入融合器手术的一部分，可为外科医生提供强大的矢状面矫正，及放置更大的融合器[99]。因此，前入路的椎间融合器在恢复椎间孔高度、椎间盘高度和腰椎前凸方面比后入路的椎间融合器更有效[100]。

与侧方入路的椎间融合器类似，前入路的椎间融合器也可能需要坚强的后方固定。有作者认为，较大的骨盆入射角和峡部裂性腰椎滑脱可能是单纯前路椎间内固定失败的危险因素[101]。对于单独椎间融合器内固定翻修术也可能是一个高风险环境，在这种情形下应谨慎使用。

高前凸融合器

高前凸融合器适用于所有入路，尽管它们更多是经侧方入路和前路使用。这些器械的设计在翻修术中特别有吸引力，因为它们可以在节段性畸形的情况下实现强大的序列矫正。Uribe 等[102] 经侧方入路使用高前凸融合器，发现节段性脊柱前凸可以在每节段改善多达 11°。与使用 ACR 的 LLIF 类似，有作者认为使用高前凸融合器（即在 ALIF 的情况下）可以获得与三柱截骨术相当的矢状面矫正[103]。

在翻修术中，在已有后方内固定装置的情况下，可能有必要矫正医源性畸形。有作者认为，通过 ALIF 置入高前凸融合器可以"力压"后方内固定，纠正畸形[104-105]。Kadam 等[104] 对已有后方内固定的 ALIF 的患者（n = 20）进行了回顾性总结，发现融合器"力压"后方内固定成功纠正矢状位序列，矫正角度达到了融合器前凸角度的近一半（即 20° 融合器矫正角度为 10°～12°），也仅有相对较低的融合器下沉和终板塌陷率（3/20）。作者认为，即使在已有后方内固定的情况下，在翻修术中使用高前凸融合器可能会成功地矫正畸形。

尽管高前凸融合器具有强大的功能，但应谨慎使用它们。这些融合器会导致后方结构的延伸，因此在矫正过程中可能会受一些限制。除非切除棘突和小关节，否则最终可能会限制所实现的前凸角度。Uribe 等[106] 发现，经侧方入路使用高前凸融合器往往需要进行后方小关节切除或后柱截骨以实现最大的前凸。还有人认为，如果不切除或松解后方结构，即使是极度前凸的融合器也无法实现有意义的整体前凸增加[107]。此外，有作者提出，由于融合器前凸角增加而产生的终板应力改变，可能有导致屈曲和旋转时融合器下沉的风险[108]。

可膨胀融合器

可膨胀融合器是模块化的椎体间或椎体切除后

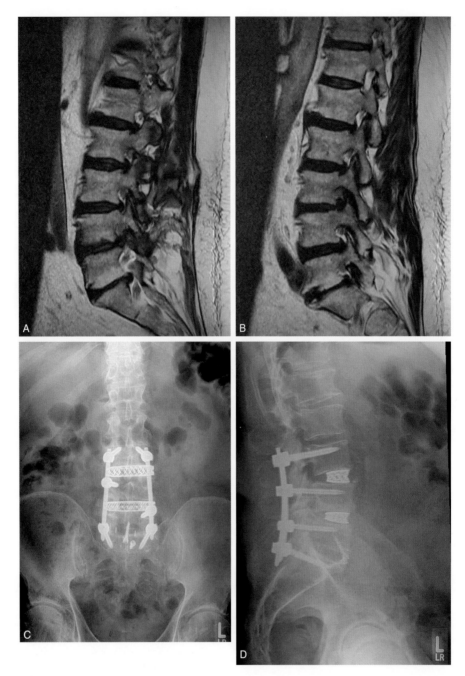

● **图 9.2**　一位 64 岁的男性因神经根性跛行进行后路减压 8 个月后，出现了新的 L4 右侧根性病变和 L3 和 L5 右侧根性病变。患者术前的神经根症状在术后消除。磁共振成像（**A**，右旁矢状面显示右侧椎间孔；**B**，左旁矢状面显示左侧椎间孔）显示 L3 ～ S1 椎间孔狭窄，而各节段中央椎管和侧隐窝都很通畅。患者接受了多节段椎间融合术，在 L5 ～ S1 进行前路椎间融合（ALIF），在 L4 ～ L5 和 L3 ～ L4 进行 LLIF，辅助后方内固定实现间接减压。术后拍摄了正位（AP）（**C**）和侧位（**D**）X 线片。患者的神经症状在术后消除

的植入装置，外科医生可以精细控制内固定的尺寸和放置。在行 PLIF 或 TLIF 术时，可膨胀融合器特别有吸引力，因为在这些手术中置入内固定的工作通道比侧路或前路手术小得多。理论上，可膨胀融合器为外科医生提供通过较小的通道放置更大尺寸融合器的手段，特别是在微创或经管道入路下。解剖学研究表明，可膨胀融合器可以对腰椎前凸进行更精细的控制，并且可以通过融合器实现更大的前凸[109]。多位作者在临床上证实了这些结果，并报道了经管道入路使用可膨胀 TLIF 椎间融合器实现矢状面序列的改善[110-111]。

与所有的内固定选择一样，应谨慎使用可膨胀

融合器。Bhatia 等[112]认为，如果不辅助后方内固定，可膨胀融合器的沉降率很高。Pekmezci 等[113]进行了一项尸体研究，探讨可膨胀融合器对椎体终板的影响，结果发现使用可膨胀融合器始终比一体式椎间融合器产生更高的接触面力和终板力，特别是当使用高前凸融合器时。此外，作者发现扩张的扭矩和最终的接触力之间没有相关性，这表明外科医生不能依靠术中触觉的反馈来了解椎间融合器对终板的影响。Pekmezci 等[114]还进行了一项体外研究，探讨可膨胀融合器在模拟负重 3 个月后对融合器下沉和终板骨折的影响。他们发现，与固定角度的融合器相比，使用可膨胀型融合器，特别是那些高前凸融合器，融合器下沉和终板骨折的发生率更高。因此，尽管通过小工作通道进行矫正的可膨胀融合器是有吸引力的工具，但使用这些融合器的外科医生应该意识到使用它们的潜在陷阱。

结论

腰椎翻修术是一项具有挑战性的工作，对患者、医疗机构和社会经济都会产生严重负担。外科医生必须明确翻修术目标，以确认选择哪些内固定可以帮助患者获得良好的疗效。各种椎弓根和骨盆固定选择、棒和横连，及椎间或椎体切除后植入器械有助于实现翻修术的目标，包括神经减压、牢固融合，及矫正医源性或未治疗的畸形。目前可供选择的内固定种类繁多，因此，外科医生对手术方案的全面了解对于手术计划的成功至关重要。

参考文献

1. Deyo RA, Martin BI, Kreuter W, Jarvik JG, Angier H, Mirza SK. Revision surgery following operations for lumbar stenosis. *J Bone Joint Surg Am*. 2011;93:1979−1986.

2. Weinstein JN, Tosteson TD, Lurie JD, et al. Surgical versus nonsurgical therapy for lumbar spinal stenosis. *N Engl J Med*. 2008;358:794−810.

3. Weinstein JN, Tosteson TD, Lurie JD, et al. Surgical versus nonoperative treatment for lumbar spinal stenosis four-year results of the Spine Patient Outcomes Research Trial. *Spine (Phila Pa 1976)*. 2010;35:1329−1338.

4. Atlas SJ, Keller RB, Wu YA, Deyo RA, Singer DE. Long-term outcomes of surgical and nonsurgical management of lumbar spinal stenosis: 8 to 10 year results from the Maine Lumbar Spine Study. *Spine (Phila Pa 1976)*. 2005;30:936−943.

5. Malmivaara A, Slätis P, Heliövaara M, et al. Surgical or nonoperative treatment for lumbar spinal stenosis? *Spine (Phila Pa 1976)*. 2007;32:1−8.

6. Eichholz KM, Ryken TC. Complications of revision spinal surgery. *Neurosurg Focus*. 2003;15:E1.

7. Parker SL, Shau DN, Mendenhall SK, McGirt MJ. Factors influencing 2-year health care costs in patients undergoing revision lumbar fusion procedures. *J Neurosurg Spine*. 2012;16:323−328.

8. Jagannathan J, Sansur CA, Shaffrey CI. Iatrogenic spinal deformity. *Neurosurgery*. 2008;63(suppl 3):A104−A116.

9. Lee Y-P, Sclafani J. Lumbar iatrogenic spinal instability. *Semin Spine Surg*. 2013;25:131−137.

10. Chen D, Fay LA, Lok J, Yuan P, Edwards WT, Yuan HA. Increasing neuroforaminal volume by anterior interbody distraction in degenerative lumbar spine. *Spine (Phila Pa 1976)*. 1995;20:74−79.

11. Vamvanij V, Ferrara LA, Hai Y, Zhao J, Kolata R, Yuan HA. Quantitative changes in spinal canal dimensions using interbody distraction for spondylolisthesis. *Spine (Phila Pa 1976)*. 2001;26. E13−E18.

12. Wang M, Dalal S, Bagaria VB, McGrady LM, Rao RD. Changes in the lumbar foramen following anterior interbody fusion with tapered or cylindrical cages. *Spine J*. 2007;7:563−569.

13. Kornblum MB, Fischgrund JS, Herkowitz HN, Abraham DA, Berkower DL, Ditkoff JS. Degenerative lumbar spondylolisthesis with spinal stenosis. *Spine (Phila Pa 1976)*. 2004;29:726−733.

14. Feighan JE, Stevenson S, Emery SE. Biologic and biomechanic evaluation of posterior lumbar fusion in the rabbit. The effect of fixation rigidity. *Spine (Phila Pa 1976)*. 1995;20:1561−1567.

15. Suk S, Lee C, Kim W, Lee J, Cho K, Kim H. Adding posterior lumbar interbody fusion to pedicle screw fixation and posterolateral fusion after decompression in spondylolytic spondylolisthesis. *Spine (Phila Pa 1976)*. 1997;22:210−219; discussion 219−220.

16. La Rosa G, Conti A, Cacciola F, et al. Pedicle screw fixation for isthmic spondylolisthesis: does posterior lumbar interbody fusion improve outcome over posterolateral fusion? *J Neurosurg Spine*. 2003;99:143−150.

17. Deukmedjian AR, Le TV, Baaj AA, Dakwar E, Smith DA, Uribe JS. Anterior longitudinal ligament release using the minimally invasive lateral retroperitoneal transpsoas approach: a cadaveric feasibility study and report of 4 clinical cases. *J Neurosurg Spine*. 2012;17:530−539.

18. Luca A, Ottardi C, Sasso M, et al. Instrumentation failure following pedicle subtraction osteotomy: the role of rod material, diameter, and multi-rod constructs. *Eur Spine J*. 2017;26:764−770.

19. Ponnusamy KE, Iyer S, Gupta G, Khanna AJ. Instrumentation of the osteoporotic spine: biomechanical and clinical considerations. *Spine J*. 2011;11:54−63.

20. Yamagata M, Kitahara H, Minami S, et al. Mechanical stability of the pedicle screw fixation systems for the lumbar spine. *Spine (Phila Pa 1976)*. 1992;17(3 suppl):51−54.

21. Halvorson TL, Kelley LA, Thomas KA, Whitecloud TS, Cook SD. Effects of bone mineral density on pedicle screw fixation. *Spine (Phila Pa 1976)*. 1994;19:2415−2420.

22. Lu WW, Zhu Q, Holmes AD, Luk KDK, Zhong S, Leong CY. Loosening of sacral screw fixation under in vitro fatigue loading. *J Orthop Res*. 2000;18:808−814.

23. Bokov A, Bulkin A, Aleynik A, Kutlaeva M, Mlyavykh S. Pedicle screws loosening in patients with degenerative diseases of the lumbar spine: potential risk factors and relative contribution. *Glob Spine J*. 2019;9:55−61.

24. Zaidi Q, Danisa OA, Cheng W. Measurement techniques and utility of Hounsfield unit values for assessment of bone quality

prior to spinal instrumentation. *Spine (Phila Pa 1976)*. 2019;44: E239—E244.

25. Ivanic GM, Pink TP, Achatz W, Ward J-C, Homann NC, May M. Direct stabilization of lumbar spondylolysis with a hook screw: mean 11-year follow-up period for 113 patients. *Spine (Phila Pa 1976)*. 2003;28:255—259.

26. Liu N, Wood KB. Multiple-hook fixation in revision spinal deformity surgery for patients with a previous multilevel fusion mass: technical note and preliminary outcomes. *J Neurosurg Spine*. 2017;26:368—373.

27. Barr SJ, Schuette AM, Emans JB. Lumbar pedicle screws versus hooks. Results in double major curves in adolescent idiopathic scoliosis. *Spine (Phila Pa 1976)*. 1997;22:1369—1379.

28. Roy-Camille R, Saillant G, Mazel C. Internal fixation of the lumbar spine with pedicle screw plating. *Clin Orthop Relat Res*. 1986;(203)7—17.

29. Krag MH, Beynnon BD, Pope MH, Frymoyer JW, Haugh LD, Weaver DL. An internal fixator for posterior application to short segments of the thoracic, lumbar, or lumbosacral spine. Design and testing. *Clin Orthop Relat Res*. 1986;203:75—98.

30. Hirano T, Hasegawa K, Takahashi HE, et al. Structural characteristics of the pedicle and its role in screw stability. *Spine (Phila Pa 1976)*. 1997;22:2504—2510.

31. Huang X, Huang Z, Xu L, Liang D, Zhang M, Zhang H. Pullout strength of reinserted pedicle screws using the previous entry point and trajectory. *J Orthop Surg Res*. 2019;14:205.

32. Polly DW, Orchowski JR, Ellenbogen RG. Revision pedicle screws. *Spine (Phila Pa 1976)*. 1998;23:1374—1379.

33. Barber JW, Boden SD, Ganey T, Hutton WC. Biomechanical study of lumbar pedicle screws: does convergence affect axial pullout strength? *J Spinal Disord*. 1998;11:215—220.

34. Bednar DA, Bednar ED. Radiographic outcomes of transosseous intradiscal screw fixation in lumbar reconstruction—imaging results of an experience with an alternative in fixation of the unexpectedly osteopenic spine. *Clin Neurol Neurosurg*. 2018;174:187—191.

35. Luk KDK, Chen L, Lu WW. A stronger bicortical sacral pedicle screw fixation through the S1 endplate. *Spine (Phila Pa 1976)*. 2005;30:525—529.

36. Evans SL, Hunt CM, Ahuja S. Bone cement or bone substitute augmentation of pedicle screws improves pullout strength in posterior spinal fixation. *J Mater Sci Mater Med*. 2002;13:1143—1145.

37. Turner AWL, Gillies RM, Svehla MJ, Saito M, Walsh WR. Hydroxyapatite composite resin cement augmentation of pedicle screw fixation. *Clin Orthop Relat Res*. 2003;406:253—261.

38. Pfeifer BA, Krag MH, Johnson C. Repair of failed transpedicle screw fixation. *Spine (Phila Pa 1976)*. 1994;19:350—353.

39. Yerby SA, Toh E, McLain RF. Revision of failed pedicle screws using hydroxyapatite cement. *Spine (Phila Pa 1976)*. 1998;23:1657—1661.

40. Frankel BM, Jones T, Wang C. Segmental polymethylmethacrylate-augmented pedicle screw fixation in patients with bone softening caused by osteoporosis and metastatic tumor involvement. *Neurosurgery*. 2007;61:531—538.

41. Cook S, Salkeld SL, Stanley T, Faciane A, Miller SD. Biomechanical study of pedicle screw fixation in severely osteoporotic bone. *Spine J*. 2004;4:402—408.

42. Liu D, Sheng J, Wu H, et al. Biomechanical study of injectable hollow pedicle screws for PMMA augmentation in severely osteoporotic lumbar vertebrae: effect of PMMA distribution and volume on screw stability. *J Neurosurg Spine*. 2018;29:639—646.

43. Guo H, Tang Y, Guo D, et al. The cement leakage in cement-augmented pedicle screw instrumentation in degenerative lumbosacral diseases: a retrospective analysis of 202 cases and 950 augmented pedicle screws. *Eur Spine J*. 2019;28:1661—1669.

44. Ishak B, Bajwa AA, Schneider T, et al. Early complications and cement leakage in elderly patients who have undergone intraoperative computed tomography (CT)-guided cement augmented pedicle screw placement: eight-year single-center experience. *World Neurosurg*. 2019;128:e975—e981.

45. Zdeblick TA, Kunz DN, Cooke ME, McCabe R. Pedicle screw pullout strength. *Spine (Phila Pa 1976)*. 1993;18:1673—1676.

46. Daftari TK, Horton WC, Hutton WC. Correlations between screw hole preparation, torque of insertion, and pullout strength for spinal screws. *J Spinal Disord*. 1994;7:139—145.

47. Inceoglu S, Ferrara L, McLain RF. Pedicle screw fixation strength: pullout versus insertional torque. *Spine J*. 2004;4:513—518.

48. Santoni BG, Hynes RA, McGilvray KC, et al. Cortical bone trajectory for lumbar pedicle screws. *Spine J*. 2009;9:366—373.

49. Liu L, Zhang S, Liu G, Yang B, Wu X. Early clinical outcome of lumbar spinal fixation with cortical bone trajectory pedicle screws in patients with osteoporosis with degenerative disease. *Orthopedics*. 2019;42:e435—e471.

50. Perez-Orribo L, Kalb S, Reyes PM, Chang SW, Crawford NR. Biomechanics of lumbar cortical screw—rod fixation versus pedicle screw—rod fixation with and without interbody support. *Spine (Phila Pa 1976)*. 2013;38:635—641.

51. Lee GW, Son J-H, Ahn M-W, Kim H-J, Yeom JS. The comparison of pedicle screw and cortical screw in posterior lumbar interbody fusion: a prospective randomized noninferiority trial. *Spine J*. 2015;15:1519—1526.

52. Zhang T, Guo N, Chen T, Yan J, Zhao W, Xu G. Comparison of outcomes between cortical screws and traditional pedicle screws for lumbar interbody fusion: a systematic review and meta-analysis. *J Orthop Surg Res*. 2019;14:269.

53. Wang J, He X, Sun T. Comparative clinical efficacy and safety of cortical bone trajectory screw fixation and traditional pedicle screw fixation in posterior lumbar fusion: a systematic review and meta-analysis. *Eur Spine J*. 2019;28:1678—1689.

54. Hu J-N, Yang X-F, Li C-M, Li X-X, Ding Y-Z. Comparison of cortical bone trajectory versus pedicle screw techniques in lumbar fusion surgery. *Medicine (Baltimore)*. 2019;98:e16751.

55. Sin DA, Heo DH. Comparative finite element analysis of lumbar cortical screws and pedicle screws in transforaminal and posterior lumbar interbody fusion. *Neurospine*. 2019;16:298—304.

56. Nomoto EK, Fogel GR, Rasouli A, Bundy JV, Turner AW. Biomechanical analysis of cortical versus pedicle screw fixation stability in TLIF, PLIF, and XLIF applications. *Glob Spine J*. 2019;9:162—168.

57. Calvert GC, Lawrence BD, Abtahi AM, Bachus KN, Brodke DS. Cortical screws used to rescue failed lumbar pedicle screw construct: a biomechanical analysis. *J Neurosurg Spine*. 2015;22:166—172.

58. Zhang R-J, Li H-M, Gao H, et al. Cortical bone trajectory screws used to save failed traditional trajectory screws in the osteoporotic lumbar spine and vice versa: a human cadaveric biomechanical study. *J Neurosurg Spine*. 2019;30:759—766.

59. Shen FH, Mason JR, Shimer AL, Arlet VM. Pelvic fixation for adult scoliosis. *Eur Spine J*. 2013;22(suppl 2):S265—S275.

60. Cho W, Mason JR, Smith JS, et al. Failure of lumbopelvic fixation after long construct fusions in patients with adult spinal deformity: clinical and radiographic risk factors. *J Neurosurg Spine*. 2013;19:445—453.

61. Kebaish KM. Sacropelvic fixation. *Spine (Phila Pa 1976)*. 2010;35:2245−2251.

62. Kuklo TR, Bridwell KH, Lewis SJ, et al. Minimum 2-year analysis of sacropelvic fixation and L5−S1 fusion using S1 and iliac screws. *Spine (Phila Pa 1976)*. 2001;26:1976−1983.

63. Lebwohl NH, Cunningham BW, Dmitriev A, et al. Biomechanical comparison of lumbosacral fixation techniques in a calf spine model. *Spine (Phila Pa 1976)*. 2002;27:2312−2320.

64. Chang T-L, Sponseller PD, Kebaish KM, Fishman EK. Low profile pelvic fixation. *Spine (Phila Pa 1976)*. 2009;34:436−440.

65. Sponseller PD, Zimmerman RM, Ko PS, et al. Low profile pelvic fixation with the sacral alar iliac technique in the pediatric population improves results at two-year minimum follow-up. *Spine (Phila Pa 1976)*. 2010;35:1887−1892.

66. Glassman SD, Bazzi J, Puno RM, Dimar JR. The durability of small-diameter rods in lumbar spinal fusion. *J Spinal Disord*. 2000;13:165−167.

67. Abul-Kasim K, Karlsson MK, Ohlin A. Increased rod stiffness improves the degree of deformity correction by segmental pedicle screw fixation in adolescent idiopathic scoliosis. *Scoliosis*. 2011;6:13.

68. Asher MA, Carson WL, Hardacker JW, Lark RG, Lai SM. The effect of arthrodesis, implant stiffness, and time on the canine lumbar spine. *J Spinal Disord Tech*. 2007;20:549−559.

69. Han S, Hyun S-J, Kim K-J, Jahng T-A, Lee S, Rhim S-C. Rod stiffness as a risk factor of proximal junctional kyphosis after adult spinal deformity surgery: comparative study between cobalt chrome multiple-rod constructs and titanium alloy two-rod constructs. *Spine J*. 2017;17:962−968.

70. Jin YJ, Kim YE, Seo JH, Choi HW, Jahng T-A. Effects of rod stiffness and fusion mass on the adjacent segments after floating mono-segmental fusion: a study using finite element analysis. *Eur Spine J*. 2013;22:1066−1077.

71. Ponnappan RK, Serhan H, Zarda B, Patel R, Albert T, Vaccaro AR. Biomechanical evaluation and comparison of polyetheretherketone rod system to traditional titanium rod fixation. *Spine J*. 2009;9:263−267.

72. Gornet MF, Chan FW, Coleman JC, et al. Biomechanical assessment of a PEEK rod system for semi-rigid fixation of lumbar fusion constructs. *J Biomech Eng*. 2011;133:081009.

73. Nguyen T-Q, Buckley JM, Ames C, Deviren V. The fatigue life of contoured cobalt chrome posterior spinal fusion rods. *Proc Inst Mech Eng Part H J Eng Med*. 2011;225:194−198.

74. Serhan H, Mhatre D, Newton P, Giorgio P, Sturm P. Would CoCr rods provide better correctional forces than stainless steel or titanium for rigid scoliosis curves? *J Spinal Disord Tech*. 2013;26:E70−E74.

75. Brodke DS, Bachus KN, Mohr RA, Nguyen B-KN. Segmental pedicle screw fixation or cross-links in multilevel lumbar constructs: a biomechanical analysis. *Spine J*. 2001;1:373−379.

76. Hart R, Hettwer W, Liu Q, Prem S. Mechanical stiffness of segmental versus nonsegmental pedicle screw constructs: the effect of cross-links. *Spine (Phila Pa 1976)*. 2006;31:E35−E38.

77. Valdevit A, Kambic HE, McLain RF. Torsional stability of cross-link configurations: a biomechanical analysis. *Spine J*. 2005;5:441−445.

78. Dick JC, Zdeblick TA, Bartel BD, Kunz DN. Mechanical evaluation of cross-link designs in rigid pedicle screw systems. *Spine (Phila Pa 1976)*. 1997;22:370−375.

79. Korovessis P, Baikousis A, Deligianni D, Mysirlis Y, Soucacos P. Effectiveness of transfixation and length of instrumentation on titanium and stainless steel transpedicular spine implants. *J Spinal Disord*. 2001;14:109−117.

80. Dhawale AA, Shah SA, Yorgova P, et al. Effectiveness of cross-linking posterior segmental instrumentation in adolescent idiopathic scoliosis: a 2-year follow-up comparative study. *Spine J*. 2013;13:1485−1492.

81. Fritzell P, Hägg O, Wessberg P, Nordwall A, Swedish Lumbar Spine Study Group. Chronic low back pain and fusion: a comparison of three surgical techniques: a prospective multicenter randomized study from the Swedish Lumbar Spine Study Group. *Spine (Phila Pa 1976)*. 2002;27:1131−1141.

82. Ekman P, Möller H, Tullberg T, Neumann P, Hedlund R. Posterior lumbar interbody fusion versus posterolateral fusion in adult isthmic spondylolisthesis. *Spine (Phil Pa 1976)*. 2007;32:2178−2183.

83. Høy K, Bünger C, Niederman B, et al. Transforaminal lumbar interbody fusion (TLIF) versus posterolateral instrumented fusion (PLF) in degenerative lumbar disorders: a randomized clinical trial with 2-year follow-up. *Eur Spine J*. 2013;22:2022−2029.

84. Schuler TC, Burkus JK, Gornet MF, Subach BR, Zdeblick TA. The correlation between preoperative disc space height and clinical outcomes after anterior lumbar interbody fusion. *J Spinal Disord Tech*. 2005;18:396−401.

85. Cloward R. Posterior lumbar interbody fusion updated. *Clin Orthop Relat Res*. 1985;(193):16−19.

86. Humphreys S, Hodges S, Patwardhan A, Eck JC, Murphy RB, Covington LA. Comparison of posterior and transforaminal approaches to lumbar interbody fusion. *Spine (Phila Pa 1976)*. 2001;26:567−571.

87. Watkins RG, Hanna R, Chang D, Watkins RG. Sagittal alignment after lumbar interbody fusion. *J Spinal Disord Tech*. 2014;27:253−256.

88. Ahlquist S, Park HY, Gatto J, Shamie AN, Park DY. Does approach matter? A comparative radiographic analysis of spinopelvic parameters in single-level lumbar fusion. *Spine J*. 2018;18:1999−2008.

89. Robertson PA, Armstrong WA, Woods DL, Rawlinson JJ. Lordosis recreation in transforaminal and posterior lumbar interbody fusion. *Spine (Phila Pa 1976)*. 2018;43:E1350−E1357.

90. Ozgur BM, Aryan HE, Pimenta L, Taylor WR. Extreme lateral interbody fusion (XLIF): a novel surgical technique for anterior lumbar interbody fusion. *Spine J*. 2006;6:435−443.

91. Tohmeh AG, Rodgers WB, Peterson MD. Dynamically evoked, discrete-threshold electromyography in the extreme lateral interbody fusion approach. *J Neurosurg Spine*. 2011;14:31−37.

92. Cummock MD, Vanni S, Levi AD, Yu Y, Wang MY. An analysis of postoperative thigh symptoms after minimally invasive transpsoas lumbar interbody fusion. *J Neurosurg Spine*. 2011;15:11−18.

93. Baghdadi YMK, Larson AN, Dekutoski MB, et al. Sagittal balance and spinopelvic parameters after lateral lumbar interbody fusion for degenerative scoliosis: a case-control study. *Spine (Phila Pa 1976)*. 2014;39:E166−E173.

94. Alvi MA, Alkhataybeh R, Wahood W, et al. The impact of adding posterior instrumentation to transpsoas lateral fusion: a systematic review and meta-analysis. *J Neurosurg Spine*. 2019;30:211−221.

95. Anand N, Cohen RB, Cohen J, Kahndehroo B, Kahwaty S, Baron E. The influence of lordotic cages on creating sagittal balance in the CMIS treatment of adult spinal deformity. *Int J Spine Surg*. 2017;11:23.

96. Berjano P, Cecchinato R, Sinigaglia A, et al. Anterior column realignment from a lateral approach for the treatment of severe sagittal imbalance: a retrospective radiographic study. *Eur Spine J*. 2015;24:433−438.

97. Mundis GM, Turner JD, Kabirian N, et al. Anterior column realignment has similar results to pedicle subtraction osteotomy in treating adults with sagittal plane deformity. *World Neurosurg.* 2017;105:249−256.

98. Leveque J-C, Yanamadala V, Buchlak QD, Sethi RK. Correction of severe spinopelvic mismatch: decreased blood loss with lateral hyperlordotic interbody grafts as compared with pedicle subtraction osteotomy. *Neurosurg Focus.* 2017;43:E15.

99. Hosseini P, Mundis GM, Eastlack RK, et al. Preliminary results of anterior lumbar interbody fusion, anterior column realignment for the treatment of sagittal malalignment. *Neurosurg Focus.* 2017;43:E6.

100. Hsieh P, Koski T, O'Shaughnessy B, et al. Anterior lumbar interbody fusion in comparison with transforaminal lumbar interbody fusion: implications for the restoration of foraminal height, local disc angle, lumbar lordosis, and sagittal balance. *J Neurosurg Spine.* 2007;7:379−386.

101. Jaeger A, Giber D, Bastard C, et al. Risk factors of instrumentation failure and pseudarthrosis after stand-alone L5-S1 anterior lumbar interbody fusion: a retrospective cohort study. *J Neurosurg Spine.* 2019;31:338−346.

102. Uribe JS, Smith DA, Dakwar E, et al. Lordosis restoration after anterior longitudinal ligament release and placement of lateral hyperlordotic interbody cages during the minimally invasive lateral transpsoas approach: a radiographic study in cadavers. *J Neurosurg Spine.* 2012;17:476−485.

103. Saville PA, Kadam AB, Smith HE, Arlet V. Anterior hyperlordotic cages: early experience and radiographic results. *J Neurosurg Spine.* 2016;25:713−719.

104. Kadam A, Wigner N, Saville P, Arlet V. Overpowering posterior lumbar instrumentation and fusion with hyperlordotic anterior lumbar interbody cages followed by posterior revision: a preliminary feasibility study. *J Neurosurg Spine.* 2017;27:650−660.

105. Wigner N, Kadam A, Saville P, Arlet V. Can posterior lumbar instrumentation and fusion be overpowered by anterior lumbar fusion with hyperlordotic cages? A cadaveric study. *Glob Spine J.* 2017;7:689−695.

106. Uribe JS, Harris JE, Beckman JM, Turner AWL, Mundis GM, Akbarnia BA. Finite element analysis of lordosis restoration with anterior longitudinal ligament release and lateral hyperlordotic cage placement. *Eur Spine J.* 2015;24:420−426.

107. Melikian R, Yoon ST, Kim JY, Park KY, Yoon C, Hutton W. Sagittal plane correction using the lateral transpsoas approach: a biomechanical study on the effect of cage angle and surgical technique on segmental lordosis. *Spine (Phila Pa 1976).* 2016;41:E1016−E1021.

108. Zhang Z, Fogel GR, Liao Z, Sun Y, Liu W. Biomechanical analysis of lumbar interbody fusion cages with various lordotic angles: a finite element study. *Comput Methods Biomech Biomed Engin.* 2018;21:247−254.

109. Qandah NA, Klocke NF, Synkowski JJ, et al. Additional sagittal correction can be obtained when using an expandable titanium interbody device in lumbar Smith-Peterson osteotomies: a biomechanical study. *Spine J.* 2015;15:506−513.

110. Wang MY. Improvement of sagittal balance and lumbar lordosis following less invasive adult spinal deformity surgery with expandable cages and percutaneous instrumentation. *J Neurosurg Spine.* 2013;18:4−12.

111. Massie LW, Zakaria HM, Schultz LR, Basheer A, Buraimoh MA, Chang V. Assessment of radiographic and clinical outcomes of an articulating expandable interbody cage in minimally invasive transforaminal lumbar interbody fusion for spondylolisthesis. *Neurosurg Focus.* 2018;44:E8.

112. Bhatia NN, Lee KH, Bui CNH, Luna M, Wahba GM, Lee TQ. Biomechanical evaluation of an expandable cage in single-segment posterior lumbar interbody fusion. *Spine (Phila Pa 1976).* 2012;37:E79−E85.

113. Pekmezci M, Tang JA, Cheng L, et al. Comparison of expandable and fixed interbody cages in a human cadaver corpectomy model. Part I: endplate force characteristics. *J Neurosurg Spine.* 2012;17:321−326.

114. Pekmezci M, Tang JA, Cheng L, et al. Comparison of expandable and fixed interbody cages in a human cadaver corpectomy model. *Clin Spine Surg.* 2016;29:387−393.

第10章

自体骨移植/同种异体骨移植/融合器/骨形态发生蛋白

FADI AL-SAIEGH AND JAMES S. HARROP

朱思远 李 萍 译 吴 窘 朱青安 审校

自体骨移植和同种异体骨移植在腰椎翻修术中的应用

对于坚实脊柱骨融合术的主要贡献之一是骨移植物的使用[1]。在选择合适的骨移植物时，需要考虑三个特性：骨诱导性、骨传导性和成骨能力。骨诱导性是指骨移植物刺激骨前体细胞迁移入内的能力，这些细胞可分化为成骨细胞或破骨细胞进而形成新骨。骨传导性是指骨移植物在移植物材料表面促进骨生长的能力，而成骨能力是指维持生长骨的强度的骨细胞的存在[2]。骨移植一般分为自体骨移植和同种异体骨移植。

自体骨移植

使用患者自身的骨作为移植物称为自体骨移植。传统上，这是通过使用髂嵴骨移植（iliac crest bone graft，ICBG）来实现的，认为是脊柱融合术的"金标准"[3-4]。从髂嵴获取的自体骨移植在实现成功的关节融合术方面具有明显的优势。它是在手术中获取的，含有具有骨诱导和骨传导生长因子的多能干细胞。此外，ICBG的松质骨部分含有血管化通道，具有良好的成骨特性，有助于其在宿主部位结合。再则，由于其具有三皮质表面结构，从髂嵴获取的移植物在用于后路腰椎椎体间骨移植时，可提供即时的结构支持和最佳的稳定性，直至融合。另一个优点是，当患者俯卧时，可以从后面获取髂嵴块，因此避免了手术中患者体位的变换。

然而，ICBG的供应量是有限的，并且ICBG的获取可能伴随着供体部位的并发症。如股外侧皮神经损伤时的神经痛和感觉异常（前路取材时风险尤甚），大血管损伤时可能危及生命的血肿、感染、骨盆骨折和慢性疼痛。事实上，供体部位的慢性疼痛可能是影响患者日常活动的一个主要因素，并可能对其整体手术效果产生负面影响[5]。替代ICBG自体骨移植的选择包括肋骨、腓骨和椎体，但它们都具有供区并发症、失血增加和手术时间延长的共同特点。因此，自体骨移植主要用于有假关节形成风险的患者，例如之前的融合失败、肥胖、糖尿病、吸烟、使用类固醇或有恶性肿瘤史的患者。

同种异体骨移植

自体骨移植的一个替代方法是同种异体骨移植，它是从尸体供体中获得的，并且数量充足。它有多种形式，包括新鲜冰冻或冷冻干燥的同种异体骨及脱钙骨基质（demineralized bone matrix，DBM）[6]。在所有形式的同种异体骨移植制备中，死亡细胞的细胞碎片会引起免疫反应，导致骨移植物的融合速度缓慢和融合部位的炎症[2]。

新鲜冷冻同种异体骨移植物的制备方法最为简单，即获取同种异体骨后，用抗生素溶液处理并在-70℃下冷冻。冷冻干燥移植物也用抗生素溶液处理，并在随后去除绝大多数水分的情况下冷冻，这使得它可以在室温下储存[7]。新鲜冰冻移植物和冷冻干燥移植物都可以作为结构性的同种异体移植物，虽然新鲜冰冻骨移植物提供了更高的机械稳定性和强度，但它有疾病传播的风险，如人类免疫缺陷病毒（HIV，传播率为1：160万），乙型肝炎或丙型肝炎，其传播率低于输血传播率[8-10]。冷冻干燥同种异体移植物较低的机械稳定性使其更容易骨折。因此，当需要结构支持时，新鲜冷冻骨移植物优于冷冻干燥骨移植物[1]。除了降低机械稳定性外，冷冻干燥同种异体骨移植物减少了内源性骨形态发生蛋白（bone morphogenetic proteins，BMPs），使其骨诱导的作用减弱[7]。一项前瞻性随机盲法研究，在2年的随访中，使用平片和计算机断层扫描对50名患者新鲜冷冻和冷冻干燥同种异体骨移植物的融合率进行比较，新鲜冷冻同种移植物的融合率更高（新鲜冷冻融合率77%，冷冻干燥融合率65%，但结果无统计学差异）[11]。

DBM是从尸体骨骼中通过酸提取矿物质，同时保留构成骨基质的有机蛋白质而制成的[12-13]。它可制成纤维状、粉末状、腻子状或薄片状的形式，由于含有Ⅰ型胶原蛋白、非胶原蛋白和生长因子，因此可作为骨传导支架。它价格低廉且易于获得，但不能用作结构性的骨移植物，且骨诱导特性不一致[12]。它通常用于增强后外侧融合，尤其适用于接受腰椎翻修融合的患者，以提高融合率。

腰椎手术中的椎间融合器

切除病变的椎间盘，撑开椎间隙和植入椎间融合器，有助于实现更坚强的脊柱融合、间接神经减压、恢复脊柱前凸和增加机械稳定性。随着脊柱融合术的发展，已设计了各种不同种类和不同尺寸的融合器，以适应多种腰椎融合的入路。大多数融合器都是中空的，通常填充自体、同种异体或合成移植物以加强融合效果。

融合器材料

理想的融合器既有足够的刚性以保持结构稳定性，又具有与骨骼相似的弹性以防止沉降或骨折。大多数融合器是由钛合金或聚醚醚酮（PEEK）材料制成[14]。钛的优点在于其生物相容性，因为它是一种惰性材料，耐腐蚀。此外，钛笼具有较高的骨传导性，可获得最佳融合率。缺点源于材料比骨骼硬，可

能导致终板骨折和随后的沉降[15]。与之相比，PEEK材料融合器具有类似骨骼的弹性模量，导致较低的沉降率[14, 16]。然而，PEEK融合器具有疏水表面，可能不适合骨小梁长入[17]。Seaman等[18]通过荟萃分析比较PEEK和钛融合器的融合率，发现这两种材料的融合率相似，但是钛融合器的沉降率较高。

生物椎间融合替代物是尸体股骨环或同种异体的腓骨，可以填充到椎间盘内提供结构支持。它们价格低廉且易于获得，由于其属于生物来源且刚性低，它们沉降率低，骨整合良好[19]，但植入后存在骨折的潜在风险。

椎间融合器的形状

融合器的形状多种多样，包括圆柱形、梯形、长方形、香蕉形等。圆柱形钛金属融合器是第一代椎体间装置，其螺纹表面通过螺钉固定。虽然螺纹设计通过良好的骨性融合提供了更短的融合时间，但它的沉降率较高并且椎间隙撑开高度有限。梯形融合器常被用于腰椎前路椎间融合（ALIF）术，前后不等高的设计是恢复矢状面序列的一个可行选择。而长方形融合器为侧方入路或后入路手术设计，但其长而平的外形会造成节段性后凸。香蕉形的融合器有一个双凸的形状，是为经椎间孔手术而设计的，允许单侧置于椎体中线。然而，由于其置入位置更偏向中央及后方，因此与直形融合器相比，香蕉形融合器沉降率更高[20]。

可膨胀椎间融合器

可膨胀椎间融合器在椎间放置后可原位撑开，以更好地与椎间隙契合，减少移植物试模造成的终板损伤[21]。当进入椎间隙的通道受解剖学或邻近神经结构限制，例如经椎间孔入路时，它们是具有一定优势的。

骨形态发生蛋白的应用

骨形态发生蛋白（BMPs）是由Marshall Urist博士于1965年12月首次发现的[12]。它们属于转化生长因子β（TGF-β）超级家族的骨生长因子，通过诱导间充质干细胞分化为成骨细胞促进骨形成。目前发现的BMP超过20种，但基因工程重组人骨形态发生蛋白-2和-7（rhBMP-2和rhBMP-7）在临床实践中应用最为广泛。rhBMP-2最初被美国食品药品监督管理局（FDA）批准用于ALIF，并于2002

年上市。BMP 是可溶性蛋白质，与载体结合使用，以确保其不从应用部位扩散至别处，并保持局部高浓度以达到预期效果。可吸收胶原海绵和抗压基质是常用的载体[13]。RhBMP-2 与可吸收胶原海绵（Infuse，Medtronic Sofamor Danek，Memphis，TN）的组合已上市，且 FDA 仅批准用于 ALIF[13]。然而，脊柱外科医生已将其用于其他一些适应证，包括颈椎融合、畸形矫正、小儿脊柱融合等。多项 I 级和 II 级研究表明，使用 rhBMP-2 可提高放射学融合率。在一项前瞻性随机多中心研究中，Burkus 等[22] 试验了 rhBMP-2 可吸收胶原海绵替代 ICBG 在 ALIF 中的安全性和有效性，发现研究组患者手术时间短、出血少、住院时间短且融合率也显著提高。Hurlbert 等[23] 在一项多中心随机对照试验中，纳入了 197 例接受单节段或双节段腰椎后外侧入路融合术的患者，比较了 rhBMP-2 与自体 ICBG 对放射学融合率及临床疗效的影响。在 4 年的随访中发现，使用 rhBMP-2 治疗的患者融合率较高（94% vs. 69%），但两组患者临床疗效改善无差别。

虽然 BMPs 已被广泛证明可提高放射学融合率，但其在脊柱融合术中的广泛常规应用引起了人们对其安全性的担忧。使用它们有相关的一些不良事件，包括不受控制的骨过度生长、局部组织反应（炎症、水肿、伤口并发症和感染）、神经根炎、致癌性及在硬脊膜切开时的负面影响[12, 24-25]。由于上述安全问题，FDA 于 2008 年发布了一份《公共健康通报》（a Public Health Notification），警告在颈椎融合术中使用 rhBMP-2 会导致可危及生命的并发症[25]。因此，理性使用 BMP 十分重要，且仅适用于无禁忌证的患者，并告知与 BMP 相关的潜在风险（图 10.1）。

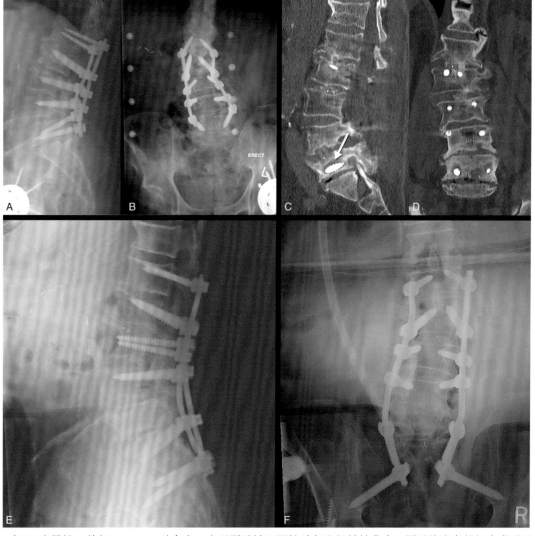

● 图 10.1　一名 70 岁男性，曾行 L1 ～ L5 融合术，出现严重神经源性跛行和机械性背痛。图示该患者的初次术后（A）侧位片和（B）正位片（AP）。（C）术后 8 个月的矢状位和（D）冠状位 CT 扫描显示 L5 椎弓根螺钉周围空心影（箭头），L4/L5 植骨下沉并且假关节形成。患者接受了腰椎翻修融合术，拆除 L5 螺钉，使用骨形态发生蛋白，并将内固定延伸至骶骨和髂骨。图为该患者的术后侧位（E）和正位（F）X 线片

参考文献

1. Vaz K, Verma K, Protopsaltis T, Schwab F, Lonner B, Errico T. Bone grafting options for lumbar spine surgery: a review examining clinical efficacy and complications. *SAS J*. 2010;4:75－86.

2. Lee KJ, Roper JG, Wang JC. Demineralized bone matrix and spinal arthrodesis. *Spine J*. 2005;5(6 suppl):217S－223S.

3. Korovessis P, Koureas G, Zacharatos S, Papazisis Z, Lambiris E. Correlative radiological, self-assessment and clinical analysis of evolution in instrumented dorsal and lateral fusion for degenerative lumbar spine disease. Autograft versus coralline hydroxyapatite. *Eur Spine J*. 2005;14:630－638.

4. Buser Z, Brodke DS, Youssef JA, et al. Synthetic bone graft versus autograft or allograft for spinal fusion: a systematic review. *J Neurosurg Spine*. 2016;25:509－516.

5. Schwartz CE, Martha JF, Kowalski P, et al. Prospective evaluation of chronic pain associated with posterior autologous iliac crest bone graft harvest and its effect on postoperative outcome. *Health Qual Life Outcomes*. 2009;7:49.

6. Liao Z, Wang CH, Cui WL. Comparison of allograft and autograft in lumbar fusion for lumbar degenerative diseases: a systematic review. *J Invest Surg*. 2016;29:373－382.

7. Ehrler DM, Vaccaro AR. The use of allograft bone in lumbar spine surgery. *Clin Orthop Relat Res*. 2000;371:38－45.

8. Costain DJ, Crawford RW. Fresh-frozen vs. irradiated allograft bone in orthopaedic reconstructive surgery. *Injury*. 2009;40:1260－1264.

9. Mroz TE, Joyce MJ, Lieberman IH, Steinmetz MP, Benzel EC, Wang JC. The use of allograft bone in spine surgery: is it safe? *Spine J*. 2009;9:303－308.

10. Mroz TE, Joyce MJ, Steinmetz MP, Lieberman IH, Wang JC. Musculoskeletal allograft risks and recalls in the United States. *J Am Acad Orthop Surg*. 2008;16:559－565.

11. Thalgott JS, Fogarty ME, Giuffre JM, Christenson SD, Epstein AK, Aprill C. A prospective, randomized, blinded, single-site study to evaluate the clinical and radiographic differences between frozen and freeze-dried allograft when used as part of a circumferential anterior lumbar interbody fusion procedure. *Spine*. 2009;34:1251－1256.

12. Park JJ, Hershman SH, Kim YH. Updates in the use of bone grafts in the lumbar spine. *Bull Hosp Jt Dis (2013)*. 2013;71:39－48.

13. Kadam A, Millhouse PW, Kepler CK, et al. Bone substitutes and expanders in spine surgery: a review of their fusion efficacies. *Int J Spine Surg*. 2016;10:33.

14. Patel DV, Yoo JS, Karmarkar SS, Lamoutte EH, Singh K. Interbody options in lumbar fusion. *J Spine Surg*. 2019;5(Suppl 1):S19－S24.

15. Smit TH, Muller R, van Dijk M, Wuisman PI. Changes in bone architecture during spinal fusion: three years follow-up and the role of cage stiffness. *Spine*. 2003;28:1802－1808; discussion 1809.

16. van Dijk M, Smit TH, Sugihara S, Burger EH, Wuisman PI. The effect of cage stiffness on the rate of lumbar interbody fusion: an in vivo model using poly(L-lactic acid) and titanium cages. *Spine*. 2002;27:682－688.

17. Schimmel JJ, Poeschmann MS, Horsting PP, Schonfeld DH, van Limbeek J, Pavlov PW. PEEK cages in lumbar fusion: mid-term clinical outcome and radiologic fusion. *Clin Spine Surg*. 2016;29:E252－E258.

18. Seaman S, Kerezoudis P, Bydon M, Torner JC, Hitchon PW. Titanium vs. polyetheretherketone (PEEK) interbody fusion: Meta-analysis and review of the literature. *J Clin Neurosci*. 2017;44:23－29.

19. Kleinstueck FS, Hu SS, Bradford DS. Use of allograft femoral rings for spinal deformity in adults. *Clin Orthop Relat Res*. 2002;394:84－91.

20. Choi WS, Kim JS, Hur JW, Seong JH. Minimally invasive transforaminal lumbar interbody fusion using banana-shaped and straight cages: radiological and clinical results from a prospective randomized clinical trial. *Neurosurgery*. 2018;82:289－298.

21. Frisch RF, Luna IY, Brooks DM, Joshua G, O'Brien JR. Clinical and radiographic analysis of expandable versus static lateral lumbar interbody fusion devices with two-year follow-up. *J Spine Surg*. 2018;4:62－71.

22. Burkus JK, Sandhu HS, Gornet MF, Longley MC. Use of rhBMP-2 in combination with structural cortical allografts: clinical and radiographic outcomes in anterior lumbar spinal surgery. *J Bone Joint Surg Am*. 2005;87:1205－1212.

23. Hurlbert RJ, Alexander D, Bailey S, et al. rhBMP-2 for posterolateral instrumented lumbar fusion: a multicenter prospective randomized controlled trial. *Spine*. 2013;38:2139－2148.

24. Poynton AR, Lane JM. Safety profile for the clinical use of bone morphogenetic proteins in the spine. *Spine*. 2002;27(16 Suppl 1):S40－S48.

25. Carragee EJ, Hurwitz EL, Weiner BK. A critical review of recombinant human bone morphogenetic protein-2 trials in spinal surgery: emerging safety concerns and lessons learned. *Spine J*. 2011;11:471－491.

第 11 章

微创手术和导航

JASON I. LIOUNAKOS AND MICHAEL Y. WANG

朱思远　杨凯帆　译　吴　骞　朱青安　审校

章节概要

引言

在脊柱外科医生的临床实践中，翻修术较以往更为常见。每个病例都是独一无二的，其诊疗策略考虑较其对应的初诊更为复杂。一般来说，翻修术较一期手术有更高的并发症发病率，且根据适应证的不同，可能更难获得同样或更好的临床疗效[1-3]。因为潜在的风险回报率较低，所以行进一步手术的决定并不总是那么明确。第一步始终是精确诊断患者新主诉或先前主诉持续的原因。常见病因包括感染、骨折、邻近节段疾病、狭窄伴神经压迫、畸形（新发、进展性或医源性）、假关节形成和内固定术后疼痛。如果保守治疗无效且手术目标明确，可以选择手术治疗。幸运的是，微创外科（minimally invasive surgery，MIS）的原理和现有技术对于其中的大部分疾病来说都是非常适用的。

MIS 的首要目标（框 11.1）是减少手术"足迹"，最大限度减少并发症的发生，并快速康复，几乎覆盖任何外科亚专科。脊柱微创手术（minimally invasive spine surgery，MISS）的具体目标是：

- 通过天然间隙切开组织结构及使用更小的手术通道，对正常生理结构、肌肉和骨骼造成最小的损伤，并达到与开放手术相同的手术效果。
- 减少失血量、麻醉负担以及术后并发症。
- 降低术后麻醉药物依赖。
- 尽早下床活动，缩短住院时间，快速康复。

手术入路和可视化技术的发展和进步体现了 MISS 的核心，使它能更好地与前沿技术、图像导航技术、术中导航和机器人技术相结合。腰椎翻修术可从这些进展中受益匪浅，因为主要问题往往围绕在手术需要通过先前破坏的组织区域，且正常的手术解剖平面和标志物会消失等方面。此外，MISS 技术使得外科医生对多个独立的手术目标进行计划和干预，同时最大限度地减少对先前手术灶的侵扰，以努力降低发病率。本章介绍了当前的微创技术以及影像导航，重点介绍两者在腰椎翻修术中的应用。

框 11.1　脊柱微创手术的目标

- 手术目标
  - 尽量减少对正常生理结构的破坏。
  - 避免因肌肉、韧带及骨切开剥离造成的不稳。
  - 减少麻醉、失血和术中并发症造成的负担。
- 术后目标
  - 减少术后疼痛和麻醉药品依赖。
  - 鼓励早期下床活动，减少住院时间。
  - 加快康复和恢复正常活动。
  - 减少术后并发症。

非融合翻修减压术

当患者以神经根性或神经源性跛行为主要症状且定位明确时，可采用单纯减压手术缓解神经压迫。发生上述症状的原因可能包括残留的、初次未处理的、复发的或新的病变。一期手术后症状持续未缓解，提示有残留或未处理的病变。症状在缓解一段时间后再发，提示存在复发相关的情况，如椎间盘再突出等。新发病变，如一期融合手术后邻近节段退行性变，可能出现新的神经源性跛行或神经根性症状。如前所述，对于确定病变是否需要手术干预或继续保守治疗，全面评估包括现病史、症状分析、既往手术史、体格检查和影像学检查是必不可少的。

半椎板切除椎间孔成形，微创椎间盘切除术

这是一种描述得最清楚、最为人熟知的 MISS 技术，非常适用于精确定位的椎间孔和（或）神经根减压。此项技术最适用于以下的脊柱翻修术中：因为初次减压手术失败而导致症状持续存在，先前融合节段的邻近节段新发的椎间孔狭窄或椎间盘突出及无失稳表现的椎间盘突出复发。有限的 III 级证据表明，尽管一期和翻修椎间盘切除术具备相同的手术疗效，翻修病例仍在一定程度上与手术时间、住院时间和术后即刻麻醉镇痛药物使用等的略有增加相关[2]。

另一个需要考虑的重要问题是在微创减压翻修术中硬脊膜意外撕裂的发生率。值得注意的是，关于开放性椎间盘切除术的文献表明，在翻修术中发生硬脊膜意外撕裂的风险显著增加[3]。但最新关于 MIS 椎间盘显微切除术的研究显示：初次手术与翻修术中硬脊膜意外撕裂的发生率相当[2, 4]。这可能与术中使用较小的工作通道、较少的瘢痕组织破坏有关，这些使得在制订手术计划时更偏向于 MISS。

虽然多种牵开器可用于微创手术，但其中的核心组分仍是相同的。在这里，我们将描述 Taylor 和管状牵开器系统在这种术式中的使用。Taylor 牵开器的优点包括易于使用，显露速度快，一旦显露并固定在关节面上，就能够进行明显的轨迹调整。主要的缺点是需要行骨膜下剥离，这使得一些外科医生将其排除在 MISS 之外。患者俯卧于 Wilson 架上，以便椎板间隙张开，并使腹部完全悬空。手术技术包括首先用脊柱穿刺针行目标椎间隙侧位透视定位。以先前的定位点为中心，沿中线切开，手术切口长度与 Taylor 牵开器尺寸相同。务必保留棘上和棘间韧带，只需行有限的骨膜下剥离，将椎旁肌向外剥离至目标节段的关节突关节外侧。将 Taylor 牵开器插入，卡定于关节突关节外侧，并用一块长条棉纱将其固定在手术台上（图 11.1A）。进行第二次侧位透视定位，以确认牵开器的位置是否正确，要求其尖端与目标椎间隙同轴（图 11.1B）。在手术区域架设显微镜，以识别重要的解剖标志（即棘突根部-椎板交界处、椎板下缘、峡部和关节突关节内侧）。对于指征为邻近节段狭窄的手术，手术部位解剖很可能均为正常，以经典的方式进行手术。与开放手术类似，对于持续存在或复发的椎间孔狭窄或椎间盘突出症的翻修病例，关键是通过向上延伸椎板切除范围找到正常硬膜组织，并沿此平面进入瘢痕区域

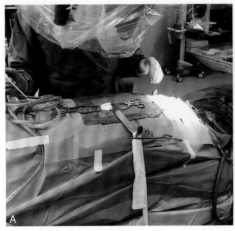
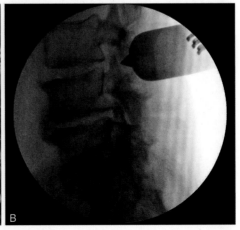

● **图 11.1** 采用 Taylor 牵开器行椎间盘显微切除术。（**A**）手术图像详细说明了 Taylor 牵开器的正确位置，固定在目标关节面外侧，并用一块长条棉纱将其固定在手术台上；（**B**）术中侧位透视图像证实 Taylor 牵开器位置，与目标椎间隙同轴

（框 11.2）。这项技术将使神经意外损伤或硬脊膜撕裂的风险降到最低。

管状通路牵开器采用肌肉扩张技术而非骨膜剥离技术，因此可减少软组织损伤。与其他牵开器相比较，管状通道的缺点包括工作通道较小、辐射暴露增加、使用轨迹不灵活以及较长的学习曲线[5]。尽管如此，使用管状通道行标准正中入路微创椎间盘切除翻修术，其轨迹更偏向于侧面，避开了中线瘢痕组织，理论上可以降低手术难度。

患者体位与前面描述的相同。对于管状通道手术入路，可应用 C 臂侧位透视借助定位针或初始扩张器定位椎间隙。工作通道轴面应准确平分于椎间隙两侧，但同时必须特别注意以确保轨道垂直于地面，以确保最佳手术疗效。位于目标病变同侧，距离中线 1.5 cm 处，以该定位点为中心，行比预选最终扩张器直径（范围 16 ～ 19 mm）略长的皮肤切口。锐性切开筋膜，插入初始扩张器至椎板下缘与棘突基底部交界处。侧位透视确定通道位置正确，依次逐级插入更大号的扩张器，直到最终所需的工作通道直径。最后一个长度和直径合适的管状牵开器被置入并固定在柔性臂上。通道最终置入完成后，再

次行正位（AP）和侧位透视，以确保管状牵开器位于适当的位置，最后在手术区域架设显微镜（图 11.2）。手术区内任何残留的肌肉都要切除，仔细辨别解剖结构，注意棘突根部的上行斜坡和椎板下缘。至此，手术过程将如前述的标准方式进行。

单侧椎板切除行双侧椎管减压

治疗症状性腰椎管狭窄症的金标准是：后正中入路切除椎板和内侧关节突关节。这是一种非常有效的治疗双侧椎管、侧隐窝和椎间孔狭窄的治疗手段。然而，由于该手术需要行双侧骨膜下剥离，因而会导致显著的肌肉韧带组织破坏，且后方张力带结构完全断开，可能导致节段不稳[6-7]。单侧椎板切除行双侧椎管减压术或称"ipsi-contra"术式，希望达到与传统腰椎椎板切除术相同的目标，同时保持节段稳定性。Ⅰ 级证据支持"ipsi-contra"术式的临床有效性。一项随访时间 6 年的长期回顾性队列研究表明，仅 4.5% 的病例需要行二次融合[8-9]。该结果支持了这种技术所谓的生物力学优势。

就其在腰椎翻修术中的适用性而言，如果存在明显的中央和（或）对侧椎管狭窄，则可在既往已行半椎板切除减压的情况下实施"ipsi-contra"术，作为一种扩大减压的方法。在无明确不稳证据的情况下，该术式也可用于已行融合术后发生上方邻近节段椎管狭窄的患者，可避免更广泛的手术干预，以减少引起进一步不稳的风险。

显露过程与上一节中描述的相同，并可由 Taylor 牵开器或管状通道牵开器系统完成。我们更倾向于

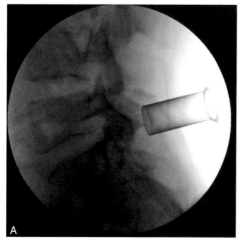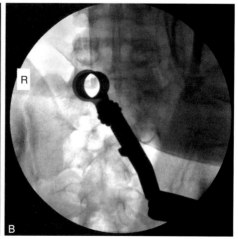

● **图 11.2** 管状通道下显微椎间盘切除术。（**A**）术中侧位透视像显示管状通道牵开器在关节突上方的适当位置，与目标椎间隙同轴；（**B**）术中正位透视图像显示管状牵开器在内侧偏外平面的适当位置，覆盖在椎板下缘与棘突根部交界处

使用 Taylor 牵开器，因为处理对侧时它不需要重新定位至对侧侧隐窝。椎板切除术以经典方式进行，从椎板下缘延伸至黄韧带头侧止点，向外至关节突关节内侧。对于已行椎板切除的节段，椎板切除范围应向头侧延伸，直至显露正常解剖结构，以建立正常的组织平面。使用磨钻和 Kerrison 咬骨钳的组合向内侧切除椎板并削平尖锐的骨块。通常情况下，可以在中线处发现黄韧带裂缝。继续向对侧切除椎板，直达对侧关节突关节，完成椎板切除（图11.3）。保证黄韧带的完整性，使其成为保护下层硬脊膜的屏障。随后可行对侧椎间孔切除成形术，用 Kerrison 咬骨钳去除黄韧带以完成中央椎管和侧隐窝减压。在已行黄韧带切除术的翻修病例中，应注意识别剩余的黄韧带，并在其与骨结构之间建立一个平面。如果解剖结构被广泛破坏或存在明显的粘连，则可能需要中止手术。

内镜下减压

尽管管状牵开器可显著减少显露过程中的软组织损伤，但剩余操作步骤与其他手术方式相同。脊柱内镜手术同时提供了微创入路及操作方式，可行椎间孔扩大成形术、椎间盘切除、融合前终板处理，而几乎没有多余的骨或韧带的切除。单通道技术较为常用，这是一种将硬质内镜置入持续灌洗状态内置工作通道的手术技术。手术可在全身麻醉或局部

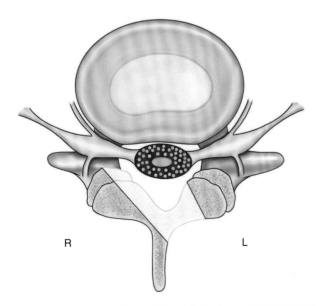

● 图 11.3　Ipsi-contra 减压。轴向示意图显示，骨切除范围从同侧小关节延伸至对侧小关节。手术入路从左侧开始。L，左；R，右

麻醉下进行，局部麻醉是首选，过度骚扰神经时可获得实时反馈。脊柱病变可以通过经椎间孔和椎板间入路解决，这将在后面进一步讨论。

对于继发于邻近节段疾病的单侧神经根病患者，经皮内镜减压可扩展作为融合术的替代方法[10-12]。其最大的好处可能是避免了采用更大的传统翻修术来治疗一个局部的疾病。可惜的是，由于邻近节段疾病呈进行性发展，手术也许只能暂时地改善症状[10]。此外，对于既往已行减压手术的患者，如果病变可被处理，则不存在内镜下翻修术的禁忌，并可避开既往手术造成的瘢痕组织。较长的学习曲线是内镜技术的一个缺点[13]。

经椎间孔到达椎间隙是通过 Kambin 三角来实现的。Kambin 三角由出口神经根（斜边）、走行神经根（高）和下位椎体的上终板（基底部）连接构成。在清醒镇静和局部镇痛的情况下，患者俯卧于 Wilson 架上。皮肤进针穿刺点根据术前影像确定，通常为后正中线外侧 12 ～ 16 cm。在正、侧位透视监视下，通过 Kambin 三角将定位针置入椎间孔。目标是纤维环后方，分别对应于正位和侧位透视图中的椎弓根中线和椎体后上缘（图 11.4A，B）。一旦定位无误后，将导丝置入椎间隙，然后插入内镜扩张器和工作套管（图 11.4C，D）。然后将内镜置入持续灌洗状态下的工作通道中行椎间盘切除术。

经椎板间入路最适用于因关节突关节方向遮挡而不宜行经椎间孔入路的 L5 ～ S1 椎间盘突出。手术可在俯卧或侧卧位进行。在透视引导下，标出 L5 下终板和 S1 上终板及 S1 椎弓根的内侧缘。对位于神经根腋部的椎间盘突出，穿刺针进针点通常位于后正中线和椎弓根内侧边缘的中外侧。对于位于神经根肩部的椎间盘突出，穿刺针进针点应进一步向外侧移动，靠近 S1 椎弓根（图 11.5A）。对于向上游离的椎间盘，穿刺针尽量向尾端倾斜，对于向下移位的椎间盘，穿刺针尽量向头端倾斜（图 11.5B），以获得最佳工作角度。在透视引导下，将脊柱穿刺针置入硬膜外间隙，然后依次插入导丝、逐级扩张器，最后是工作套管。然后插入内镜，行黄韧带切除和椎间盘切除（图 11.5C，D）。

翻修融合术

融合术常用于治疗减压手术后医源性节段不稳、

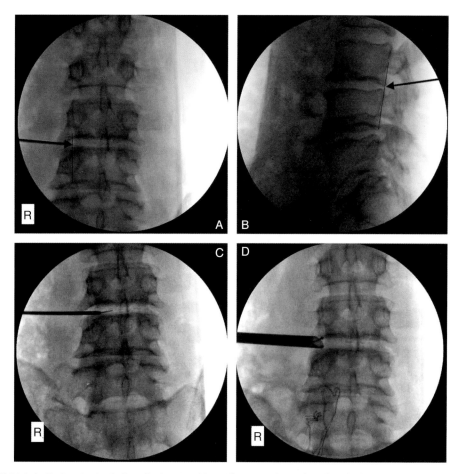

● 图 11.4　内镜下椎间盘切除术。（A）术中正位（AP）透视图像显示，椎间隙的合适穿刺点，即椎弓根中线；（B）术中侧位透视图像显示侧方平面上的合适穿刺点，即下位椎体的后上部；（C）术中正位透视图像显示将导丝置入椎间隙内，并在其上安装初始扩张器；（D）术中成功将工作通道置入椎间孔的正位透视图像

假关节形成、复发性椎间盘突出症和邻近节段疾病等。对于这些适应证，根据患者的个体情况，微创手术方法可能实际上是有益的[14]。腰椎融合术有多种 MISS 途径，包括经椎间孔腰椎间融合（MIS-TLIF）、前路腰椎间融合（ALIF）和侧方腰椎融合（LLIF）。此外，经皮内镜技术的最新进展，为非全身麻醉状态内镜辅助 TLIF（清醒状态内镜下 TLIF）的发展奠定了基础[15]。本节将讨论 MIS-TLIF 和清醒状态内镜下 TLIF。ALIF 和 LLIF 将分别在第 12 章和第 14 章中进一步讨论。

微创手术——经椎间孔腰椎间融合术

微创手术——经椎间孔腰椎间融合术（minimally invasive surgery—transforaminal lumbar interbody fusion, MIS-TLIF）在原发病例中的临床疗效和安全性是有据可查的[16]。与其他 MISS 术式一样，MIS-TLIF 在翻修术中的一个潜在好处是，能够绕过致密瘢痕组织和异常解剖结构以达到预期效果。考虑到脊柱翻修术后总体发病率及硬脊膜撕裂发生率的增加，微创手术是非常有吸引力的，尤其是对于有严重合并症的老年患者[17-18]。目前很少有研究直接评估 MIS-TLIF 在翻修术中的疗效和安全性。在一项非随机前瞻性研究中，比较了 25 例接受 MIS-TLIF 翻修术的患者和 27 例接受开放式 TLIF 翻修术的患者，两组临床效果相当。然而开放组由于需要切除大量瘢痕，导致硬脊膜撕裂发生率增加。其他几个小型单中心研究表明，初次 MIS-TLIF 病例和翻修 MIS-TLIF 病例的临床效果相当，尽管在翻修组中硬脊膜撕裂的发生率有所增加，但不意外[19-22]。

多种牵开器可用于行 MIS-TLIF 手术，包括 Taylor 牵开器、管状牵开器或其他系统。在使用 Taylor 牵开器的情况下，除了将患者放在 Jackson 工作台上以使脊柱保持前凸状态外，其余步骤包括显露和 Taylor

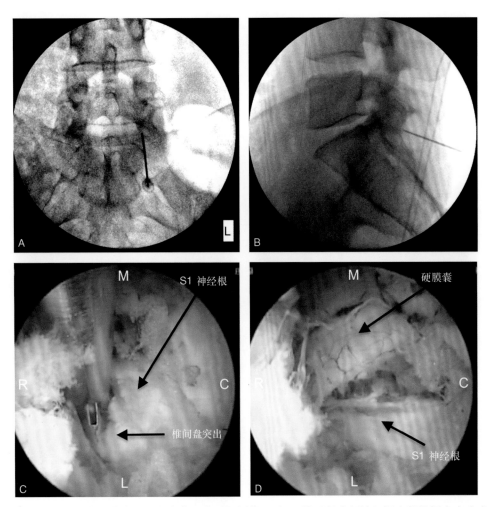

● **图 11.5**　经椎板 L5 ～ S1 椎间盘切除术。（**A**）定位正位透视图像显示 S1 椎弓根内侧神经根肩部椎间盘突出症适当的脊柱穿刺针位置；（**B**）定位侧位透视图像显示适当的脊柱穿刺针放置在尾侧并指向上方，以治疗上方移位的椎间盘突出症；（**C**）内镜图像显示用内镜黄韧带咬骨钳切除邻近 S1 神经根的椎间盘碎片；（**D**）内镜图像显示椎间盘切除术后神经根和鞘囊减压成功。C，尾端；L，横向；M，内侧；R，头端；S1，骶骨 1

牵开器的安放，可参照上一部分内容中的描述进行。与传统减压手术显著不同的是，MIS-TLIF 需要切除上位椎体的峡部及下关节突，随后是上关节突，这些操作可以使用高速磨钻或骨刀完成。因为在翻修病例中可能存在已被切除的椎板，故操作过程必须非常小心。抬高峡部和关节突时需非常小心，因为可能存在粘连。使用角度向上倾斜的刮匙锐性分离韧带和瘢痕，随后使用 Kerrison 咬骨钳。完成小关节切除后，识别并拨动神经组织，将硬脊膜牵向内侧，按标准方式行椎间盘切除术和终板处理。随后置入椎间融合器，经皮置入椎弓根螺钉内固定。

　　管状通道下 MIS-TLIF 术仅在工作流程和操作方式上有所不同。我们倾向于首先将所有四根克氏针插入目标椎弓根。然后经皮置入对侧椎弓根螺钉。在侧位透视下，使用脊柱定位针或初始扩张器行椎间隙定位。轨迹应准确平分椎间隙，并以该点为中心做一个 2.5 cm 的切口。锐性切开腰背筋膜，插入初始扩张器并固定在关节突复合体上。透视确定初始扩张器位于合适位置，并逐级扩张至 25 mm 的扩张器。然后插入一个适当长度的直径为 25 mm 的管状牵开器，并将其连接到固定于手术台的柔性安装臂上。再次透视确认最终位置，即管状牵开器以约 10° 的内倾角固定于关节面。如前所述行关节突关节切除，椎间盘切除和椎间融合器置入。椎体间融合完毕后，置入同侧椎弓根螺钉。需要注意的是，有多种尺寸的管状牵开器（例如 22 ～ 26 mm）可供选择；然而，对于翻修病例，我们建议使用直径更大的管状牵开器，以最大限度地扩大术中视野和可显露的正常解剖结构的范围。

清醒状态内镜下经椎间孔腰椎间融合术

在特定的适应证下，MIS-TLIF 相比开放手术有了更多的改进，从而减少了失血量和住院时间[23]。为了进一步推动这项工作，人们设计了应用内镜辅助来实现腰椎融合[15]。清醒状态内镜下 TLIF 术，结合了内镜可视化、专用经皮器械、可膨胀融合器、骨生物制剂、经皮椎弓根螺钉内固定和长效局部镇痛药，在不采取全身麻醉的情况下实现一个或两个节段的椎间融合。最初 100 名患者的平均住院时间为 1.4 天，在 1 年的随访中，Oswestry 功能障碍指数（ODI）评分有显著改善，且无假关节形成的病例[24]。尽管目前还没有关于内镜辅助融合在翻修术中有效性或安全性的文献报道，但我们目前所相信 MISS 技术适用于翻修术的依据，可以推延到这种新技术。由于翻修术严重依赖间接减压，根据我们的经验，其适应证包括失败的一节或两节段减压手术、有椎间盘高度明显丢失和椎间孔上下径狭窄，但无严重的中央椎管狭窄。评估该技术在翻修术中应用的进一步研究将是至关重要的，而且考虑到与术后快速康复计划（enhanced recovery after surgery，ERAS）相结合时节约花费的可能[25]，这种评估是有希望的。

翻修术中的导航技术

图像引导下椎弓根螺钉置入

自 1996 年首次报道其疗效以来，脊柱手术图像导航技术与徒手和透视监视下的技术相比，已经发展成为一种高度精确的，甚至更加准确的椎弓根螺钉置入方式[26]。常用的导航方式包括术中 CT 导航、术中等中心透视导航和机器人导航。本节将讨论术中 CT 导航，因为它与腰椎翻修术相关。第 17 章将进一步讨论机器人导航。

术中 CT 导航使用便携式锥束 CT 扫描仪（例如，O 形臂），可在术中扫描手术区域，并将参考架固定在患者身上（参考架在 MISS 病例中通常固定于髂后上棘，在开放病例中固定于棘突上）。通过配准过程，导航计算机将 CT 图像与手术解剖结构进行匹配。一个光学定位镜头跟踪贴有被动反射的标志的位置，而导航计算机则计算出器械在空间中的准确位置以及与手术解剖结构的相对位置。众所周知，三维图像引导下的椎弓根螺钉置入具有较高的准确性，比传统的透视技术引导下的置钉更准确[27-28]。也许更具临床相关的事实是，多项研究表明与徒手置钉相比，导航辅助下椎弓根螺钉置入更少发生因螺钉位置错误导致的再次手术[28-29]。此外，与传统透视监视下的置钉相比，术中导航的使用显著减少了外科医生辐射暴露，因为在漫长的职业生涯中，辐射可能会导致有害的后果[30]。

导航可能对脊柱翻修术大有裨益，因为那里的解剖结构已经高度扭曲，椎弓根螺钉插入的正常标志已经模糊不清。重要的是，导航引导下椎弓根螺钉置入的准确率在初次手术和翻修术中相当[31]。迄今为止，尚未有文献对脊柱翻修术中徒手、透视监视下置钉与导航引导下置钉的准确率进行比较。尽管如此，术中导航可能是脊柱外科医生在腰椎翻修术中可使用的有力工具。

增强现实

图像导航和微创技术在脊柱手术中的应用日益增多，这就提出了一个新的有趣问题：外科医生在进行手术时看向哪里？在传统的开放式手术中，外科医生站在患者旁边，手臂和视线是平行的，为最优化的手术人体工程学。MISS 和开放图像导航技术，非全部但在很大程度上依赖于在显示屏上以一种或多种形式间接显示的手术视野。在普通外科和介入科相关文献中表明，与 MIS 兴起同时产生的人体工程学问题，导致行 MIS 手术的外科医生，肌肉骨骼不适的发生率比行开放外科手术的医生更高[32-33]。

解决该问题最为明显的方法是在手术室重新建立适当的人体工程学。从事 MIS 的介入医生和普通外科医生提出一项强有力的倡议，以确立关于手术室设置、患者体位和显示器定位的指南。Van Det 等[34]制定的腹腔镜手术中监视器定位的指南如下：

- 水平面：位于术者正前方，对准运动轴和视觉轴，以避免脊柱旋转。
- 垂直面：低于视线水平 15°，以避免颈椎后伸。
- 视距：取决于显示器尺寸和分辨率；但应将其放置在足够近的位置，以使外科医生不必费力查看解剖细节。

尽管这些原则是为普通外科腹腔镜手术设计的，但它们提供了重要的参考因素，很容易推广到脊柱内镜和图像引导的脊柱导航中。根据我们的经验，

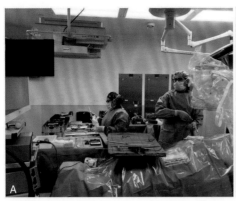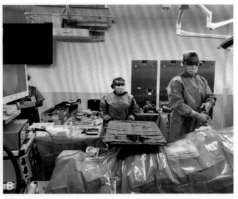

● **图 11.6**　脊柱内镜手术中的增强现实。（**A**）一位外科医生进行经椎间孔内镜椎间盘切除术的手术照片。由于透视镜位于外科医生的对面，他必须将视线对准床尾处的内镜显示器，造成了明显的人体功效缺陷。（**B**）一位外科医生使用增强现实智能眼镜进行经椎间孔内镜椎间盘切除术的手术照片，增强现实智能眼镜提供一个平视显示器，显示内镜下的图像。这让外科医生能够处于一个符合人体功效的位置进行手术操作

因显示器未置于最佳位置，将视线从患者身上移开以查看显示器（无论是透视显示器、内镜显示器还是导航显示器），可能会导致术者严重的身体疲劳以及难以察觉的器械轨迹不适当改变。其后果可能包括手术时间延长、椎弓根螺钉置入位置不当，或无意中取出内镜工作套管。

包括平视显示器（head-up displays，HUDs）在内的增强现实系统代表了一种相对经济高效的方法，可以改善任何手术室的手术人体功效和性能。以可穿戴智能眼镜的形式出现的 HUD，允许外科医生在其直接视线范围内查看屏幕上显示的几乎任何图像。这包括实时内镜摄像头画面、术中透视图像和导航显示。结果是一个自然的操作位置（图 11.6）。现有文献表明，HUD 的使用改善了外科医生报道的人体功效，减少了手术时间，并提高了整体性能[35]。鉴于技术进步和 MISS 技术普及的快速步伐，我们预计增强现实技术在脊柱外科中将得到广泛应用。

结论

随着脊柱手术数量的不断增加，翻修术的发生率也会随之增加。尽管翻修术的发病率通常比初次手术高很多，但 MISS 和导航方面有前景的新技术已经被设计出来来缓解这些潜在的问题，以改善临床结果。尽管如此，翻修术绝不能掉以轻心，必须进行完整的评估，包括全面的病史、症状分析，对先前手术细节的了解，体格检查和影像学检查，以确定新的或复发的病变是否适合行进一步手术。MISS 技术在翻修术的适应证与传统的开放翻修术基本相同，但也有一些例外。MISS 技术最适合治疗单一的病变，例如复发性椎间盘突出症、椎间孔狭窄和相邻节段疾病的特定病例。重要的是，外科医生不要过度依赖 MISS 技术，因为在某些情况下，例如先前失败的融合，开放翻修术仍然可能提供更有力的解决方案。图像导航为翻修术医生提供了另一个有力工具，可以引导由于先前手术而导致高度破坏的解剖结构。我们相信，MISS 背后有强大动力的支撑，这将带来持续的创新，并更进一步扩大外科的应用。

参考文献

1. Khan MH, Rihn J, Steele G, et al. Postoperative management protocol for incidental dural tears during degenerative lumbar spine surgery: a review of 3,183 consecutive degenerative lumbar cases. *Spine.* 2006;31:2609−2613.
2. Ahn J, Tabaraee E, Bohl DD, Aboushaala K, Singh K. Primary versus revision single-level minimally invasive lumbar discectomy: analysis of clinical outcomes and narcotic utilization. *Spine.* 2015;40:E1025−E1030.
3. Palma L, Carangelo B, Muzii VF, Mariottini A, Zalaffi A, Capitani S. Microsurgery for recurrent lumbar disk herniation at the same level and side: do patients fare worse? Experience with 95 consecutive cases. *Surg Neurol.* 2008;70:619−621, discussion 621.
4. Hirsch BP, Khechen B, Patel DV, Cardinal KL, Guntin JA, Singh K. Safety and efficacy of revision minimally invasive lumbar decompression in the ambulatory setting. *Spine.* 2019;44:E494−E499.
5. Parikh K, Tomasino A, Knopman J, Boockvar J, Hartl R. Operative results and learning curve: microscope-assisted tubular microsurgery for 1- and 2-level discectomies and laminectomies. *Neurosurg Focus.* 2008;25:E14.

6. Airaksinen O, Herno A, Kaukanen E, Saari T, Sihvonen T, Suomalainen O. Density of lumbar muscles 4 years after decompressive spinal surgery. *Eur Spine J*. 1996;5:193−197.

7. Fox MW, Onofrio BM, Onofrio BM, Hanssen AD. Clinical outcomes and radiological instability following decompressive lumbar laminectomy for degenerative spinal stenosis: a comparison of patients undergoing concomitant arthrodesis versus decompression alone. *J Neurosurg*. 1996;85:793−802.

8. Thome C, Zevgaridis D, Leheta O, et al. Outcome after less-invasive decompression of lumbar spinal stenosis: a randomized comparison of unilateral laminotomy, bilateral laminotomy, and laminectomy. *J Neurosurg Spine*. 2005;3:129−141.

9. Scholler K, Steingruber T, Stein M, et al. Microsurgical unilateral laminotomy for decompression of lumbar spinal stenosis: long-term results and predictive factors. *Acta Neurochir (Wien)*. 2016;158:1103−1113.

10. Telfeian AE. Transforaminal endoscopic surgery for adjacent segment disease after lumbar fusion. *World Neurosurg*. 2017; 97:231−235.

11. Gu G, Wang C, Gu X, Zhang H, Zhao Y, He S. Percutaneous transforaminal endoscopic discectomy for adjacent segment disease after lumbar fusion in elderly patients over 65 years old. *World Neurosurg*. 2018;112:e830−e836.

12. Ba Z, Pan F, Liu Z, et al. Percutaneous endoscopical transforaminal approach versus PLF to treat the single-level adjacent segment disease after PLF/PLIF: 1−2 years follow-up. *Int J Surg*. 2017;42:22−26.

13. Morgenstern R, Morgenstern C, Yeung AT. The learning curve in foraminal endoscopic discectomy: experience needed to achieve a 90% success rate. *SAS J*. 2007;1:100−107.

14. Wang J, Zhou Y, Zhang ZF, Li CQ, Zheng WJ, Liu J. Minimally invasive or open transforaminal lumbar interbody fusion as revision surgery for patients previously treated by open discectomy and decompression of the lumbar spine. *Eur Spine J*. 2011;20:623−628.

15. Wang MY, Grossman J. Endoscopic minimally invasive transforaminal interbody fusion without general anesthesia: initial clinical experience with 1-year follow-up. *Neurosurg Focus*. 2016;40:E13.

16. Khan NR, Clark AJ, Lee SL, Venable GT, Rossi NB, Foley KT. Surgical outcomes for minimally invasive vs open transforaminal lumbar interbody fusion: an updated systematic review and meta-analysis. *Neurosurgery*. 2015;77:847−874; discussion 874.

17. Eichholz KM, Ryken TC. Complications of revision spinal surgery. *Neurosurg Focus*. 2003;15:E1.

18. Du JY, Aichmair A, Kueper J, et al. Incidental durotomy during spinal surgery: a multivariate analysis for risk factors. *Spine*. 2014;39:E1339−E1345.

19. Kulkarni AG, Bangalore Kantharajanna S, Dhruv AN. Minimally invasive transforaminal lumbar interbody fusion: an attractive option for select failed backs. *Asian Spine J*. 2018;12:52−58.

20. Khechen B, Haws BE, Patel DV, et al. Comparison of postoperative outcomes between primary MIS TLIF and MIS TLIF with revision decompression. *Spine*. 2019;44:150−156.

21. Kang MS, Park JY, Kim KH, et al. Minimally invasive transforaminal lumbar interbody fusion with unilateral pedicle screw fixation: comparison between primary and revision surgery. *BioMed Res Int*. 2014;2014:919248.

22. Selznick LA, Shamji MF, Isaacs RE. Minimally invasive interbody fusion for revision lumbar surgery: technical feasibility and safety. *J Spinal Disord Tech*. 2009;22:207−213.

23. Miller LE, Bhattacharyya S, Pracyk J. Minimally invasive versus open transforaminal lumbar interbody fusion for single-level degenerative disease: systematic review and meta-analysis of randomized controlled trials. *World Neurosurg*. 2020;133:358−365.

24. Kolcun JPG, Brusko GD, Basil GW, Epstein R, Wang MY. Endoscopic transforaminal lumbar interbody fusion without general anesthesia: operative and clinical outcomes in 100 consecutive patients with a minimum 1-year follow-up. *Neurosurg Focus*. 2019;46:E14.

25. Wang MY, Chang HK, Grossman J. Reduced acute care costs with the ERAS® minimally invasive transforaminal lumbar interbody fusion compared with conventional minimally invasive transforaminal lumbar interbody fusion. *Neurosurgery*. 2018;83:827−834.

26. Holly LT, Foley KT. Image guidance in spine surgery. *Orthop Clin North Am*. 2007;38:451−461; abstract viii.

27. Mason A, Paulsen R, Babuska JM, et al. The accuracy of pedicle screw placement using intraoperative image guidance systems. *J Neurosurg Spine*. 2014;20:196−203.

28. Fichtner J, Hofmann N, Rienmuller A, et al. Revision rate of misplaced pedicle screws of the thoracolumbar spine—comparison of three-dimensional fluoroscopy navigation with freehand placement: a systematic analysis and review of the literature. *World Neurosurg*. 2018;109:e24−e32.

29. Staartjes VE, Klukowska AM, Schroder ML. Pedicle screw revision in robot-guided, navigated, and freehand thoracolumbar instrumentation: a systematic review and meta-analysis. *World Neurosurg*. 2018;116:433−443.e8.

30. Rampersaud YR, Foley KT, Shen AC, Williams S, Solomito M. Radiation exposure to the spine surgeon during fluoroscopically assisted pedicle screw insertion. *Spine*. 2000;25:2637−2645.

31. Hsieh JC, Drazin D, Firempong AO, Pashman R, Johnson JP, Kim TT. Accuracy of intraoperative computed tomography image-guided surgery in placing pedicle and pelvic screws for primary versus revision spine surgery. *Neurosurg Focus*. 2014;36:E2.

32. Janki S, Mulder EEAP, Ijzermans JNM, Khe Tran TC. Ergonomics in the operating room. *Surg Endosc*. 2017;31:2457−2466.

33. Stucky CH, Cromwell KD, Voss RK, et al. Surgeon symptoms, strain, and selections: systematic review and meta-analysis of surgical ergonomics. *Ann Med Surg (Lond)*. 2018;27:1−8.

34. van Det MJ, Meijerink WJ, Hoff C, Totte ER, Pierie JP. Optimal ergonomics for laparoscopic surgery in minimally invasive surgery suites: a review and guidelines. *Surg Endosc*. 2009;23:1279−1285.

35. Yoon JW, Chen RE, Kim EJ, et al. Augmented reality for the surgeon: systematic review. *Int J Med Robot*. 2018;14:e1914.

第 12 章

前路腰椎融合术

PETER SHORTEN，ROBERT J. OWEN，AND DARREL S. BRODKE
申　星　陈星宇　译　程勇泉　郑　帅　审校

章 节 概 要

引言

　　1969 年和 1971 年，Coventry 和 Stauffer 首次报道了应用前路融合术翻修失败的后路手术，其总体效果良好[1-2]。从那时起，我们将前路腰椎椎间融合术（ALIF）用于治疗多种疾病，但与其他椎间融合术，例如后路（PLIF）、经椎间孔（TLIF）和侧路（LLIF）相比，ALIF 的优势仍然存在争议。尤其是近期得到发展和完善的侧方入路腰椎间融合术（LLIF），作为一种微创手术（MIS）越来越受欢迎。ALIF 初次手术与翻修术的适应证在文献中没有明确定义，其应用通常取决于外科医生的喜好以及对入路和疾病的熟悉程度。脊柱翻修术的数量预计将在未来显著增

加[3]，在某些情况下，ALIF 可能会给手术医生提供更好的帮助。

　　腰椎后路翻修术的成功率在文献报道中不尽相同，其比例从 25% 到 92% 不等[4]。在翻修过程中，解剖结构的改变、软组织和神经的瘢痕形成以及对具有支持作用的肌肉组织的反复破坏，可能易于无意导致神经损伤及脊柱功能损害。因此，如果可以避免从后路翻修，从其他的入路来达到手术目的，则具有一定的优势。前路手术的优势有：①可以避开后方的硬膜外瘢痕，从而降低神经损伤的风险；②能几乎完整切除椎间盘组织，包括后方纤维环，从而减少椎间盘突出复发的机会，使融合的表面积最大化；③能完全切除前纵韧带（anterior longitudinal ligament，ALL）、前后纤维环，松解后纵韧带（posterior longitudinal ligament，PLL），有助于维持或恢复矢状面平衡和脊柱骨盆序列参数；④有利于植入大尺寸的、可恢复脊柱前凸的骨移植物或融合器，使接触力广泛分布于终板，最大限度地减少下沉的风险和扩大融合的接触面积。

　　目前关于 ALIF 翻修术的研究相对较少。现有的研究报道的患者群体不同，因此很难得出明确的结论。在腰椎翻修术中考虑 ALIF 的最常见原因包括有症状的节段性假关节、矢状位失平衡、继发于节段异常活动的机械性腰痛或腿痛（即腰椎滑脱 / 不稳症、退行性椎间盘病、邻椎病）和复发性椎间盘突出症。这些主题将会通过相关文献、案例展示以及作者对疾病治疗过程中的重要经验在下面各个章节系统讨论。

治疗腰椎假关节形成的前路腰椎椎间融合术

　　假关节形成是先前脊柱融合手术失败的表现。Heggeness 和 Esses 定义了腰椎假关节形成的分型和

分类，其中最常见的是横向型[5]。对于腰椎假关节的诊断以及翻修术的指征是有争议的。尽管如此，某些症状持续存在且经过长期非手术治疗无效的患者应该接受手术治疗。

腰椎假关节的翻修术目的包括改善生物力学和生物学环境，以最大限度地发挥融合的潜力。当其他方法融合失败时，ALIF 可作为翻修术的备选方案。ALIF 的理论优势在于前柱具有较大的面积进行融合，并具有极好的终板血管分布和移植物的前柱压力负荷[6]。

尽管将 ALIF 用于假关节治疗的研究数量和病例很少，难以得出结论，但目前的文献还是赞同将 ALIF 用于腰椎融合失败患者的理念，特别是初次手术通过后路完成者。某些研究表明 ALIF 治疗后路假关节的融合效果极佳。Mobbs 等[7] 分析了 20 名假关节接受 ALIF 翻修治疗的患者，结果显示融合率达 95%，疼痛和身体状况均有显著改善。Lee 等[4] 报道了 7 名假关节的患者接受 ALIF 和经皮螺钉固定治疗。在他们的研究中，71% 的患者的 Oswestry 残疾指数（ODI）有所改善，86% 和 57% 的患者背痛和腿痛的视觉模拟评分（VAS）均有所改善[4]。Yun 等[8] 报道了 10 名后路 TLIF 或 PLIF 融合后出现假关节的患者接受 ALIF 治疗，融合率达 100%，取得了良好的临床效果。一项研究表明，TLIF 治疗术后假关节的融合率为 81%，当在 ALIF 翻修中加后路螺钉固定时，融合率提高到 88%[9]。

相反，其他一些研究却表明在假关节的翻修中选择行 ALIF 效果不佳。Owens 等[10] 证明，只有 17% 因假关节而接受 ALIF 的患者达到了 ODI 的最小临床重要差异（minimum clinically important difference, MCID），ODI 总体改善不佳或一般。然而，在该项研究中，无论采用何种翻修技术，包括后路脊柱融合、PLIF、前后联合融合或仅有前方支撑的 ALIF，这 60 名患者的翻修不良率都相似。其他研究表明，ALIF 翻修后的融合率低至 33%，术后身体恢复也较差[11]。Albert 等[12] 以他们的病例和治疗腰椎假关节的文献综述作为支持，建议腰椎假关节翻修术最好是施行前后路联合融合术，并指出仅有前方支撑 ALIF 作为假关节的翻修术的效果较差。

在特定情况下，ALIF 在腰椎假关节的翻修术中具有额外的优势，它能适当恢复脊柱序列（即骨盆入射角与腰椎前凸不匹配、T1 骨盆角、腰椎前凸与

矢状位序列）[13]。此外，生物力学研究表明，使用 ALIF 作为 TLIF 后路脊柱融合后出现假关节的翻修术式时，可在不牺牲生物力学稳定性的情况下实现适当的生物力学稳定性和运动范围[14]。Buttermann 等[15] 证明，在 ALIF 治疗假关节时，使用同种异体移植物与自体移植物在融合率、功能和疼痛改善方面同样有效。

总而言之，尽管 ALIF 作为腰椎假关节的翻修术式时具有理论上的优势，但文献中的结果有限且结论存在分歧。这可能在于假关节形成的治疗本身就是一个特殊挑战。

案例说明：假关节

该患者是一名 59 岁女性，既往有胸腰椎侧弯和腰椎管狭窄病史，行 L3～S1 椎板切除术、T3～S1 后路脊柱融合术以及 L4～L5 和 L5～S1 TLIF，以矫正脊柱畸形。目前主诉腰骶交界处疼痛和腿痛逐渐加重，且 L5～S1 假关节，假关节部位的连接棒断裂。行 L5～S1 的 ALIF 翻修术，通过前路替换了 TLIF 的融合器，并重新连接后路脊柱融合内固定装置。最终骨不连部位获得了坚强融合（图 12.1 A～E）。

矫正矢状面畸形的前路腰椎椎间融合术

椎间融合有助于提高融合率并提供前柱支撑，但每种技术矫正矢状面畸形的能力各不相同，也是一个有争议的话题。文献中已经充分证实，矢状位失衡会对患者的临床效果和健康相关的生活质量（HRQL）产生有害影响。矢状垂直轴（sagittal vertical axis，SVA）、骨盆倾斜角（pelvic tilt，PT）和骨盆入射角与腰椎前凸（pelvic incidence-lumbar lordosis，PI-LL）不匹配等均与 HRQL 之间存在很强的相关性[16]，这说明需要对以上参数进行术前评估和术中校正。最近 LL 分布颇受关注，低 LL（L4- 骶骨）本身就是一个关键的衡量标准[17]。尽管文献中关于每种技术对畸形矫正能力存在相互矛盾的证据，但人们普遍认同微创技术不适用于矫正较严重的畸形[18]。

在首次手术中未能恢复良好脊柱骨盆参数将使患者易于预后不佳，最终可能需要进行翻修术以解

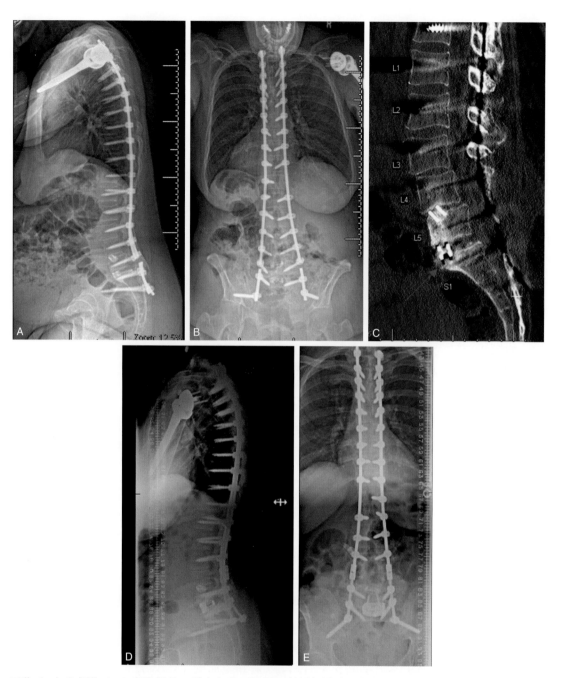

● 图 12.1　正位（A）和侧位（B）脊柱侧凸 X 线和矢状面计算机断层扫描（CT）（C）显示 L5～S1 假关节形成。双侧连接棒在 L5～S1 水平断裂。CT 扫描显示经椎间孔腰椎椎间融合器（红色箭头）周围透明，有假关节形成和缺乏骨连接的证据。术后侧位（D）和正位（E）X 线片显示通过后路脊柱融合与前路 L5～S1 椎间融合来矫正假关节形成。在断棒处通过连接杆将断棒重新修复

决序列失衡的问题。总体趋势表明，此类病例未来可能会愈发普遍[3]，并给脊柱外科医生带来了重大挑战。传统的手术方案仅有后路，这种方法依赖于 Smith-Peterson 截骨、经椎弓根截骨或更高级的三柱截骨术来实现矢状面矫正。据文献报道，首次手术时的并发症发生率高达 58%[19]，这一数字在翻修术中几乎可以肯定会更高。后 – 前 – 后手术，俗称

"540°"融合术，是另一种翻修选择，但自从出现和熟练应用后三柱截骨已不常用。这种更传统的方法首先需要移除先前置入的后路内固定，伴或不伴后路松解或截骨，然后行 ALIF 以改善矢状面畸形，最后重新置入后路内固定以恢复脊柱序列。

研究表明，在无腰椎滑脱的情况下，使用目前大前凸角的 ALIF 融合器行腰椎融合术，能够按照融

合器的前凸角度恢复节段前凸角（segmental lordosis, SL），并有效地从前路恢复 LL[20]。大前凸角 ALIF 融合器还为翻修术中的畸形矫正创造了新的机会，但这个特殊的研究领域目前还处于起步阶段。在一项初步可行性研究中，Kadam 等[21] 研究了在不取出先前置入后路内固定和（或）融合骨块的情况下，松解前纵韧带和植入大前凸角融合器是否可以进行足够的矢状面畸形矫正[21]。他们的手术技术强调大范围显露，以确保完整切除椎间盘和完全松解前纵韧带，并松解后纵韧带（之前植入过 TLIF 或 PLIF cage 的病例除外），使用大叶片终板撑开器逐渐撑开椎间隙，同时折叠手术床以增加前凸，植入 12°、20° 或 30° 的大前凸角 ALIF 融合器，并用螺钉固定以防止融合器脱出。完成 ALIF 后，接着翻修后路内固定以进一步矫正任何残余畸形。共有 20 名患者被纳入影像分析，研究表明所有脊柱骨盆参数统计学上均有显著改善。结果发现使用 12°、20° 和 30° 融合器获得的绝对 SL 的平均值分别为 13.1°、19° 和 22.4°，由此作者得出结论，所有大前凸角融合器都不受后路内固定的影响，且能矫正矢状面畸形。此外，有假关节节段的矫正程度与坚强融合节段的矫正程度之间没有差异。

先前植入的椎间融合装置如果已有可疑融合，并不妨碍将其取出和植入新的融合器。事实上，在这种情况下前路的安全性和良好的矢状面矫正能力正是理想的选择。Janjua 等[13] 报道了 6 名先前接受过 TLIF 和后路内固定术的患者，他们因矢状面失衡和有症状的假关节而需要接受翻修术。作者将原先的植入物取出，并植入大前凸角融合器，术中特别注意保持终板的完整性，结果发现脊柱骨盆参数显著改善。所有患者在前路手术后都接受了后路内固定翻修，其中 66% 的患者需要进行 Ponte 截骨以进一步进行矢状面矫形，但没有人需要进行三柱截骨术。Kadam 等[21] 安全地移除了 9 个 TLIF 融合器，随后重新植入了大前凸角融合器并矫正了矢状面失衡。这些研究表明，移除目标节段先前植入的融合器和重新植入前凸的或者大前凸角融合器，对于恢复适当的矢状面平衡和减少假关节均很重要。

总之，需要以腰椎翻修术矫正矢状面失衡的患者，对脊柱外科医生来说是一项重大挑战。ALIF 在矫正畸形的能力方面与其他技术相比具有一些明显的优势，在应用大前凸角融合器矫正 L4～L5 和 L5～S1 节段时优势更为明显。

案例说明：矫正矢状面畸形

该患者是一名后路 T2- 骨盆脊柱融合术后的 75 岁女性，表现为腰部剧烈疼痛，主诉符合矢状面失衡。检查发现 L4～L5 和 L5～S1 假关节形成，连接棒断裂，内固定装置失败。在 L4～L5 和 L5～S1 进行 ALIF 后，再经后路行脊柱融合内固定翻修，以纠正矢状面失衡并同时处理假关节。新棒以端端连接的方式植入（图 12.2 A～F）。

其他相关适应证：复发性腰椎间盘突出症、腰椎滑脱 / 不稳症、邻椎病和退行性腰椎间盘疾病

复发性腰椎间盘突出症

复发性椎间盘突出症定义为先前进行了椎间盘切除的节段，在症状缓解后椎间盘再次突出，并引起神经压迫症状[22-23]。文献中的再突出率各不相同，从 5% 至 18% 不等[23]，其中近一半发生在初次手术后一年内[24]。复发性椎间盘突出症通常再次采用不融合的显微镜下椎间盘切除术来治疗。然而对于何时需要融合以及哪种技术最有效，脊柱外科医生仍有很大争议[25]。ALIF 和微创椎间盘切除术治疗复发性椎间盘突出症的有效性或并发症尚不清楚，但有限可用的证据表明 ALIF 是一个可行的选择。

在一项文献系统回顾和荟萃分析中，Phan 等[22] 报道了七项 ALIF 治疗复发性腰椎间盘突出症的研究。他们发现 ODI 评分平均提高了 50.5 分，此外腰痛和腿痛的 VAS 评分也分别改善了 4.8 分和 3.7 分，在统计学上有显著的提高。Lee 等[4] 报道，ALIF 和经皮螺钉固定治疗的复发性椎间盘突出症患者获得了类似良好的效果，与术前腿痛和腰痛的 VAS 评分相比全部患者改善超过 50%，86% 的患者 ODI 改善率超过 50%。

腰椎滑脱 / 不稳症

如果首次手术中截骨过多，可能会导致医源性不稳症或腰椎滑脱。虽然这可能不会立即导致手术节段过度活动，但随着时间的推移和进一步退变，可能会引起腰痛和（或）下肢放射痛。此时可能需

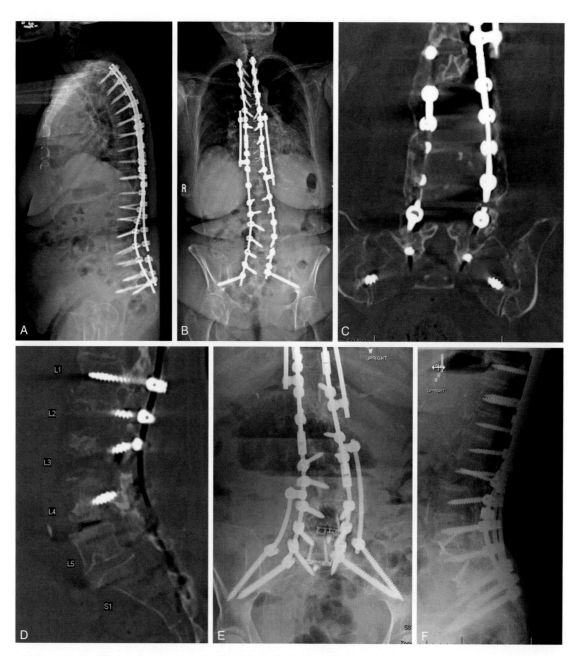

● 图 12.2 侧位（A）和正位（AP）（B）站立位脊柱侧弯 X 线片以及冠状位（C）和矢状位（D）计算机断层扫描（CT）显示 L4～L5 和 L5～S1 假关节形成和 L4～S1 水平局限性后凸导致矢状面失衡。双侧连接棒在 L4～L5 水平断裂。在 L4～L5 和 L5～S1 处注意到缺乏骨桥连接，此外在 L4～L5 水平的仰卧 CT 扫描中观察到椎间盘真空征，这是退行性椎间盘疾病患者比较常见的现象。在站立侧向脊柱侧弯 X 线片上测量出 11 cm 的正矢状平衡。术后直立正位（E）和侧位（F）X 线显示后路脊柱融合与 L4～L5 和 L5～S1 前路腰椎间融合术（ALIFS）与超前凸 15° 融合器用于矫正矢状面畸形以及假关节形成修复。在假关节形成水平以端端连接的方式更换连接棒，并放置额外的腰盆卫星杆以增加结构支撑。通过两节段 ALIF，L4～S1 局限性后凸水平实现了显著的脊柱前凸增加和矢状面矫正

要进行翻修术。Lee 等[4] 发现在 14 名接受 ALIF 和经皮螺钉治疗腰椎不稳症及腰椎滑脱的患者中，93% 的患者腰痛和腿痛的 VAS 评分有显著改善，73% 的患者有显著的功能改善。Duggal 等[26] 分析了 33 名因后路手术失败而接受 ALIF 的患者，发现腰痛、腿痛和功能状态分别改善了 76%、80% 和 67%。他们发现，与因退行性椎间盘疾病（degenerative disc disease, DDD）进行翻修术的患者相比，针对腰椎不稳症及腰椎滑脱进行翻修术的腿痛、腰痛以及功能改善情况明显更好。

邻椎病

我们知道邻椎病（adjacent segment disease，ASD）是一种脊柱融合术后的长期并发症。脊柱节段的融合导致头端和尾端相邻节段过度活动和椎间盘内压力增加[27]。生物力学应力增加导致融合节段上方和（或）下方的椎间盘退变，并伴有椎管狭窄、椎间盘突出、小关节退变[27-28]。虽然尚未开展 ALIF 治疗 ASD 的临床研究，但它可能是重建矢状面平衡的合适选择，必须根据具体病例加以考虑。

退行性腰椎间盘疾病

DDD 的具体诊断标准尚未达成共识，这使得其研究具有挑战性。患者通常以腰痛为主，弯腰、久坐和站立时会加剧，但也常伴有下肢疼痛。Lee 等[4]分析了一组在腰椎后路手术失败后接受了 ALIF 的患者。在诊断为 DDD 的 17 名患者中，68% 的患者 ODI 评分显著改善，64% 患者的背痛和 72% 患者的腿痛 VAS 评分有显著改善。Barrick 等[29]报道了 20 例既往行腰椎后外侧融合术后，因相同节段椎间盘源性腰痛行 ALIF 治疗的患者，满意度为 89%。文献中很少有其他研究着眼于使用 ALIF 补救和翻修疑似的 DDD，但它们的方法、诊断标准的不同和病例数量较小而无法得出任何明确的结论。

案例说明：前路腰椎间融合术治疗伴有神经症状的邻椎病

该患者是一名 60 岁男性，行 L4 ～ L5 减压和后路 TLIF 术治疗腰椎管狭窄伴神经根病后 5 年，表现为双侧 L5 神经根症状、ASD 伴 L5 ～ S1 椎间盘退变、L5 ～ S1 双侧侧隐窝和神经孔狭窄，保守治疗失败。手术方案为 L5 ～ S1 ALIF 翻修术、L4 ～ S1 后路融合和 L5 ～ S1 后路减压术（图 12.3）。

风险和并发症

尽管在腰椎翻修术中前方入路有许多潜在的优势，但许多并发症亦与该技术相关，必须具体情况具体分析。既往的腹部手术、血管变异或闭塞、血管明显钙化，以及血管尤其是静脉与脊柱前方存在

潜在的粘连是 ALIF 必须谨慎注意的情况。既往在同一节段或相邻节段进行过前路脊柱手术是前路翻修的相对禁忌证。Smith 等[30]报道称，在显露时，脊柱外科医生与"入路外科医生"相比，术中并发症发生率没有显著差异；但是，在某些情况下，尤其是前部存在明显瘢痕时，需要寻求专业人士的帮助。

文献中没有关于前路翻修术并发症的具体数据，但有大量关于这种入路在初次手术后各种并发症的报道。由于这种方法经常在翻修术中初次使用，因此并发症情况在理论上是与之类似的。在分析文献时，另一个混杂因素是进入腰椎前方的各种途径，包括经腹膜后、经腹膜、开放、微开放和腹腔镜。开放和微开放之间的区别并非泾渭分明，因为关于这两者的许多研究都没有提供合适的定义。无论使用哪种方法，都存在一系列相同的并发症，包括逆行射精、血管损伤、泌尿系统损伤、腹壁或肌肉损伤以及感染。也可能发生与植入物相关的并发症，包括植入物或移植物移位、下沉、塌陷、脱出和假关节形成。

前路手术并发症的总体发生率范围很广，从 2% 到 49% 不等[31-32]。在对前路腰椎手术并发症的系统回顾和荟萃分析中，Bateman 等报道了[33]术中并发症发生率为 9.1%，术后并发症发生率为 5.2%，总体并发症发生率为 14.1%。静脉损伤是最常见的术中并发症，发生率为 3.2%，其次是逆行射精，发生率为 2.7%。静脉损伤主要发生在大血管牵拉过程中，包括髂总静脉、下腔静脉和髂腰静脉的损伤。神经损伤，包括术中损伤和术后交感神经功能障碍或一过性神经压迫，发生率为 2%。1.7% 的患者发生移植物或融合器移位，1.4% 的患者出现术后肠梗阻。其他的并发症，包括动脉损伤、输尿管 / 膀胱损伤、硬脊膜撕裂、腹膜损伤、深静脉血栓形成、动脉血栓形成和切口疝等，发生率不到 1%。

移植物下沉是椎间融合的并发症之一，但很少有研究报道下沉率。Rao 等[34]的 147 名患者队列研究中，下沉率为 10.2%，都发生在术后 6 周以后，并且没有影响患者的疗效或融合率。

推荐方案

ALIF 为许多以前未进行前路手术的腰椎翻修术提供了一个很好的选择。这是我们翻修后路 L5 ～ S1 融合失败的首选方法。我们的标准方法是 L5 ～ S1

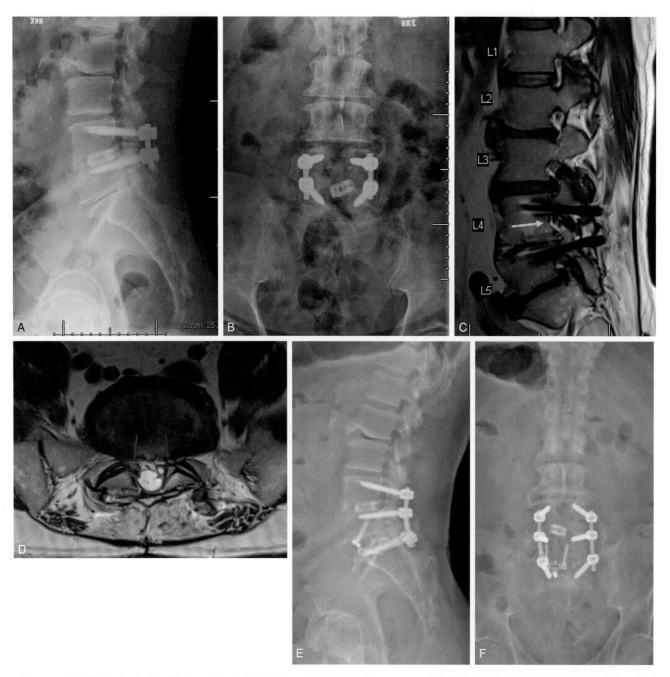

● **图 12.3**　术前侧位（**A**）和正位（AP）（**B**）站立腰椎 X 线片显示先前 L4 ～ L5 后路脊柱融合与经椎间孔腰椎椎间融合，随后 L5 ～ S1 椎间盘退变、身高下降和脊椎病。L5 ～ S1 的矢状旁（**C**）和轴向（**D**）磁共振成像切割显示 L5 ～ S1 神经孔［黄色箭头，（**C**）］和侧隐窝［红色箭头，（**D**）］狭窄。术后侧位（**E**）和正位（**F**）站立腰椎 X 线显示，通过 L5 ～ S1 前路椎间融合术与 L4 ～ S1 后路减压、融合翻修术，神经孔减压良好，椎间盘高度和腰椎前凸增加满意

节段通过 Pfannenstiel 切口行左侧腹膜后入路，而 L4 ～ L5 节段则选择更高位的横向皮肤切口。患者仰卧在可透过射线的手术台上，膝盖垫在枕头上略微弯曲。这可以避免牵拉腰大肌和髂血管。对于 L3 ～ L4 及以上节段，ALIF 应选择左侧更靠侧方的切口。身体用真空塑形袋固定，膝盖也要略微弯曲。采用腹膜后入路时需将腹部内容物推出术野，但有时需要采用经腹膜入路。确定了脊柱位置后，需要游离并保护髂血管。应避免长时间过度牵拉髂血管，并用脉搏血氧仪监测左下肢血流。小心完整地切除椎间盘，只留下外侧的纤维环。终板处理按标准操作完成。有时需要专门的终板撑开器，以提供操作空间，同时恢复已丢失的腰椎前凸。我们建议医生站在撑开器的对侧进行操作。

在椎间盘切除术完成并取出原来的椎间融合装置或材料后，通常使用融合器或同种异体骨支撑和稳定前部。我们最常用的是有不同前凸角度的钛融合器。融合器的选择应当基于疾病、可用空间和预期的活动度。当进行畸形矫正手术时，在 L5～S1 水平最常使用20°～30°的大前凸角融合器，在 L5～S1 以上水平使用前凸角度较小的植入物。对于没有明显脊柱畸形的椎间孔减压，更适合使用后部高度更高的和相应前凸角较小（10°～15°）的融合器，当然因节段而异。我们更喜欢使用内置螺钉固定的融合器，特别是大前凸角融合器移位的风险更高。对于融合材料，最常用的是髂嵴或骨形态发生蛋白（BMP）（美敦力，明尼阿波利斯，明尼苏达州）和同种异体骨。

结论

总而言之，自从 ALIF 出现以来，外科医生已将其用于本章详述的各种腰椎疾病，文献中报道了其良好的效果。尽管如此，在翻修术中使用 ALIF 的指征尚未明确，其使用取决于外科医生的偏好、对术式的熟悉程度以及特定的疾病。作者阐述了 ALIF 在翻修术中的几个关键适应证，即腰椎假关节、矢状面畸形矫正，并在 DDD、复发性椎间盘突出症和 ASD 中进行了简述。除了前路腰椎手术时出现的常规风险之外，翻修术还存在独有的风险，这些都是需要考虑的关键。如果使用得当，ALIF 翻修既往失败的腰椎手术具有一定优势，可以帮助外科医生处理极具挑战性的病例，其优势在于通过一次手术解决多个不同的问题。我们应继续开展 ALIF 应用于翻修术的研究，重点是制订更明确的适应证。

参考文献

1. Coventry MB, Stauffer RN. *The Multiply Operated Back. American Academy of Orthopaedic Surgeons. Symposium of the Spine.* St. Louis: C.V. Mosby; 1969:132–142.
2. Stauffer RN, Coventry MB. A rational approach to failures of lumbar disc surgery: the orthopedist's approach. *Orthop Clin North Am.* 1971;2:533–542.
3. Rajaee SS, Kanim LEA, Bae HW. National trends in revision spinal fusion in the USA: patient characteristics and complications. *Bone Joint J.* 2014;96-B:807–816.
4. Lee SH, Kang BK, Jeon SH, et al. Revision surgery of the lumbar spine: anterior lumbar interbody fusion followed by percutaneous pedicle screw fixation. *J Neurosurg Spine.* 2006;5:228–233.
5. Heggeness MH, Esses SI. Classification of pseudarthroses of the lumbar spine. *Spine.* 1991;16(8 suppl):S449–S454.
6. Etminan M, Girardi FP, Khan SN, et al. Revision strategies for lumbar pseudarthrosis. *Orthop Clin North Am.* 2002;33:381–392.
7. Mobbs RJ, Phan K, Thayaparan GK, Rao PJ. Anterior lumbar interbody fusion as a salvage technique for pseudarthrosis following posterior lumbar fusion surgery. *Global Spine J.* 2016;6:14–20.
8. Yun DJ, Yu JW, Jeon SH, et al. Salvage anterior lumbar interbody fusion for pseudarthrosis after posterior or transforaminal lumbar interbody fusion: a review of 10 patients. *World Neurosurg.* 2018;111:e746–e755.
9. Vargas-Soto HA, Mehbod A, Mullaney KJ, et al. Salvage procedures for pseudarthrosis after transforaminal lumbar interbody fusion (TLIF)-anterior-only versus anterior-posterior surgery: a clinical and radiological outcome study. *J Surg Orthop Adv.* 2009;18:200–204.
10. Owens RK, Djurasovic M, Crawford CH, et al. Impact of surgical approach on clinical outcomes in the treatment of lumbar pseudarthrosis. *Global Spine J.* 2016;6:786–791.
11. Lauerman WC, Bradford DS, Ogilvie JW, et al. Results of lumbar pseudarthrosis repair. *J Spinal Disord.* 1992;5:149–157.
12. Albert TJ, Pinto M, Denis F. Management of symptomatic lumbar pseudarthrosis with anteroposterior fusion. A functional and radiographic outcome study. *Spine.* 2000;25:123–129.
13. Janjua MB, Ackshota N, Arlet V. Technical consideration for TLIF cage retrieval and deformity correction with anterior interbody fusion in lumbar revision surgeries. *Spine Deform.* 2019;7:633–640.
14. Ploumis A, Wu C, Mehbod A, et al. Revision of transforaminal lumbar interbody fusion using anterior lumbar interbody fusion: a biomechanical study in nonosteoporotic bone. *J Neurosurg Spine.* 2010;12:82–87.
15. Buttermann GR, Glazer PA, Hu SS. Revision of failed lumbar fusions. A comparison of anterior autograft and allograft. *Spine.* 1997;22:2748–2755.
16. Schwab FJ, Blondel B, Bess S. Radiographical spinopelvic parameters and disability in the setting of adult spinal deformity: a prospective multicenter analysis. *Spine.* 2013;38:e803–e812.
17. Boissière L, Vital JM, Aunoble S, et al. Lumbo-pelvic related indexes: impact on adult spinal deformity surgery. *Eur Spine J.* 2015;24:1212–1218.
18. Mummaneni PV, Shaffrey CI, Lenke LG, et al. The minimally invasive spinal deformity surgery algorithm: a reproducible rational framework for decision making in minimally invasive spinal deformity surgery. *Neurosurg Focus.* 2014;36:E6.
19. Norton RP, Bianco K, Lafage V, et al. Complications and inter-center variability of three-column resection osteotomies for spinal deformity surgery: a retrospective review of 423 patients. *Evid Based Spine Care J.* 2013;4:157–159.
20. Saville PA, Kadam AB, Smith HE, et al. Anterior hyperlordotic cages: early experience and radiographic results. *J Neurosurg Spine.* 2016;25:713–719.
21. Kadam A, Wigner N, Saville P, et al. Overpowering posterior lumbar instrumentation and fusion with hyperlordotic anterior lumbar interbody cages followed by posterior revision: a preliminary feasibility study. *J Neurosurg Spine.* 2017;27:650–660.
22. Phan K, Lackey A, Chang N, et al. Anterior lumbar interbody fusion as an option for recurrent disc herniations: a systematic review and meta-analysis. *J Spine Surg.* 2017;3:587–595.

23. Hlubeck RJ, Mundis JM Jr. Treatment for recurrent lumbar disc herniation. *Curr Rev Musculoskelet Med*. 2019;10:517−520.

24. McGirt MJ, Eustacchio S, Varga P, et al. A prospective cohort study of close interval computed tomography and magnetic resonance imaging after primary lumbar discectomy: factors associated with recurrent disc herniation and disc height loss. *Spine*. 2009;34:2044−2051.

25. Mroz TE, Lubelski D, Williams SK, et al. Differences in the surgical treatment of recurrent lumbar disc herniation among spine surgeons in the United States. *Spine J*. 2014;14:2334−2343.

26. Duggal N, Mendionodo I, Pares HR, et al. Anterior lumbar interbody fusion for treatment of failed back surgery syndrome: an outcome analysis. *Neurosurgery*. 2004;54:636−643.

27. Park P, Garton HJ, Gala VC, et al. Adjacent segment disease after lumbar or lumbosacral fusion: review of the literature. *Spine*. 2004;29:1938−1944.

28. Whitecloud TS 3rd, Davis JM, Olive PM. Operative treatment of the degenerated segment adjacent to a lumbar fusion. *Spine*. 1994;19:531−536.

29. Barrick WT, Schofferman JA, Reynolds JB, et al. Anterior lumbar fusion improves discogenic pain at levels of prior posterolateral fusion. *Spine*. 2000;25:853−857.

30. Smith MW, Rahn KA, Shugart RM, et al. Comparison of perioperative parameters and complications observed in the anterior exposure of the lumbar spine by a spine surgeon with and without the assistance of an access surgeon. *Spine J*. 2011;11:389−394.

31. Schroeder KM, Zahed C, Andrei AC, et al. Epidural anesthesia as a novel anesthetic technique for anterior lumbar interbody fusion. *J Clin Anesth*. 2011;23:521−526.

32. Saraph V, Lerch C, Walochnik N, et al. Comparison of conventional versus minimally invasive extraperitoneal approach for anterior lumbar interbody fusion. *Eur Spine J*. 2004;13:425−431.

33. Bateman DK, Millhouse PW, Shahi N, et al. Anterior lumbar spine surgery: a systematic review and meta-analysis of associated complications. *Spine J*. 2015;15:1118−1132.

34. Rao PJ, Phan K, Giang G, et al. Subsidence following anterior lumbar interbody fusion: a prospective study. *J Spine Surg*. 2017;3:168−175.

第 13 章

经椎间孔腰椎融合翻修术

BRENTON PENNICOOKE，KAMAL KOLLURI，ARATI B. PATEL，LEE A. TAN，AND PRAVEEN V. MUMMANENI

申　星　黄俊龙　译　程勇泉　郑　帅　审校

章 节 概 要

引言

随着人口的老龄化，腰椎退行性疾病逐步增多，腰椎择期手术数量也随之增加[1]。同时，由于患者在初次手术后症状复发或出现邻椎病，腰椎翻修手术的数量也逐步增多[2-5]。经椎间孔腰椎间融合术（TLIF）是一种通过后外侧入路以实现椎间融合的技术，对硬脊膜和神经根的处置较少。经椎间孔入路可经出口神经根腋部的 Kambin 三角进入椎间隙。

当患者出现新发或复发症状，即 TLIF 失败后可能需要进行翻修术[6]。详细的体检和病史有助于评估前次腰椎手术后复发或持续疼痛的潜在原因。有证据表明，翻修术可以改善与健康相关的生活质量[7]。因此有必要确定 TLIF 术后未融合的病例，并为其提供翻修术。例如，既往腰椎融合手术后不久即出现机械性背痛，可能提示融合器移位[8]。此外，既往融合术后不久出现非机械性腰痛伴全身症状（如发热、体重减轻或寒战），可能提示与融合器相关的手术部位感染。另外，初次腰椎融合手术后数月至数年的复发性疼痛或新发进行性肌无力，可能提示假关节形成或邻近节段狭窄[9]。在本章中，我们将讨论 TLIF 失败的补救方法，并讨论 TLIF 如何用于治疗既往腰椎手术后的进展性脊柱疾病。

假关节、下沉和融合器移位

通过 Kambin 三角区经椎间孔间隙植入的椎间融合器通常比经前路或外侧入路植入的融合器小[10]，因此 TLIF 融合器可能导致假关节形成，或融合器下沉至邻近的椎体终板[11]。TLIF 手术失败的常见原因是融合器过小、融合器下沉到终板内、融合器向后方移位至神经根或硬膜囊及假关节形成[12]。可以采用各种入路来挽救 TILF 手术的失败节段，包括前路、后路和侧路。所有入路都是为了移除或重新放置先前植入的融合器，增加椎间盘和椎间孔的高度，以达到神经根减压、提高翻修节段融合率的目的。

前路经椎间孔腰椎间融合翻修术

前路手术提供了一个更清晰、广泛的视野，可以直接取出植入的 TLIF 融合器，并植入一个更大的前路融合器[13-14]。前路融合器也允许融合器和终板之间有更大的接触面积，以减少翻修后融合器下沉的风险。使用前路腰椎椎间（ALIF）融合器翻修 TLIF 已被证明具有生物力学上的良好效果[15]。单纯前路与直接前路结合后路探查并修复假关节的融合率非常相似，分别为 81% 和 88%[16]。正如在下文病例 1 中所看到的，前后联合入路手术可以用以修复 TLIF 术后假关节。图 13.1 显示椎间融合器没有形成坚强的融合，导致可扩张融合器塌陷和椎弓根螺钉

病例 1

融合器失效（可扩张融合器塌陷导致神经症状）

　　一名 37 岁男性再次出现腰痛和右下肢放射痛，检查发现其可扩张 TLIF 融合器塌陷和右侧 S1 螺钉断裂（图 13.1）。行前路 L5 ～ S1 手术，取出塌陷的融合器并植入大号前路椎间融合器，取出后路内固定并更换钛棒和螺钉。

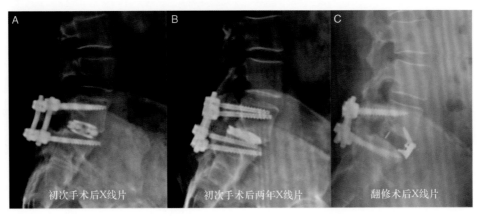

● **图 13.1** （**A**）术后 X 线片显示完整的可扩张经椎间孔腰椎融合术（TLIF）融合器；（**B**）随访 X 线片显示可扩张 TLIF 融合器塌陷伴假关节和右侧 S1 螺钉断裂（红色星号）；（**C**）术后 X 线片：经前路取出塌陷 TLIF 融合器、植入新的前路融合器和后路螺钉翻修的手术

断裂。对于 ALIF，可以先切除残余的椎间盘，然后取出未融合的 TLIF 融合器。TLIF 融合器可以整块取出，也可以通过截骨和 Leksell 咬骨钳分块切除。

　　ALIF 入路出现潜在并发症，如逆行射精、阳痿和腹膜后纤维化的可能性很小[17]。因此，建议术前与年轻男性患者讨论此类风险[18]。

后路经椎间孔腰椎间融合翻修术

　　有两种方法可经后入路翻修 TLIF，以便植入新的椎间融合器达到融合目的。第一种方法是采用同侧经椎间孔入路取出先前的椎间融合器并植入新的椎间融合器，如下文病例 2 所示[19]。这种方法的优点是需要更换未融合的椎间融合器。如图 13.2 所示，同侧经椎间孔入路可用于翻修移位的 TLIF 融合器。此外，如果需要进一步的补救 / 翻修手术，这种入路保持了对侧结构的完整性。然而原手术区域在神经根和椎间盘周围通常有大量的瘢痕和纤维组织，需要分离这些瘢痕组织才能重新进入椎间隙。分离这些瘢痕组织时硬脊膜撕裂的风险较高。因此，对于在同侧经椎间孔通道上有大量瘢痕组织而没有安全间隙，或在首次手术期间发生过硬脊膜撕裂的患者，不建议采用同侧入路。

　　第二种选项是通过对侧 TLIF 入路植入新的融合器（如下文中病例 3 所示）。该方法具有通过新的椎间孔进入椎间隙的明显优势。因此分离的瘢痕组织较少，硬脊膜撕裂风险较低。将对侧纤维环切开后，可在之前植入的融合器附近植入新的融合器（图 13.3）。此外，植入新的融合器还可将先前植入的融合器推到理想的位置。

　　单纯的后路翻修术的围术期并发症风险较高，如硬脊膜撕裂、神经损伤和有症状的神经功能障碍[20]。以往的研究显示，后路脊柱翻修手术（8.1%）与首次后路脊柱融合手术（1% ～ 3.1%）相比，硬脊膜撕裂的发生率更高[21]。然而也有证据显示，有经验的脊柱外科医生可显著降低这些并发症的发生率[22]。

侧路经椎间孔腰椎间融合翻修术

　　最后，TLIF 融合术失败可以通过外侧入路进行翻修。置入侧方撑开器后，切开纤维环。使用带角度的刮匙和咬骨钳取出 TLIF 融合器，通常一整块地

病例 2

融合器移位和假关节形成

61 岁男性，既往接受 L2 ～ S1 后路内固定融合和 L2 ～ L3 TLIF，发现 TLIF 融合器向后移位（图 13.2）。经同侧取出移位的融合器，植入一个更大的新融合器，同时 L1 ～ L2 植入新的 TLIF 融合器，融合节段下延到骨盆。

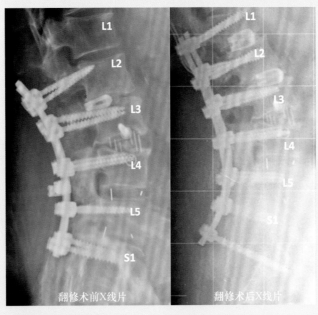

• 图 13.2　翻修术术前与术后 X 片：经同侧取出移位的 L2 ～ L3 经椎间孔腰椎间融合术（TLIF）融合器（红色星号），更换 L2 ～ L3 融合器，L1 ～ L2 植入新的 TLIF 融合器

取出。随后植入大号侧方椎间融合器。外侧入路对于首次经椎间孔融合器植入时偏向一侧的 TLIF 融合器的翻修特别有用。因此，侧方入路通道将从同侧进入，以便在切开纤维环后直接到达融合器。换句话说，如果 TLIF 椎间盘融合器偏向椎间隙左侧，则应采用左外侧入路。如果 TLIF 椎间盘融合器偏向椎间隙右侧，则可采用右外侧入路。

既往减压术后相邻节段狭窄、复发性腰椎间盘突出 / 椎间盘切除翻修或腰椎不稳

如病例 4 所示，TLIF 是一种很实用的治疗进展性退行性疾病的翻修术方法，如图 13.4 所示的邻近节段狭窄。TLIF 的后外侧入路具有规避后部瘢痕组织和硬膜外纤维化的优点[23]，而直接分离这些组织

很可能导致硬脊膜撕裂。

既往腰椎融合后因邻近节段狭窄的再手术率为 4.4% ～ 7.4%[24]。通常需要进行减压及融合内固定，以充分减压相邻的狭窄或滑脱节段，同时稳定节段以维持神经减压状态，如病例 4 和图 13.5 所示。此外，在治疗邻椎病时，TLIF 较单纯后外侧融合可提高融合率[25]。TLIF 可实现完整的关节突关节切除，充分减压走行根和出口根，并以椎间融合器实现前柱融合。

TLIF 术式可有效治疗复发性腰椎间盘突出症。研究证实，TLIF 术后疼痛、功能障碍和生活质量均得到改善[26-30]。最后，如病例 5 和图 13.7 所示，TLIF 提供了一种补救性手术方案，以稳定既往减压手术导致关节突破坏引起的脊柱失稳。在这些患者中，可以用腰椎动力位 X 线片确认是否存在脊柱滑脱，如图 13.6 所示。

病例 3

假关节形成和后路螺钉断裂

44 岁女性，因病理性肥胖就诊，既往使用聚醚醚酮（PEEK）椎间融合器行左侧 L5 ~ S1 TLIF，随后出现假关节（图 13.3）。患者接受了右侧 L5 ~ S1 TLIF，术中使用钛质融合器，并对椎弓根螺钉进行了翻修。

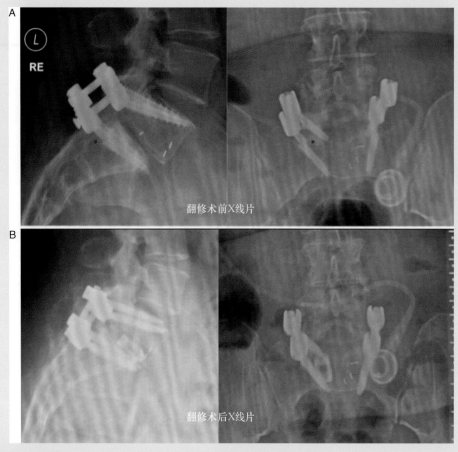

● **图 13.3** 术前和术后 X 线片。（**A**）术前 X 线片显示螺钉断裂（红色星号）；（**B**）术后 X 线片显示植入了新的钛质经椎间孔腰椎椎间融合器和翻修了后路螺钉。术前和术后正位 X 线片右侧可见患者所佩戴支具的环形螺纹

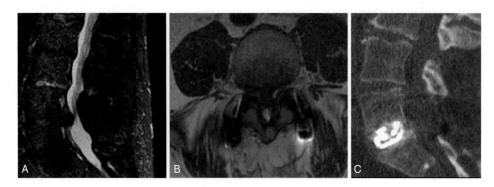

● **图 13.4** （**A**）腰椎磁共振（MR）矢状位 T2 加权图像显示既往的 L5 ~ S1 融合节段上方的 L4 ~ L5 中央椎管狭窄；（**B**）腰椎 MR 轴位 T2 加权像显示 L4 ~ L5 中央椎管狭窄；（**C**）腰椎 CT 矢状位，显示既往 L5 ~ S1 植入的可扩张型椎间融合器和 L4 较 L5 向后滑脱

病例 4

经椎间孔腰椎融合术后邻近节段狭窄

63 岁的男性患者，几年前行 L5 ～ S1 TLIF，出现神经源性跛行和 L4 ～ L5 邻近节段狭窄（图 13.5）。

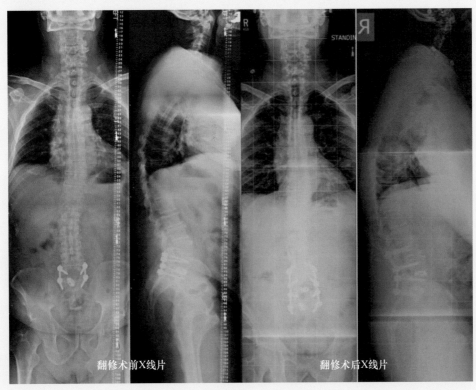

翻修术前X线片　　　　翻修术后X线片

● 图 13.5　邻近节段经椎间孔腰椎间融合翻修术，其术前和术后站立位脊柱全长 X 线片

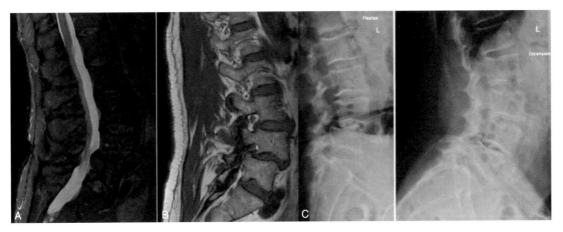

● 图 13.6　术前中线 T2 加权腰椎磁共振成像（MRI）和（B）右侧矢状窦旁 T1 加权 MRI，显示 1 级椎体滑脱伴椎间孔狭窄；（C）屈 / 伸位 X 线片显示相对于后伸时，屈曲时椎体滑脱

病例 5

既往减压术后椎体滑脱

79 岁男性患者，既往接受过 L4～L5 微创半椎板切除术，目前出现持续性右腿疼痛和 L4～L5 可动的滑脱（图 13.7）。

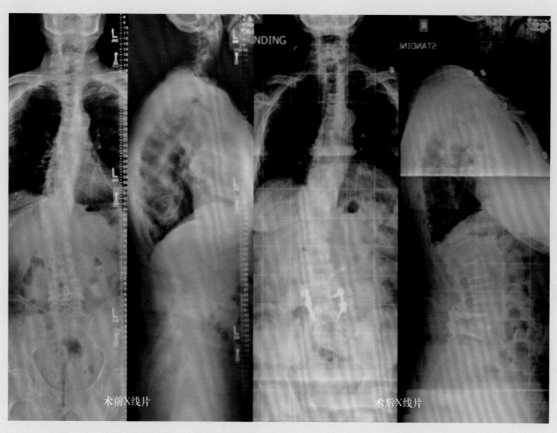

术前X线片　　　　　　　　　　　　　　　术后X线片

• 图 13.7　翻修减压融合、经椎间孔腰椎椎间融合术，其术前和术后站立位脊柱全长 X 线片

开放与微创手术的注意事项

微创（MI）-TLIF 是一种有效的腰椎翻修术，与开放 TLIF 相比，通过减少肌肉剥离[31]、术中失血量，缩短下床活动时间和住院时间，将围术期的疼痛降到最低[29]。此外，外科医生经此术式可通过不同的通道固定脊柱，而不必分离先前的后正中腰椎手术瘢痕[31]。此外，已证实 MI-TLIF 的邻近节段再手术率低于开放 TLIF[32]。

在一项比较 MI-TLIF 和开放 TLIF 的研究中，微创手术的术中和围术期失血量明显更少，术后第 2 天疼痛视觉模拟评分也更低[33]。尽管该研究显示开放 TLIF 组和 MI-TLIF 组硬脊膜撕裂的病例数相似，但对微创腰椎融合术经验有限的外科医生，硬脊膜撕裂等并发症发生率可能会更高[34]。因此，在考虑采用开放 TLIF 还是 MI-TLIF 的腰椎翻修术时，应着重权衡外科医生的 MI-TLIF 手术经验。此外，MI-TLIF 翻修术的 X 线照射时间和整体手术时间通常比开放 TLIF 更长[31]。

并发症

腰椎翻修术并不一定预示着较高的并发症风险[35]。在一项纳入 14 873 例患者的回顾性队列研究中，腰椎后路融合翻修术没有显著增加并发症或再入院的风险[35]。然而与行首次手术的患者相比，行翻修术的患者术中输血更多[35]。其他研究显示，既往接受过两次或多次腰椎减压术的患者，其硬脊膜撕裂和神经损伤风险升高[31]。一项研究发现，与首次 TLIF 手术每个节段 3.7% 的硬脊膜撕裂发生率相比，TLIF 翻修术的发生率为 6.5%[36]。此外，另一项研究发现，接受 TLIF 翻修的患者发生硬脊膜撕裂的可能性增加了 1.75 倍[37]。翻修 TLIF 和首次 TLIF 的感染发生率无差异[37]。

参考文献

1. Pannell WC, Savin DD, Scott TP, Wang JC, Daubs MD. Trends in the surgical treatment of lumbar spine disease in the United States. *Spine J.* 2015;15:1719−1727.

2. Martin BI, Deyo RA, Mirza SK, et al. Expenditures and health status among adults with back and neck problems. *JAMA.* 2008;299:656−664.

3. Deyo RA, Gray DT, Kreuter W, Mirza S, Martin BI. United States trends in lumbar fusion surgery for degenerative conditions. *Spine.* 2005;30:1441−1445.

4. Finnegan WJ, Fenlin J, Marvel J, Nardini R, Rothman R. Results of surgical intervention in the symptomatic multiply-operated back patient. Analysis of sixty-seven cases followed for three to seven years. *J Bone Joint Surg Am.* 1979;61:1077−1082.

5. Waddell G, Kummel E, Lotto W, Graham J, Hall H, McCulloch J. Failed lumbar disc surgery and repeat surgery following industrial injuries. *J Bone Joint Surg Am.* 1979;61:201−207.

6. Kim SS, Michelsen CB. Revision surgery for failed back surgery syndrome. *Spine.* 1992;17:957−960.

7. Djurasovic M, Glassman SD, Howard JM, Copay AG, Carreon LY. Health-related quality of life improvements in patients undergoing lumbar spinal fusion as a revision surgery. *Spine.* 2011;36:269−276.

8. Elgafy H, Vaccaro AR, Chapman JR, Dvorak MF. Rationale of revision lumbar spine surgery. *Glob Spine J.* 2012;2:7−14.

9. Lawrence BD, Wang J, Arnold PM, Hermsmeyer J, Norvell DC, Brodke DS. Predicting the risk of adjacent segment pathology after lumbar fusion: a systematic review. *Spine.* 2012;37:S123−S132.

10. Sun C, Wang H, Jiang J, Lu F, Ma X, Xia X. Length of lumbar interbody cage using radiological measurements of Chinese endplates and the apophyseal ring. *World Neurosurg.* 2018;116: e1204−e1213.

11. Corniola MV, Jägersberg M, Stienen MN, Gautschi OP. Complete cage migration/subsidence into the adjacent vertebral body after posterior lumbar interbody fusion. *J Clin Neurosci.* 2015;22: 597−598.

12. Heim SE, Abitbol JJ. Complications and strategies for salvage of intervertebral fixation devices. *Orthop Clin North Am.* 2002;33: 393−402.

13. Hozumi T, Orita S, Inage K, et al. Successful salvage surgery for failed transforaminal lumbosacral interbody fusion using the anterior transperitoneal approach. *Clin Case Rep.* 2016;4:477.

14. Janjua MB, Ackshota N, Arlet V. Technical consideration for TLIF cage retrieval and deformity correction with anterior interbody fusion in lumbar revision surgeries. *Spine Deform.* 2019;7:633−640.

15. Ploumis A, Wu C, Mehbod A, et al. Revision of transforaminal lumbar interbody fusion using anterior lumbar interbody fusion: a biomechanical study in nonosteoporotic bone. *J Neurosurg Spine.* 2010;12:82−87.

16. Vargas-Soto HA, Mehbod A, Mullaney KJ, et al. Salvage procedures for pseudarthrosis after transforaminal lumbar interbody fusion (TLIF)-anterior-only versus anterior-posterior surgery: a clinical and radiological outcome study. *J Surg Orthop Adv.* 2009;18:200−204.

17. Sasso RC, Burkus JK, LeHuec J-C. Retrograde ejaculation after anterior lumbar interbody fusion: transperitoneal versus retroperitoneal exposure. *Spine.* 2003;28:1023−1026.

18. Gumbs AA, Hanan S, Yue JJ, Shah RV, Sumpio B. Revision open anterior approaches for spine procedures. *Spine J.* 2007;7:280−285.

19. Aoki Y, Yamagata M, Nakajima F, Ikeda Y, Takahashi K. Posterior migration of fusion cages in degenerative lumbar disease treated with transforaminal lumbar interbody fusion: a report of three patients. *Spine.* 2009;34:E54−E58.

20. Wetzel FT, LaRocca H. The failed posterior lumbar interbody fusion. *Spine.* 1991;16:839−845.

21. Cammisa FP Jr, Girardi FP, Sangani PK, Parvataneni HK, Cadag S, Sandhu HS. Incidental durotomy in spine surgery. *Spine.* 2000;25:2663−2667.

22. Khan IS, Sonig A, Thakur JD, Bollam P, Nanda A. Perioperative complications in patients undergoing open transforaminal lumbar interbody fusion as a revision surgery. *J Neurosurg Spine.* 2013;18:260−264.

23. Holly LT, Schwender JD, Rouben DP, Foley KT. Minimally invasive transforaminal lumbar interbody fusion: indications, technique, and complications. *Neurosurg Focus.* 2006;20:1−5.

24. Radcliff K, Curry P, Hilibrand A, et al. Risk for adjacent segment and same segment reoperation after surgery for lumbar stenosis: a subgroup analysis of the Spine Patient Outcomes Research Trial (SPORT). *Spine.* 2013;38:531.

25. Glassman SD, Carreon LY, Ghogawala Z, Foley KT, McGirt MJ, Asher AL. Benefit of transforaminal lumbar interbody fusion vs posterolateral spinal fusion in lumbar spine disorders: a propensity-matched analysis from the National Neurosurgical Quality and Outcomes Database Registry. *Neurosurgery.* 2015;79:397−405.

26. Lubelski D, Senol N, Silverstein MP, et al. Quality of life outcomes after revision lumbar discectomy. *J Neurosurg Spine.* 2015;22:173−178.

27. Papadopoulos EC, Girardi FP, Sandhu HS, et al. Outcome of revision discectomies following recurrent lumbar disc herniation. *Spine.* 2006;31:1473−1476.

28. Chen Z, Zhao J, Liu A, Yuan J, Li Z. Surgical treatment of recurrent lumbar disc herniation by transforaminal lumbar interbody fusion. *Int Orthop.* 2009;33:197−201.

29. Li Z, Tang J, Hou S, et al. Four-year follow-up results of transforaminal lumbar interbody fusion as revision surgery for recurrent lumbar disc herniation after conventional discectomy. *J Clin Neurosci.* 2015;22:331−337.

30. Omidi-Kashani F, Hasankhani EG, Noroozi HR. Instrumented transforaminal lumbar interbody fusion in surgical treatment of recurrent disc herniation. *Med J Islam Repub Iran.* 2014;28:124.

31. Kulkarni AG, Kantharajanna SB, Dhruv AN. Minimally invasive transforaminal lumbar interbody fusion: an attractive option for select failed backs. *Asian Spine J.* 2018;12:52.

32. Wong AP, Smith ZA, Stadler JA, et al. Minimally invasive transforaminal lumbar interbody fusion (MI-TLIF): surgical technique, long-term 4-year prospective outcomes, and complications compared with an open TLIF cohort. *Neurosurg Clin.* 2014;25:279−304.

33. Wang J, Zhou Y, Zhang ZF, Li CQ, Zheng WJ, Liu J. Minimally

invasive or open transforaminal lumbar interbody fusion as revision surgery for patients previously treated by open discectomy and decompression of the lumbar spine. *Eur Spine J*. 2011;20: 623−628.

34. Selznick LA, Shamji MF, Isaacs RE. Minimally invasive interbody fusion for revision lumbar surgery: technical feasibility and safety. *Clin Spine Surg*. 2009;22:207−213.

35. Basques BA, Diaz-Collado PJ, Geddes BJ, et al. Primary and revision posterior lumbar fusion have similar short-term complication rates. *Spine*. 2016;41:E101−E106.

36. Potter BK, Freedman BA, Verwiebe EG, Hall JM, Polly DW Jr, Kuklo TR. Transforaminal lumbar interbody fusion: clinical and radiographic results and complications in 100 consecutive patients. *Clin Spine Surg*. 2005;18:337−346.

37. Tormenti MJ, Maserati MB, Bonfield CM, et al. Perioperative surgical complications of transforaminal lumbar interbody fusion: a single-center experience. *J Neurosurg Spine*. 2012;16:44−50.

第14章

外侧腰椎椎间融合术

JACOB R. JOSEPH AND ADAM S. KANTER

申 星 黄智伟 译 程勇泉 郑 帅 审校

引言

在过去的十年中，伴随着椎间融合器的使用增加，脊柱手术数量呈指数增长[1]。自 Ozgur 等于2006 年首次报道以来，越来越多的外科医生采用微创的经腹膜后腰大肌入路来施行外侧腰椎椎间融合术（LLIF）[2]。该入路的支持者认为，LLIF 可直视椎间盘，从而稳健地切除椎间盘和放置较大的椎间移植物，达到间接神经减压、恢复椎间盘高度及减少硬膜囊和神经根的医源性损伤风险的目的[3-4]。因此，LLIF 手术入路可使外科医生通过非再次手术区域解决复发病灶，从而可能避免翻修术中因瘢痕组织而引起的一系列并发症[5]。

LLIF 日益普及的同时，其适应证也在扩大，其中就包括脊柱翻修术。由于后路手术广泛的峡部破坏或关节突切除，原手术节段和（或）相邻水平可能发生脊柱不平衡和不稳定，导致假关节形成、邻近节段退变、近端交界性脊柱后凸（PJK）和畸形。在既往行腰椎手术患者中，传统的手术会造成后方

瘢痕组织粘连，而侧方技术作为新的手术入路具有明显的优势。较大的移植物、简化的入路工具和技术，在腰椎翻修中可进一步恢复腰椎前凸和脊柱序列。本章将重点介绍 LLIF 技术及其在腰椎翻修术中的应用[6-7]。

解剖因素

首先必须准确了解经腰大肌入路的相关解剖。腰大肌通常起源于 L1 水平，在腹膜后下降并变得更加粗壮。腰丛神经，包括髂腹下神经、髂腹股沟神经、生殖股神经、股神经，均在腰大肌内及周围紧密走行。在手术视野下，因为腰大肌较大且与股神经汇合在一起，L4～L5 水平历来是最难进入的节段。

在考虑经腰大肌入路时，必须评估几种影像学特征。首先必须评估髂嵴水平与目标融合节段之间的相对关系。这在平片上一目了然：如果髂嵴远高于目标椎间隙，则必须考虑 LLIF 的替代方法。还必须在轴向计算机断层扫描（CT）或磁共振成像（MRI）上对腰大肌升高征进行评估（图 14.1）。如果腰大肌在腹侧和外侧远离椎体"升高"，它会相应地牵拉腰丛神经，使其损伤风险增大，这也是 LLIF 的另一个相对禁忌证。还需仔细评估血管结构，以确保不存在异常分支，可安全穿过而不会增加风险；尤其是在 L4～L5 处，在此处下腔静脉（IVC）或髂血管通常非常接近脊柱。此外，还应评估是否存在脊柱侧凸，特别是在轴位和冠状位上，以确定手术入路是否安全，而不会对内脏和血管结构造成不必要的损伤。特别是在翻修术中，许多这些结构中可能不在原位，因此术前应当仔细进行放射学评估。

由于腰丛神经与腰大肌关系密切，因而术中神经监测对于 LLIF 的成功至关重要。通常会监测体感诱发电位（somatosensory evoked potentials，SSEPs）

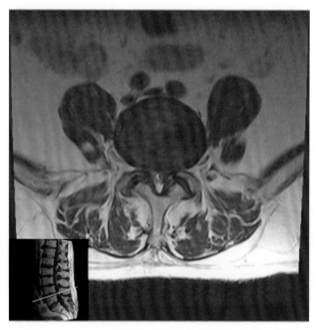

● 图 14.1　L4 ～ L5 的腰大肌上移标志。腰大肌向前 "升高" 牵拉了腰丛神经，这在横向经腰大肌入路进入椎间隙过程中，损伤腰丛神经的可能性增大，尤其是在 L4 ～ L5 处

和肌电图（EMG）[8]。在某些情况下，特别是在畸形矫正中，可以额外监测运动诱发电位（motor evoked potentials，MEP）[9]。EMG 主要用于逐级扩张过程中的直接刺激，有助于减少医源性神经损伤。

手术技巧简介

　　LLIF 在脊柱翻修术患者中有多种适应证。不过翻修术中采用的技术其实与初次手术患者类似。患者取侧卧位。尽管任何一侧入路都能达到脊柱，但术者往往更喜欢左侧入路，原因是此侧靠近主动脉而非下腔静脉。不过手术入路的选择也要考虑脊柱解剖结构（即脊柱侧凸的凹侧或凸侧、旋转畸形等）和既往经腹或侧腹手术的影响。

　　患者侧卧在手术台上，并使手术台的折叠轴位于大转子和髂嵴之间。膝盖稍微弯曲，放置腘窝垫。将患者用胶带卷固定在床上，并屈曲呈一个舒适的折刀体位。不可过度屈曲，因为体位本身就会导致腰丛神经的牵拉损伤。术前行标准的正侧位透视，以规划手术切口。切皮后，用止血钳或手指钝性分离腹斜肌和腹横肌，然后通过推移腹横筋膜 "突" 入腹膜后间隙。进入腹膜后间隙后，用手指钝性分

离并向前触摸腹膜内容物，然后触诊腰大肌，再向背侧移动以定位横突。在腰大肌上放置钝性的初级扩张器，并使用神经监测来确保腰丛神经仍在后方，以保持安全距离。行侧位透视，确定扩张器在椎间隙的中点附近。通过扩张器插入克氏针，并通过正侧位透视检查其位置（图 14.2A），逐级扩张，同时进行神经监测，直至扩张到有足够的空间进入椎间盘。然后将牵开器撑开并固定到手术台上。移除扩张器，并使用带钝性探针的 EMG 刺激器来确保没有神经根被穿透。将垫片置于椎间隙的后侧，但位于后纵韧带（PLL）的前方。用弧形牵开器来挡开斜向椎间隙前方的剩余腰大肌纤维，并固定到位。

　　用尖刀切开纤维环，注意不要损伤前纵韧带（ALL）。将 Cobb 剥离子插入终板，并在透视引导下穿过对侧纤维环（图 14.2B）。用髓核钳和刮匙切除椎间盘，并去除软骨终板。逐步试模确认合适的植入物型号，使其与椎间隙的宽度相当并与终板贴合（图 14.2C）。理想的植入物尺寸和位置因手术目的而异，特别是存在脊柱后凸或主要需要间接减压时。然后在透视引导下将植入物植入椎间隙（图 14.2D）。植入物材料包括各种同种异体骨、聚醚醚酮（PEEK）和钛笼等，此外，还可以使用一系列本章节未纳入的侧方钛板和螺钉系统。拍摄最终的正侧位片并彻底止血，然后在直视下小心移除牵开器。用可吸收缝线缝合浅筋膜和皮下组织，皮下缝合皮肤。

影像引导

　　术中锥形束 CT 和影像引导导航系统可替代标准的透视引导。在解剖结构改变或模糊的翻修术情况下，这特别有用。采用术中导航时，需使用杰克逊手术床，并在侧腹下方放置一个大的硬硅胶垫以增大髂肋角。将髂骨钉固定于髂前上棘或髂后上棘，作为参考系。完成术中 CT 扫描后，就能在整个手术过程中使用导航仪器来进行操作。

手术指征和外侧腰椎椎间融合翻修术

邻椎病

　　据报道在 10 年内，多达 20% 的短节段腰椎融合患者术后会发生邻椎病（ASD）。许多有症状的患

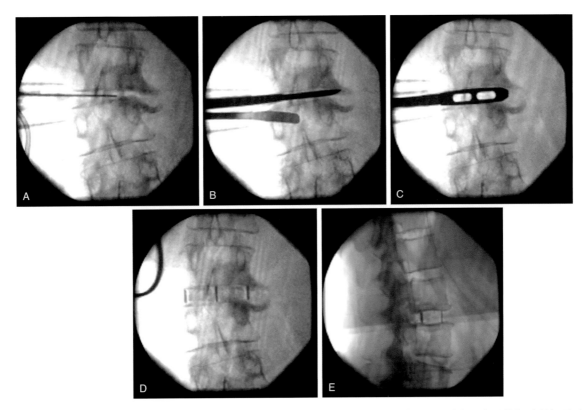

● **图 14.2**　外侧腰椎椎间融合术中的透视图像。（**A**）L3 ~ L4 椎间隙的克氏针；（**B**）将 Cobb 剥离子穿过椎间隙并轻柔破开对侧纤维环；（**C**）逐步试模确定椎间隙高度，确保获得充分的间接减压；（**D**）正位和（**E**）侧位透视以确定最终的植入物位置

者保守治疗失败，需要进行再次手术[10]。治疗 ASD 的传统方法包括后路椎板切除术和延长融合节段，通常需要经过瘢痕组织进行显露，因而硬脊膜撕裂和（或）神经损伤的风险较大。LLIF 为这些患者提供了一种替代方案。在某些情况下，单独的 LLIF 就可能足以使相邻节段获得间接减压和脊柱融合（图 14.3），而在其他情况下，可能需要辅以后路经皮或开放的内固定延长，以提供更稳定的生物力学结构[11]。在后一种情况下，之前的内固定植入物可能需要取出并更换为更长的钛棒。

多项研究证实了单独 LLIF 治疗 ASD 的安全性和有效性。

Louie 等[12]最近比较了后路椎板切除和融合术与单用 LLIF 治疗有症状的 ASD。在这项研究中，两组患者的症状改善率和影像学融合率相似。然而接受 LLIF 的患者手术时间更短，术中失血量更少，住院时间更短，并发症发生率更低。此外，在随访期间 LLIF 可以维持脊柱骨盆参数的改善。

Jain 等[13]对一组单用 LLIF 进行 ASD 翻修术的患者和采用经椎间孔腰椎椎间融合术（TLIF）的患者进行了比较[13]。他们的结论是 LLIF 较 TLIF 具有

显著的优势，包括失血量更少和住院时间更短；此外，临床和影像学结果也有相似的改善，主要是节段性脊柱前凸的恢复。值得注意的是，外侧入路无须使用后路内固定装置，从而减少后部结构的破坏和潜在的小关节损伤或干扰，进而降低邻近节段退变的风险。LLIF 使前柱延长，减少了头侧肌肉和张力带的剥离，从而进一步降低了 PJK 的风险。

假关节

LLIF 还可用于初次手术节段假关节形成的翻修术，特别是在不需要取出后路内固定装置的情况下。Moisi 等[14]描述了 3 例初次后路融合失败后行侧入路手术的患者。其中 1 例患者在 TLIF 后 6 周时因跌倒发生融合器移位，另 1 例患者在 TLIF 术后 2 年发生椎间融合器断裂，1 例患者在 TLIF 术后 1 年因假关节形成导致下沉。这 3 例都通过外侧入路，没有取出后路内固定。在取出 Cage 后，LLIF 可在直视下残存髓核组织的取出和终板准备，然后植入新的 Cage 和骨移植物。值得注意的是，Cage 大小受后路内固定的限制。不过这些病例的目标只是提供前柱支撑和脊柱融

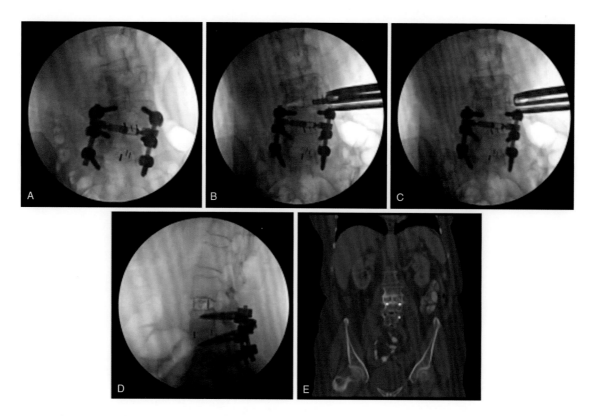

● 图 14.3   利用单独的外侧腰椎椎间融合术（LLIF）治疗相邻节段病变。（**A**）术前影像显示邻椎病伴 L3 ～ L4 椎间隙不对称塌陷导致椎间孔内神经根受压；（**B**）和（**C**）显示 LLIF 术中椎间移植物逐渐植入的过程；（**D**）移植物植入后的侧位图显示顺利撑开椎间隙，使神经间接减压；（**E**）CT 扫描显示成功的椎间融合

合，而不是间接减压。翻修术不通过原后方入路，避免穿过缺乏自然组织间隙、解剖标志扭曲和硬膜外纤维化的区域，从而减少硬脊膜和神经根的牵拉。此外，不剥离先前受伤、血供中断的背部肌肉，降低了出血、感染和发生肌筋膜疼痛综合征等的风险，而后者与多次脊柱后路手术明显相关[15-16]。

与初次手术相比，前路翻修术具有更高的风险。前路脊柱手术风险和并发症的各种情况已在许多著作中详细介绍，超出了本章的范围。手术相关的风险包括大血管、泌尿系统、肠道、腹部肌肉组织和淋巴系统的损伤[17-18]。即使有入路医生的帮助，据报道仍有多达 57% 的病例出现血管损伤，导致住院时间显著延长，失血量增加[19]。此外，在这些研究中进行的前路手术通常需要更复杂的显露，需要切除部分椎体骨质和广泛的前路结构[20]。

在上述情况下，无须入路外科医生的帮助，侧方入路就能达到椎间隙。在椎间融合器移位的情况下，侧向入路可以进入椎间隙将融合器移除，而不会直接危及到硬膜囊或神经根。LLIF 本身可以确切地切除椎间盘，从而提高融合失败后的脊柱融合成功率。

在以往未行椎间植骨的后路融合患者中，LLIF 可提供前路支撑和加强结构，进一步提高融合率（图 14.4）。与直接前后联合入路相比，LLIF 有很大的优势，它避开了先前的瘢痕组织且侵入性较小。

畸形矫正

随着脊柱骨盆协调原则的发展和矫正治疗策略的应用，手术后或医源性畸形越来越得到重视。矢状垂直轴（SVA）与 L5 ～ S1 椎间盘后缘的距离小于 5 cm 是成人退变性脊柱侧凸矫形的关键[21]。同样，众所周知骨盆入射角与腰椎前凸是高度匹配的，当两者协调时可以改善患者的预后[22]。不幸的是，许多患者在融合手术后仍然存在矫形不够和腰椎前凸减小。翻修术通常包括广泛的三柱截骨术，如经椎弓根截骨术（pedicle subtraction osteotomy，PSO），以纠正这些常见的僵硬节段。这类手术会导致广泛的组织

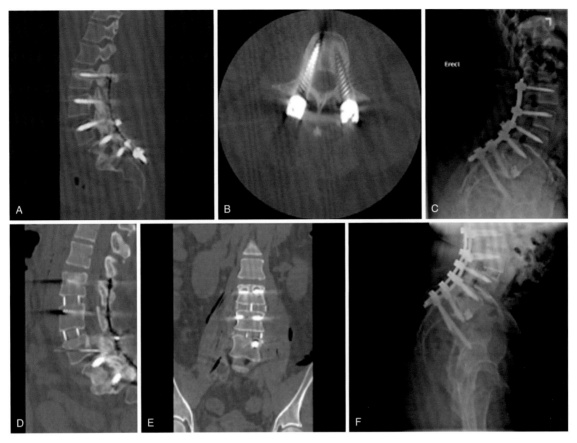

● **图 14.4**　采用外侧腰椎椎间融合术（LLIF）治疗假关节形成。（**A**）术前矢状位 CT（CT）、（**B**）轴位 CT、（**C**）侧位 X 线片显示假关节形成和椎弓根螺钉松动的证据。术后矢状位（**D**）和冠状位 CT（**E**）、侧位 X 线片（**F**）显示 L2 ～ L3 和 L3 ～ L4 处 LLIF 植入物的最终位置。注意，之前的后路内固定仍在原位，因此必须放置适当大小的椎间植入物以避免终板损伤

剥离、大量失血及特别高的并发症发生率[23-24]。

外侧入路为畸形矫正提供了一种新手段。虽然标准的 LLIF 对节段性前凸有一定的改善，但 ALL 切开可以使前凸显著矫正，改善矢状面平衡[25]。前柱松解术（ACR）可以在椎间盘切除术完成后安全地进行，通过将前柱牵引器推进到整个椎间隙，轻柔地在血管结构和前纵韧带之间创建一个间隙。然后用刀片将前纵韧带切开。前柱松解后可以植入可扩张的植入物，并通过侧方钛板和螺钉固定在邻近椎体上（图 14.5）[26-27]。侧方固定由于缺乏正常韧带约束，降低了移植物移位的风险。另外，还可采用一体化的可扩张移植物 / 侧方钛板系统。ACR 通常与较小的后路截骨（如 Smith-Peterson 截骨）相结合，以缩小后路截骨的间隙，最大限度地保留移植物本身固有的前凸[28]。已证明使用 ACR 矫正效果与 PSO 相当[29]。因此，与传统脊柱手术后的三柱截骨术相比，在翻修手术中使用 ACR 的 LLIF 可以提

供强大的畸形矫正效果，且并发症发生率更低[30]。

感染

发生了手术部位感染，特别是在血供不良的椎间隙使用了异体植入物的融合手术中时，则可能需要施行脊柱翻修术。许多手术和患者相关的危险因素与感染有关，包括失血过多和手术时间延长、糖尿病、营养不良和皮质类固醇的使用[31]。由于一系列与纤维瘢痕形成和粘连相关的因素，如果前柱感染主要牵涉 Cage 或关节成形装置时，可能难以通过前次手术入路（无论是前部还是后部）进入。

Spivak 等[32]报道了一名接受椎间盘置换术的 35 岁男性在手术后 8 个月发生感染。因为持续腰痛不得不通过外侧入路进行翻修术，但初次手术是已经分离过血管并向前牵拉，形成了瘢痕粘连导致无法成功推移血管。通过外侧入路成功地取出了人工

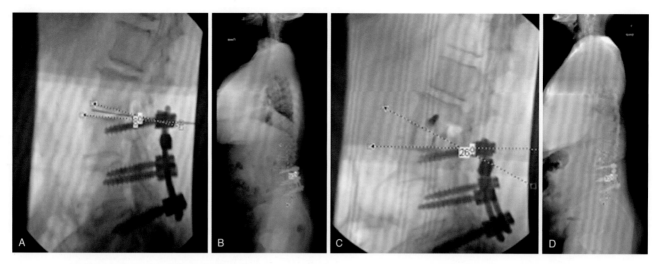

● 图 14.5　采用前柱松解和外侧腰椎椎间融合术（LLIF）治疗伴有脊柱畸形的邻近节段疾病。（A）术前 L2 ～ L3 测量节段性前凸 8°；（B）腰椎前凸 50°；（C）前柱松解和 LLIF 后，L2 ～ L3 节段性前凸增加到 26°；（D）腰椎节段性前凸增加到 70°

间盘装置，然后冲洗椎间隙，并将同种异体植入物放回椎间隙，达到了成功的融合。这是在没有血管损伤或神经损害的情况下完成的。其他研究也报道了使用外侧入路技术来治疗目标节段感染，取得了类似的成功并且没有后遗症[33-34]。

在考虑取出融合器时，必须仔细评估轴位像，以确定最安全的手术路线。随着更多后路融合器的置入，神经损伤和脑脊液漏的风险增加，而向腹侧移位的植入物则有大血管损伤和出血的风险。如果融合器的取出较为困难，有以下几个选择可供参考，包括使用螺纹销钉和钩子，或者直接钻开打碎融合器[35]。必要时，可以通过部分截骨术进一步去除侧方骨质，以扩大手术通道，清楚观察移植物的粘连带。将植入物替换为一个与终板完全贴合的坚强融合器，以提供理想的前路支撑结构，必要时可以用螺钉或侧方钛板支撑固定[36]。

结论

随着腰椎手术数量的增加，脊柱翻修术也随之增加。LLIF 已发展成为翻修脊柱外科医生的一个有价值的工具。它具有微创和原生手术入路特性，规避了先前瘢痕组织，以降低患者翻修术的风险。LLIF 能够进行确切的椎间盘切除，并放置可恢复脊柱前凸的椎间植入物，从而能够矫正畸形并使神经获得间接减压。

参考文献

1. Deyo RA, Mirza SK, Martin BI, Kreuter W, Goodman DC, Jarvik JG. Trends, major medical complications, and charges associated with surgery for lumbar spinal stenosis in older adults. *J Am Med Assoc.* 2010;303:1259−1265.

2. Ozgur BM, Aryan HE, Pimenta L, Taylor WR. Extreme lateral interbody fusion (XLIF): a novel surgical technique for anterior lumbar interbody fusion. *Spine J.* 2006;6:435−443.

3. Kwon B, Kim DH. Lateral lumbar interbody fusion: indications, outcomes, and complications. *J Am Acad Orthop Surg.* 2016;24:96−105.

4. Ozgur BM, Agarwal V, Nail E, Pimenta L. Two-year clinical and radiographic success of minimally invasive lateral transpsoas approach for the treatment of degenerative lumbar conditions. *SAS J.* 2010;4:41−46.

5. Fu L, Chang MS, Crandall DG, Revella J. Comparative analysis of clinical outcomes and complications in patients with degenerative scoliosis undergoing primary versus revision surgery. *Spine (Phila Pa 1976).* 2014;39:805−811.

6. Tempel ZJ, Gandhoke GS, Bonfield CM, Okonkwo DO, Kanter AS. Radiographic and clinical outcomes following combined lateral lumbar interbody fusion and posterior segmental stabilization in patients with adult degenerative scoliosis. *Neurosurg Focus.* 2014;36:E11.

7. Xu DS, Paluzzi J, Kanter AS, Uribe JS. Anterior column release/realignment. *Neurosurg Clin N Am.* 2018;29:427−437.

8. Uribe JS, Isaacs RE, Youssef JA, et al. Can triggered electromyography monitoring throughout retraction predict postoperative symptomatic neuropraxia after XLIF? Results from a prospective multicenter trial. *Eur Spine J.* 2015;24(suppl 3):378−385.

9. Riley MR, Doan AT, Vogel RW, Aguirre AO, Pieri KS, Scheid EH. Use of motor evoked potentials during lateral lumbar interbody fusion reduces postoperative deficits. *Spine J.* 2018;18:1763−1778.

10. Anandjiwala J, Seo J-Y, Ha K-Y, Oh I-N, Shin D-C. Adjacent segment degeneration after instrumented posterolateral lumbar

fusion: a prospective cohort study with a minimum five-year follow-up. *Eur Spine J.* 2011;20:1951−1960.

11. Shasti M, Koenig SJ, Nash AB, et al. Biomechanical evaluation of lumbar lateral interbody fusion for the treatment of adjacent segment disease. *Spine J.* 2019;19:545−551.

12. Louie PK, Haws BE, Khan JM, et al. Comparison of stand-alone lateral lumbar interbody fusion versus open laminectomy and posterolateral instrumented fusion in the treatment of adjacent segment disease following previous lumbar fusion surgery. *Spine (Phila Pa 1976).* 2019;44:E1461−E1469.

13. Jain D, Verma K, Mulvihill J, et al. Comparison of stand-alone, transpsoas lateral interbody fusion at L3-4 and cranial vs transforaminal interbody fusion at L3-4 and L4-5 for the treatment of lumbar adjacent segment disease. *Int J Spine Surg.* 2018; 12:469−474.

14. Moisi M, Page J, Paulson D, Oskouian RJ. Technical note— lateral approach to the lumbar spine for the removal of interbody cages. *Cureus.* 2015;7:e268.

15. Eichholz KM, Ryken TC. Complications of revision spinal surgery. *Neurosurg Focus.* 2003;15:E1.

16. Chen L, Yang H, Tang T. Cage migration in spondylolisthesis treated with posterior lumbar interbody fusion using BAK cages. *Spine (Phila Pa 1976).* 2005;30:2171−2175.

17. Lindley EM, McBeth ZL, Henry SE, et al. Retrograde ejaculation after anterior lumbar spine surgery. *Spine (Phila Pa 1976).* 2012; 37:1785−1789.

18. Patel AA, Spiker WR, Daubs MD, Brodke DS, Cheng I, Glasgow RE. Retroperitoneal lymphocele after anterior spinal surgery. *Spine (Phila Pa 1976).* 2008;33:648−652.

19. Nguyen HV, Akbarnia BA, van Dam BE. Anterior exposure of the spine for removal of lumbar interbody devices and implants. *Spine (Phila Pa 1976).* 2006;31:2449−2453.

20. Oh HS, Lee SH, Hong SW. Anterior dislodgement of a fusion cage after transforaminal lumbar interbody fusion for the treatment of isthmic spondylolisthesis. *J Korean Neurosurg Soc.* 2013;54:128−131.

21. Glassman SD, Bridwell K, Dimar JR, Horton W, Berven S, Schwab F. The impact of positive sagittal balance in adult spinal deformity. *Spine (Phila Pa 1976).* 2005;30:2024−2029.

22. Tempel ZJ, Gandhoke GS, Bolinger BD, et al. The influence of pelvic incidence and lumbar lordosis mismatch on development of symptomatic adjacent level disease following single-level transforaminal lumbar interbody fusion. *Neurosurgery.* 2017;80: 880−886.

23. Daubs MD, Brodke DS, Annis P, Lawrence BD. Perioperative complications of pedicle subtraction osteotomy. *Global Spine J.* 2016;6:630−635.

24. Trobisch PD, Hwang SW, Drange S. PSO without neuromonitoring: analysis of peri-op complication rate after lumbar pedicle subtractionosteotomy in adults. *Eur Spine J.* 2016;25:2629−2632.

25. Uribe JS, Schwab F, Mundis GM, et al. The comprehensive anatomical spinal osteotomy and anterior column realignment classification. *J Neurosurg Spine.* 2018;29:565−575.

26. Xu DS, Paluzzi J, Kanter AS, Uribe JS. Anterior column release/ realignment. *Neurosurg Clin N Am.* 2018;29:427−437.

27. Saigal R, Mundis GM Jr, Eastlack R, Uribe JS, Phillips FM, Akbarnia BA. Anterior column realignment (ACR) in adult sagittal deformity correction: technique and review of the literature. *Spine (Phila Pa 1976).* 2016;41(suppl 8):S66−S73.

28. Hills JM, Yoon ST, Rhee JM, et al. Anterior column realignment (ACR) with and without pre-ACR posterior release for fixed sagittal deformity. *Int J Spine Surg.* 2019;13:192−198.

29. Mundis GM Jr, Turner JD, Kabirian N, et al. Anterior column realignment has similar results to pedicle subtraction osteotomy in treating adults with sagittal plane deformity. *World Neurosurg.* 2017;105:249−256.

30. Hosseini P, Mundis GM Jr, Eastlack RK, et al. Preliminary results of anterior lumbar interbody fusion, anterior column realignment for the treatment of sagittal malalignment. *Neurosurg Focus.* 2017; 43:E6.

31. Chaichana KL, Bydon M, Santiago-Dieppa DR, et al. Risk of infection following posterior instrumented lumbar fusion for degenerative spine disease in 817 consecutive cases. *Neurosurg Spine.* 2014;20:45−52.

32. Spivak JM, Petrizzo AM. Revision of a lumbar disc arthroplasty following late infection. *Eur Spine J.* 2010;19:677−681.

33. Gerometta A, Rodriguez Olaverri JC, Bittan F. Infection and revision strategies in total disc arthroplasty. *Int Orthop.* 2012;36: 471−474.

34. Ghobrial GM, Al-Saiegh F, Franco D, Benito D, Heller J. Lateral lumbar retroperitoneal transpsoas approach in the setting of spondylodiscitis: a technical note. *J Clin Neurosci.* 2017;39:193−198.

35. Bederman SS, Le VH, Pahlavan S, Kiester DP, Bhatia NN, Deviren V. Use of lateral access in the treatment of the revision spine patient. *Sci World J.* 2012;2012:308209.

36. Formica M, Zanirato A, Cavagnaro L, et al. Extreme lateral interbody fusion in spinal revision surgery: clinical results and complications. *Eur Spine J.* 2017;26:464−470.

第 15 章

前后联合手术

A. KARIM AHMED, ZACH PENNINGTON, JEFF EHRESMAN, AND DANIEL M. SCIUBBA

申泽涛 涂 晨 译 程勇泉 郑 帅 审校

引言

在确定患者是否适合进行前后（AP）联合入路腰椎手术时，需要考虑许多因素。这些因素包括患者的临床症状（如椎间盘源性腰痛、根性症状、脊髓症状）、骨骼质量、年龄、功能评定、整体序列、冠状位畸形、矢状位畸形、位置、病变节段的数量和外科医生的偏好[1]。

在腰椎畸形，退行性、创伤性和感染性病变以及翻修术中运用截骨术和 AP 联合入路时，需要重点考虑前柱松解的优势、脊柱曲度柔韧性、整体序列、矢状位 / 脊柱骨盆失平衡、局部或多节段后凸畸形的程度、需要矫正的节段数量等因素。本章将介绍腰椎 AP 联合入路的适应证、注意事项和手术步骤。

分期前后联合入路腰椎手术指征

腰椎的前、中柱提供了脊柱 80% 的载荷和 90%

的骨表面积，而后柱分别只提供了 20% 和 10%[2-3]。在前路手术中，其手术技术和植入物的放置可以优化骨融合的表面积，松解僵硬的前柱畸形，重新分配由退行性病变或畸形引起的载荷，恢复节段性脊柱前凸，并解除前柱所致的神经压迫（如椎体切除术、椎间盘切除术）[4]。而后路入路可用于后方结构减压、椎管减压、多节段固定及僵硬畸形的截骨。

众所周知，矢状位序列不良、脊柱骨盆失衡与生活质量指标表现不佳之间存在关联[5-6]。脊柱侧弯研究协会（SRS）确定了预测 Oswestry 残疾指数（ODI）至少为 40 分（中度残疾）的放射学阈值：骨盆入射角−腰椎前凸（PI-LL）不匹配达 11° 或以上，骨盆倾斜角（PT）为 22°，矢状垂直轴（SVA）为 46 mm或更大[7]。退行性病变腰椎融合术后出现 PI-LL 不匹配（大于 10°），除了导致疼痛和生活质量下降之外，还会使翻修术的风险增加 10 倍，而这主要是由邻近节段病变导致[8]。因此，根据潜在的病理情况，腰椎 AP 联合手术有多种适应证，但通常用于解决病理性的矢状面失衡和脊柱骨盆失衡，这是单一的前路或后路无法实现的。前柱松解、节段矫正和重建的好处，与后路内固定提供的无与伦比的稳定性相配合——这可能适用于特定患者[9]。

退行性病变

多种腰椎退行性疾病可以通过分期 AP 联合入路来治疗。其中椎体滑脱，特别是腰骶结合部的滑脱，很难获得牢固的融合。多节段滑脱、半脱位大于 50%、先前融合失败、糖尿病、吸烟和骨密度低等危险因素是可接受 AP 联合入路的手术指征。然而，这种入路提升融合率的优势必须与分期入路所增加的并发症相权衡[10]。在一项针对 AP 联合入路治疗腰椎退行性疾病的研究中，Moore 等发现 95%

的患者获得了稳定的融合，86% 的患者有临床改善（定义为疼痛视觉模拟评分表和功能问卷的改善），85% 的患者能够在 35 个月的随访期内复工[11]。因此，对于保守治疗失败的多节段椎间盘退变患者、需要恢复多节段脊柱前凸、椎间盘中央型突出导致椎间盘源性背痛及（或）难以实现坚强融合，则可选择联合入路。

畸形

需要采用分期 AP 联合手术治疗的腰椎畸形，传统上大多数为成人退行性脊柱侧弯[12]。然而最近的研究显示，与 AP 联合入路相比，单纯后路手术的冠状面和矢状面畸形矫正效果与之相当，且并发症更少[13-15]。

对于腰椎退行性脊柱侧凸，文献中没有明确说明 AP 联合手术是否优于单纯后路手术[16-17]。在一项对 348 名接受腰椎退行性脊柱侧凸手术并在术后随访 8.5 年的患者的研究中，AP 联合入路手术与单独后路手术相比，Cobb 角矫正度更好（但没有统计学差异），融合节段明显减少，但也增加了住院时间和手术时间[18]。两组的临床疗效、影像学和生活质量结果（SF-36）相差不大[18]。同样，Pateder 等在比较退行性脊柱侧弯行单独后路手术与 AP 联合入路手术的患者时，发现术后远期矢状位或冠状位曲度的矫正没有显著差异[19]。然而，AP 联合入路术后主要并发症的发生率显著升高（45% vs. 23%）。Cho 等发现在仅接受长节段后路融合（平均 6.1 节段）的退变性腰椎侧弯患者中，术前矢状面不平衡和增大的骨盆入射角（PI）是最终矢状面失平衡的重要风险因素（C7 垂线 > 0.8 cm）[20]。腰骶交界处的假关节形成和远端邻椎病在矢状面失代偿组中更为常见。有趣的是，一项针对退行性脊柱侧凸患者的研究比较了有无前柱松解的微创后路内固定治疗，发现与单独后路内固定组相比，前柱松解使冠状 Cobb 角矫正度、腰椎前凸矫正度和 SVA 矫正度均得到显著改善。作者注意到，对于那些在内固定植入前接受前柱松解的患者，每松解一个前柱节段对应于脊柱节段性前凸角增加 12°，SVA 矫正 3.1 cm[17]。这些发现并不适用于所有的退行性脊柱侧弯患者，但可能提示了前柱松解和节段性脊柱前凸矫正的潜在作用，特别是对需要长节段固定到腰骶结合部的患者，预先存在矢状面失衡、脊柱骨盆序列不良、僵硬性畸形，或计划行开放楔形截骨术［如 Smith-Peterson 截骨术（Smith-Peterson osteotomy，SPO）］的已融合椎间隙[21-22]。

Dahl 等在腰椎矢状位畸形的生物力学尸体模型中比较了前路腰椎融合术（ALIF）＋后路内固定与后路内固定＋经椎弓根截骨术（PSO），结果发现分期 AP 联合入路手术患者腰椎矢状位畸形的轴向旋转稳定性得到明显改善[23]。值得注意的是，与单独后路截骨术提供的突兀角度矫正相比，前路松解和植入恢复前凸的椎间结构后再进行后路稳定，可平衡地矫正矢状面序列不良[24]。

创伤性脊柱骨折后，脊柱可能会出现外伤性畸形，但最常见的是在屈曲型或屈曲牵张型损伤后出现胸腰段局部后凸畸形。局部后凸畸形超过 30° 的患者在病变处发生慢性疼痛的风险增加。值得注意的是，随着时间的推移，后方韧带复合体的破坏可能会导致畸形进展。可接受的手术指征包括创伤后畸形的进展、新的神经功能受损、疼痛和外观需求[25-26]。这可以通过前柱松解和后路内固定联合手术或单独后路手术来治疗。单纯前路手术不足以矫正较大的局部畸形，而单纯后路手术在理论上可能会对后路内固定施加过度的张力[27-30]。

创伤 / 感染

胸腰椎和腰椎创伤可能需要分期 AP 联合入路手术。不稳定的爆裂性骨折、后方韧带复合体受累或伴有神经功能损害的 Chance 骨折（屈曲 - 牵张）和骨折脱位通常需要手术治疗。胸腰椎损伤分类和严重程度（thoracolumbar injury classification and severity，TLICS）量表是一种方便的工具，可根据形态学、后方韧带复合体完整性和神经系统状态轻松识别需要手术治疗的胸腰椎骨折患者[31]。

对创伤性胸腰椎 / 腰椎骨折是否采用分期 AP 联合入路，取决于是否存在神经压迫和压迫的部位、脊柱不稳定及远期畸形的风险[32]。在评估后路与 AP 联合入路治疗不稳定性胸腰椎爆裂性骨折的连续回顾性系列分析中，证实两者的临床疗效、神经功能改善和融合率相当[33]。然而单纯后路组复位丢失（> 5°）和内固定失败率显著增加。McCormack 等设计了一个脊柱骨折"负荷分享分类"系统，用于预测单纯后路内固定的失败率，从而识别需要 AP 联合入路手术的患者[34]。

一种称为 Gaines 手术的特殊 AP 联合入路手术，

是治疗腰骶椎脱位，也称为5级椎体滑脱的术式，其中错位的L5椎体完全向前滑脱，楔入骶骨岬前方。Gaines手术包括经前路切除L5椎体，后路复位并将L4内固定到S1上[35-36]。

腰椎骨髓炎的手术治疗适用于内科治疗无效、硬膜外脓肿形成、顽固性疼痛、神经功能损害、脊柱不稳定和畸形的情况。脊柱骨髓炎最常影响前柱，经常需要行前路椎体切除术和蜂窝组织清创术，然后进行后路固定。分期手术的另一个优势是可以广泛清创和尽可能减少对后路手术区域的污染[37-38]。

翻修术

假关节或骨不愈合导致保守治疗难以根治的慢性疼痛被认为是潜在的手术指征。ALIF可用作腰椎假关节的补救手术，而后方内固定可以使融合率和机械稳定性显著增加[39-41]。

除了假关节外，医源性失稳（如多节段椎板切除术）和腰骶段撑开性内固定可能导致腰椎前凸丢失或平背综合征[42]。平背综合征的特征是躯干前倾、无法直立、缺乏代偿机制、疼痛[43]。正常腰椎前凸的丢失会导致PI-LL不匹配，早期的代偿机制会维持SVA的中立——相邻腰椎的前凸增加、胸椎后凸减少、膝关节屈曲、骨盆后倾和髋关节后伸。然而椎旁肌肉疲劳和不对称椎间盘退变，最终导致矢状面失衡、增大的SVA，且患者俯身向前[44]。初始治疗应侧重于保守治疗，但手术治疗可能适用于解决严重疼痛和生活质量下降的困扰。AP联合入路是治疗选择之一，可实现前柱松解、节段固定、僵硬畸形的截骨和后部稳定。手术的目标是恢复正常的腰椎前凸，使骨盆入射角在10°以内，并在膝关节完全伸展的情况下实现SVA的平衡。用于治疗平背综合征最常见的截骨术是SPO、PSO和多节段截骨术；然而这些术式可能导致神经管狭窄，术后有新发神经根病的风险。Booth等报道在一系列主要由AP联合入路手术治疗（85%）的平背综合征患者中，79%的人疼痛减轻，50%的人长期功能改善[45]。骶骨三柱截骨术也是成功解决平背综合征导致的脊柱骨盆失稳的治疗方式[46-47]。

Shufflebarger和Clark所描述的治疗特发性脊柱侧凸的"后-前-后"方法，可以用于矢状面和冠状面僵硬性畸形导致整体对线不良的患者，或既往进行过内固定融合的患者[48]。在一期手术中，在植入/更换椎弓根螺钉后，通过切除部分后部结构（如棘突、黄韧带、小关节）来实现后部松解。随后进行前部松解和重建。三期手术需要通过后路截骨术和内固定来彻底矫正畸形。

手术方式和注意事项

ALIF、外侧腰椎椎间融合术（extreme lateral interbody fusion，XLIF）和斜位（也称为前腰大肌）腰椎椎间融合术［oblique（also known as anterior-to-psoas）lumbar interbody fusion，OLIF/ATP］是显露腰椎前柱的主要手术方式。在文献中，ALIF、OLIF和ATP均被引用为分期腰椎AP联合入路手术的一部分——每个术式都有自己的优点和局限性[49]。年轻男性的逆行射精是腰椎前入路手术最常见的早期并发症之一，且经腹腔入路发生率高于腹膜后入路，这是因为交感神经腹下神经丛的牵张损伤[50]。与前方腹膜后入路相比，经腹膜入路也增加了肠梗阻的风险[51]。前方腹膜后入路在分期AP联合入路手术中有几个优点，包括可以彻底切除椎间盘、前柱松解、切除椎体、增加椎间孔高度、使终板接触面积最大化、增加椎间隙角度和改善相邻节段的脊柱前凸。与其他前入路不同，前方腹膜后入路最大限度地减少了对内脏的直接处理（前侧经腹膜）和可能的腰丛损伤（直接：XLIF，牵拉：OLIF）。由于前方腹膜后入路无与伦比的视野、相对较低的并发症发生率和可广泛显露L3至S1前方，本章将重点介绍前方腹膜后入路。

前方腹膜后入路

为了尽量降低血管、肠道、输尿管损伤和肠梗阻的风险，建议血管外科、普通外科参与腰椎前路手术。用正侧位透视来定位目标节段。基于主动脉和腔静脉的位置，通常从左侧进入，做旁正中或横向皮肤切口。辨识腹外斜肌筋膜并在中线附近切开。将腹直肌向外侧游离，显露后方腹直肌鞘。Douglas半月线作为腹横肌和腹斜肌的交汇标志，让术者可以进入腹膜后间隙。从腹直肌后鞘的附着处游离腹膜并向前牵拉，以便辨识腹壁血管、输尿管和髂血管。值得注意的是，髂腰静脉位于L5的外侧，靠近L5神经根，应仔细辨识。其他应关注的结构包括椎体侧面的交感神经节、腰大肌前表面的生殖股神经以及夹在腰大肌筋膜和腹膜之间的输尿管。骶正中血管应仔细分离以增加前方的显露范围。

椎间隙和椎体可分别被辨识为凸起和凹陷部位。一旦确定了节段，用刀行锐性切开以松解前纵韧带和纤维环。在该区域应避免使用单极烧灼，以降低术后性功能障碍的发生率。随后使用 Kerrison 咬骨钳、刮匙和髓核钳进行椎间盘切除术。用高速磨钻进行终板准备或椎体切除术。最后，使用适当的前凸椎间植入物、支撑性移植物或人工椎间盘重建前柱。

后侧入路

患者取俯卧位，髋关节后伸以增加前凸，正确定位节段后沿皮肤中线切开，单极电凝剥离椎旁肌肉之间的软组织。应始终使用双极电凝仔细止血。随着显露范围的深入，逐步使用更大的自动拉钩。Cobb 骨膜剥离器有助于骨膜下剥离，从韧带附着处显露后部的棘突、双侧椎板和小关节囊。用咬骨钳切除棘上和棘间韧带。棘突可以用咬骨钳咬除，并用于骨移植。使用刮匙将黄韧带从其在椎板上的起点处剥离。在双侧椎板开槽以进行椎板切除术，使用 Kerrison 咬骨钳完成；术前动力位片在确定畸形的柔韧性和是否需要后路截骨方面是不可或缺的。后路截骨术的 Schwab 分级包括：Ⅰ，部分小关节；Ⅱ，全部小关节；Ⅲ，椎弓根 / 部分椎体；Ⅳ，椎弓根、椎间盘和部分椎体；Ⅴ，完整的单节段椎体和椎间盘；Ⅵ，多节段椎体和椎间盘[52]。

代表性案例

一名 63 岁男性患者从外院转入，正在使用抗生素治疗 L2、L3 椎体骨髓炎。在治疗期间，发生了压缩性骨折和急性马尾综合征的严重并发症（图 15.1）。患者出现了双侧下肢瘫痪、尿失禁和鞍区麻木。在这种情况下，患者被送到手术室行紧急的二期手术。包括前方腹膜后入路 L1 ～ L2 椎间盘切除、L2 ～ L3 椎体切除和 L3 ～ L4 椎间盘切除术。植入前凸 Cage 并用钢板固定 L1 ～ L4 椎体。从后路行 L1 ～ L4 骨膜下剥离、关节融合内固定术（图15.2）。

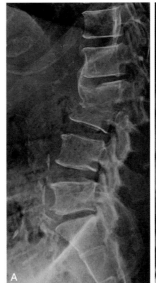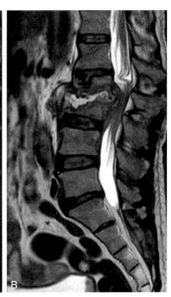

● 图 15.1　术前 X 线侧位片（A）及矢状位 MRI T2 加权图像（B）显示 L2 ～ L3 椎体骨髓炎

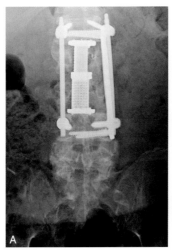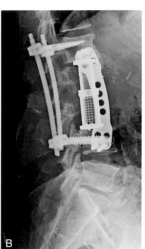

● 图 15.2　术后正位（A）和侧位（B）X 线片显示前后方融合

参考文献

1. Bridwell KH. Indications and techniques for anterior-only and combined anterior and posterior approaches for thoracic and lumbar spine deformities. *Instr Course Lect.* 2005;54:559-565.

2. Matge G, Leclercq TA. Rationale for interbody fusion with threaded titanium cages at cervical and lumbar levels. Results on 357 cases. *Acta Neurochir (Wien).* 2000;142:425-433, discussion 434.

3. Mobbs RJ, Loganathan A, Yeung V, Rao PJ. Indications for anterior lumbar interbody fusion. *Orthop Surg.* 2013;5:153-163.

4. Chow SP, Leong JC, Ma A, Yau AC. Anterior spinal fusion or deranged lumbar intervertebral disc. *Spine (Phila Pa 1976).* 1980;5:452-458.

5. Bailey JF, Sparrey CJ, Williams FMK, Curran PF, Lotz JC, Kramer PA. The effect of parity on age-related degenerative

changes in sagittal balance. *Spine (Phila Pa 1976)*. 2020;45: E210—E216.

6. Elgafy H, Vaccaro AR, Chapman JR, Dvorak MF. Rationale of revision lumbar spine surgery. *Global Spine J*. 2012;2:7—14.

7. Schwab F, Ungar B, Blondel B, et al. Scoliosis Research Society—Schwab adult spinal deformity classification: a validation study. *Spine (Phila Pa 1976)*. 2012;37:1077—1082.

8. Rothenfluh DA, Mueller DA, Rothenfluh E, Min K. Pelvic incidence-lumbar lordosis mismatch predisposes to adjacent segment disease after lumbar spinal fusion. *Eur Spine J*. 2015; 24:1251—1258.

9. Grob D, Scheier HJ, Dvorak J, Siegrist H, Rubeli M, Joller R. Circumferential fusion of the lumbar and lumbosacral spine. *Arch Orthop Trauma Surg*. 1991;111:20—25.

10. Heary RF, Bono CM. Circumferential fusion for spondylolisthesis in the lumbar spine. *Neurosurg Focus*. 2002;13:E3.

11. Moore KR, Pinto MR, Butler LM. Degenerative disc disease treated with combined anterior and posterior arthrodesis and posterior instrumentation. *Spine (Phila Pa 1976)*. 2002;27:1680—1686.

12. Rauzzino MJ, Shaffrey CI, Wagner J, Nockels R, Abel M. Surgical approaches for the management of idiopathic thoracic scoliosis and the indications for combined anterior-posterior technique. *Neurosurg Focus*. 1999;6:e6.

13. Crandall DG, Revella J. Transforaminal lumbar interbody fusion versus anterior lumbar interbody fusion as an adjunct to posterior instrumented correction of degenerative lumbar scoliosis: three year clinical and radiographic outcomes. *Spine (Phila Pa 1976)*. 2009;34:2126—2133.

14. Gupta MC. Degenerative scoliosis. Options for surgical management. *Orthop Clin North Am*. 2003;34:269—279.

15. Schwab FJ, Smith VA, Biserni M, Gamez L, Farcy JP, Pagala M. Adult scoliosis: a quantitative radiographic and clinical analysis. *Spine (Phila Pa 1976)*. 2002;27:387—392.

16. Hassanzadeh H, Gjolaj JP, El Dafrawy MH, et al. The timing of surgical staging has a significant impact on the complications and functional outcomes of adult spinal deformity surgery. *Spine J*. 2013;13:1717—1722.

17. Manwaring JC, Bach K, Ahmadian AA, Deukmedjian AR, Smith DA, Uribe JS. Management of sagittal balance in adult spinal deformity with minimally invasive anterolateral lumbar interbody fusion: a preliminary radiographic study. *J Neurosurg Spine*. 2014; 20:515—522.

18. Hero N, Vengust R, Topolovec M. Comparative analysis of combined (first anterior, then posterior) versus only posterior approach for treating severe scoliosis: a mean follow up of 8.5 years. *Spine (Phila Pa 1976)*. 2017;42:831—837.

19. Pateder DB, Kebaish KM, Cascio BM, Neubaeur P, Matusz DM, Kostuik JP. Posterior only versus combined anterior and posterior approaches to lumbar scoliosis in adults: a radiographic analysis. *Spine (Phila Pa 1976)*. 2007;32:1551—1554.

20. Cho KJ, Suk SI, Park SR, et al. Risk factors of sagittal decompensation after long posterior instrumentation and fusion for degenerative lumbar scoliosis. *Spine (Phila Pa 1976)*. 2010;35:1595—1601.

21. Berven SH, Deviren V, Smith JA, Hu SH, Bradford DS. Management of fixed sagittal plane deformity: outcome of combined anterior and posterior surgery. *Spine (Phila Pa 1976)*. 2003;28:1710—1715; discussion 1716.

22. Hsieh MK, Chen LH, Niu CC, Fu TS, Lai PL, Chen WJ. Combined anterior lumbar interbody fusion and instrumented posterolateral fusion for degenerative lumbar scoliosis: indication and surgical outcomes. *BMC Surg*. 2015;15:26.

23. Dahl BT, Harris JA, Gudipally M, Moldavsky M, Khalil S, Bucklen BS. Kinematic efficacy of supplemental anterior lumbar interbody fusion at lumbosacral levels in thoracolumbosacral deformity correction with and without pedicle subtraction osteotomy at L3: an in vitro cadaveric study. *Eur Spine J*. 2017; 26:2773—2781.

24. Hsieh PC, Koski TR, O'Shaughnessy BA, et al. Anterior lumbar interbody fusion in comparison with transforaminal lumbar interbody fusion: implications for the restoration of foraminal height, local disc angle, lumbar lordosis, and sagittal balance. *J Neurosurg Spine*. 2007;7:379—386.

25. Gertzbein SD, Scoliosis Research Society. Multicenter spine fracture study. *Spine (Phila Pa 1976)*. 1992;17:528—540.

26. Malcolm BW, Bradford DS, Winter RB, Chou SN. Post-traumatic kyphosis. A review of forty-eight surgically treated patients. *J Bone Joint Surg Am*. 1981;63:891—899.

27. Kostuik JP, Matsusaki H. Anterior stabilization, instrumentation, and decompression for post-traumatic kyphosis. *Spine (Phila Pa 1976)*. 1989;14:379—386.

28. Munting E. Surgical treatment of post-traumatic kyphosis in the thoracolumbar spine: indications and technical aspects. *Eur Spine J*. 2010;19(suppl 1):S69—S73.

29. Roberson JR, Whitesides TE Jr. Surgical reconstruction of late post-traumatic thoracolumbar kyphosis. *Spine (Phila Pa 1976)*. 1985;10:307—312.

30. Vaccaro AR, Silber JS. Post-traumatic spinal deformity. *Spine (Phila Pa 1976)*. 2001;26(24 suppl):S111—S118.

31. Lee JY, Vaccaro AR, Lim MR, et al. Thoracolumbar injury classification and severity score: a new paradigm for the treatment of thoracolumbar spine trauma. *J Orthop Sci*. 2005;10:671—675.

32. Gnanenthiran SR, Adie S, Harris IA. Nonoperative versus operative treatment for thoracolumbar burst fractures without neurologic deficit: a meta-analysis. *Clin Orthop Relat Res*. 2012; 470:567—577.

33. Been HD, Bouma GJ. Comparison of two types of surgery for thoraco-lumbar burst fractures: combined anterior and posterior stabilisation vs. posterior instrumentation only. *Acta Neurochir (Wien)*. 1999;141:349—357.

34. McCormack T, Karaikovic E, Gaines RW. The load sharing classification of spine fractures. *Spine (Phila Pa 1976)*. 1994; 19:1741—1744.

35. Gaines RW. L5 vertebrectomy for the surgical treatment of spondyloptosis: thirty cases in 25 years. *Spine (Phila Pa 1976)*. 2005;30 (6 suppl):S66—S70.

36. Moshirfar A, Khanna AJ, Kebaish KM. Treatment of symptomatic spondyloptosis in an adult previously treated with in situ fusion and instrumentation by L5 vertebrectomy and L4—S1 instrumented reduction. *Spine J*. 2007;7:100—105.

37. Nickerson EK, Sinha R. Vertebral osteomyelitis in adults: an update. *Br Med Bull*. 2016;117:121—138.

38. Si M, Yang ZP, Li ZF, Yang Q, Li JM. Anterior versus posterior fixation for the treatment of lumbar pyogenic vertebral osteomyelitis. *Orthopedics*. 2013;36:831—836.

39. Etminan M, Girardi FP, Khan SN, Cammisa FP Jr. Revision strategies for lumbar pseudarthrosis. *Orthop Clin North Am*. 2002;33:381—392.

40. Heggeness MH, Esses SI. Classification of pseudarthroses of the lumbar spine. *Spine (Phila Pa 1976)*. 1991;16(8 suppl): S449—S454.

41. Ondra SL, Marzouk S. Revision strategies for lumbar pseudarthrosis. *Neurosurg Focus*. 2003;15:E9.

42. Wiggins GC, Ondra SL, Shaffrey CI. Management of iatrogenic flat-back syndrome. *Neurosurg Focus*. 2003;15:E8.

43. Ogura Y, Kobayashi Y, Shinozaki Y, Ogawa J. Spontaneous correction of sagittal spinopelvic malalignment after decompression surgery without corrective fusion procedure for lumbar spinal stenosis and its impact on clinical outcomes: a systematic review. *J Orthop Sci*. 2020;25:379−383.

44. Boody BS, Rosenthal BD, Jenkins TJ, Patel AA, Savage JW, Hsu WK. Iatrogenic flatback and flatback syndrome: evaluation, management, and prevention. *Clin Spine Surg*. 2017;30:142−149.

45. Booth KC, Bridwell KH, Lenke LG, Baldus CR, Blanke KM. Complications and predictive factors for the successful treatment of flatback deformity (fixed sagittal imbalance). *Spine (Phila Pa 1976)*. 1999;24:1712−1720.

46. Ozturk AK, Sullivan PZ, Arlet V. Sacral pedicle subtraction osteotomy for an extreme case of positive sagittal balance: case report. *J Neurosurg Spine*. 2018;28:532−535.

47. Pennington Z, Ahmed AK, Goodwin CR, Westbroek EM, Sciubba DM. The use of sacral osteotomy in the correction of spinal deformity: technical report and systematic review of the literature. *World Neurosurg*. 2019;130:285−292.

48. Shufflebarger HL, Clark CE. Thoracolumbar osteotomy for post-surgical sagittal imbalance. *Spine (Phila Pa 1976)*. 1992;17(8 suppl):S287−S290.

49. Mobbs RJ, Phan K, Malham G, Seex K, Rao PJ. Lumbar interbody fusion: techniques, indications and comparison of interbody fusion options including PLIF, TLIF, MI-TLIF, OLIF/ATP, LLIF and ALIF. *J Spine Surg*. 2015;1:2−18.

50. Sasso RC, Kenneth Burkus J, LeHuec JC. Retrograde ejaculation after anterior lumbar interbody fusion: transperitoneal versus retroperitoneal exposure. *Spine (Phila Pa 1976)*. 2003;28:1023−1026.

51. Ikard RW. Methods and complications of anterior exposure of the thoracic and lumbar spine. *Arch Surg*. 2006;141:1025−1034.

52. Schwab F, Blondel B, Chay E, et al. The comprehensive anatomical spinal osteotomy classification. *Neurosurgery*. 2014;74:112−120.

第 16 章

脊柱翻修术中单侧与双侧支撑物的植入

ALESSANDRO BOARO AND MICHAEL W. GROFF

申泽涛 涂 晨 译 程勇泉 郑 帅 审校

引言

在两个椎体之间进行融合以解决腰椎节段所致疼痛的历史可以追溯到 20 世纪 30 年代，通过使用了自体胫骨作为移植物，首次实施了前路腰椎椎间融合术（ALIF）[1]。推测其机理是去除了可能引起疼痛的椎间盘组织和稳定了相关的脊柱节段。在 1940 年代，Cloward 提出并成功实施了后路腰椎椎间融合术（PLIF），即经后方入路切除腰椎间盘并将移植物植入两个椎体之间的手术方式[2-4]。不久之后，Harms 和 Rolinger 介绍了经椎间孔椎间融合术（TLIF），他们对 Cloward 所创立的术式采用了单侧入路的改良方法[5]。人们对单侧入路给予了很多的关注，但更重要的可能是他们使用了椎弓根螺钉固定，这将允许术中切除椎板峡部和整个关节突关节。相比之下，最初设想的 PLIF 因为没有使用椎弓根螺钉固定，所以需要保留部分关节突关节以保持脊柱足够的稳定性。值得一提的是，现在 PLIF 也同时使用椎弓根螺钉固定，因此没有关节突关节切除的限制。需要注意的是，Harms 和 Rolinger 采用单侧入路实现了双侧椎间支撑。

后方入路有明显的优势，比如可以对神经结构进行减压，同时避开腹腔脏器和大血管，也不会导致逆行射精。然而它会增加硬脊膜撕裂所致的脑脊液漏和神经组织损伤的风险，特别是走行神经根和背根神经节[6]。在本章重点讨论的翻修病例中这些风险会更高，这与存在瘢痕组织和解剖结构异常所致的手术复杂性有关。

植入物和手术技术都在不断发展以提高融合率和减少并发症，最终目标是改善临床疗效。微创手术（MIS）的发展成为这项工作的重要组成部分。虽然已经尽力而为，但现代的 TLIF 采用单个椎间融合器常导致椎体间的不对称性支撑。这与 Harms 和 Rolinger 描述的 TLIF 不同，他们通过使用"叉型（pickle-fork）"打入器将第二个圆柱形钛金属 cage 滚动到对侧来实现对称的脊柱支撑。因此，在当代使用单侧入路植入单个融合器，而不是使用双侧入路植入两个融合器的决定是非常重要的，遗憾的是人们常常低估了它的重要性[7-8]。

为了实现手术目的并始终确保最佳结果，需要考虑多种因素，包括患者的症状、脊柱的生物力学特性以及影响融合率的患者个体特性。在本章中，我们将评估翻修术中单侧与双侧椎体间支撑的优缺点。

后方入路和经椎间孔入路腰椎椎间融合术的并发症

PLIF 和 TLIF 在缓解症状和提供脊柱稳定性上是相当成熟的手术方式，特别是和椎弓根螺钉固定结合使用时，是目前在需要减压和稳定的情况下最优选的手术方式[9]。

这些手术方式因为手术入路与神经结构相邻和硬膜遮挡而存在风险。马尾神经和走行神经根及其硬膜，走行于椎间隙顶部，而椎间隙需要用锋利的金属器械来显露、清理，并最终填充骨移植物，在这期间器械要多次置入和移出手术区域。这些易损伤的结构减小了操作空间，因此需要将其游离以便完成手术。Kambin 三角就很好地定义了这种操作界限，最近这一概念已扩展为 Kambin 区域[10]。从这个角度来看，TLIF 手术从外侧开始，向内侧进行，直至背根神经节并确保其不被损伤，而 PLIF 手术从内侧开始，向外侧进行，直至走行神经根的方式都是安全的。两种方式都可以通过轻微的神经牵拉建立一个安全的操作空间来显露椎间隙。

另一个重要的进展是开发出与螺纹融合器不同的嵌入式融合器。早期开发了螺纹融合器，因为它们提供了更高的生物力学稳定性。当椎弓根螺钉固定成为 PLIF 和 TLIF 的标准组成部分时，则不再需要使用螺纹融合器来提供额外固定。由于其圆形横截面——能够将其旋入椎间隙的要求——椎间隙撑开的高度等同于神经牵开的宽度。嵌入式融合器具有高度和宽度相互独立的明显优势，因为其横断面是长方形的，因此可以在对硬膜有限牵拉的同时实现充分撑开（图 16.1）。因此，以往报道的术中硬膜撕裂和术后神经根病的并发症率达到 15%，而在现代病例中通常低于 1% ～ 2%[11-13]。

既往腰椎手术史是 PLIF 和 TLIF 发生术中并发症的危险因素。超过两次的减压手术史是硬膜撕裂和神经损伤发生率增加的重要预测因素[12, 14-16]。根据我们的经验，单侧支撑物植入的主要优势是可以避开粘连最严重的瘢痕组织，从而降低术中并发症发生率。

腰椎手术的再手术

在过去的十年中，需要行腰椎翻修术的患者显著增加。总体上腰椎手术的再手术率估计在 5% ～ 20% 之间，包括减压和融合手术[17-18]。根据一项纳入了 4718 名脊柱翻修术患者的队列研究，绝大部分翻修术发生在初次手术后 1 年以后（72.1%）。再手术的适应证通常包括出现新发或复发症状、假关节形成或内固定装置故障，而非感染或出血这样的急性术后并发症[17]。除了因腰椎滑脱而接受治疗的患者外，接受融合术的患者的总体再手术率高于单纯减压术。这些结果与手术治疗腰椎滑脱的随机对照试验提供的证据一致[19-20]。Kao 等的研究表明第 1 年内最常见的是显微椎间盘切除术后的再手术，而在第 1 年后，显微椎间盘切除术或椎板切除术后的再手术率相当[21]。

再手术的风险涉及多种因素；例如年轻患者（< 60 岁）任何类型腰部手术的再手术风险都较高。年轻患者的脊柱使用时间较长，而且更活跃。因此，腰椎受到了更大的应力，增加了进一步伤害的风险[17-18]。

一般而言，当接诊接受过腰椎手术的患者时，一定要记住第二次手术的改善率低于首次手术，且无论是在第一次就进行了融合手术还是在二次手术时进行融合手术，融合手术的并发症发生率往往更高[18]。出于这个原因，外科医生有责任确定并清楚地阐明翻修术的目标。

评估既往脊柱手术患者出现复发或新症状的基本步骤，是仔细审查既往手术并确定其失败的原因。这些可能与内植物的生物力学或手术操作的错误有

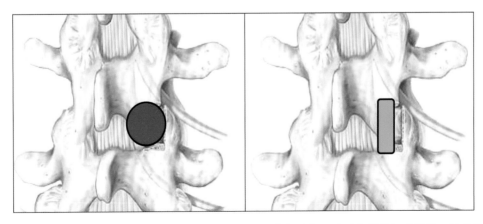

● **图 16.1**　左侧为螺纹融合器圆形部分及其与周围结构之间的关系。右侧为打入式融合器的矩形部分，较高的高度不受暴露宽度的限制

关，或者也可能仅仅是进一步退变的结果。

在手术并发症方面，脊柱翻修术中硬膜撕裂和神经损伤的风险是升高的。这主要是由于存在硬膜外纤维化和瘢痕组织，导致增加病变结构的硬度以及失去清晰的解剖标志[22-23]。在此类翻修病例中避免并发症的首要原则，是在处理严重的瘢痕组织之前暴露上方和下方的正常解剖结构。

单个与两个融合器的植入

PLIF 和 TLIF 中所用融合器的演进，是为了满足减少并发症的需求，如移植物塌陷、移位、下沉或迁移，还要为融合提供有效的支撑[24-26]。与单独的后外侧融合不同，使用融合器进行融合体现了利用 Wolff 定律的理论优势。这使得它们能够更好地利用所受的压缩力进行骨重建，从而获得更坚强的融合和更高的融合率[8, 27]。

脊柱翻修术中植入单融合器和双融合器的差异可以通过两个主要观点来探索：手术入路的风险/获益和隐含的生物力学性能。关于手术技术，使用单一融合器的优势与使用单侧入路有关，从而可能避开瘢痕组织。由于不同组织和间隙的解剖结构紊乱以及存在致密粘连，手术切除非原始解剖结构的组织始终具有挑战性。尤其是在脊柱手术中，主要风险与硬脊膜撕裂、神经结构损伤和压迫残留有关。选择单侧入路植入椎间融合器有助于降低这些风险，特别是可以避免经过前次手术的入路[17, 23]。

从生物力学的角度来看，植入单个融合器比两个融合器更存在技术挑战，但这可以通过改变融合器的植入位置和形状来改善（图 16.2 和图 16.3）。植入两个融合器的主要优势在于可获得更大的表面积，以及两个对称的支撑物使得负荷分布更均衡。单个融合器的理想位置是能够提供对称的承重能力，要求穿过终板的中心部位，但这个位置骨质密度较小，因而又要确保融合器架在骨骺环上以提供坚强支撑。对于直线型融合器，要倾斜放置融合器，并在近端和远端确保与骨骺环相接触（图 16.2）。对于弯曲形或香蕉形椎间融合器，预期位置是骨骺环的前部[28]（图 16.4）。对于施行翻修术的外科医生而言，重要的是在解剖难度最小化和结构生物力学强度最大化之间取得平衡。

在解剖结构复杂的情况下，如存在冠状面畸形

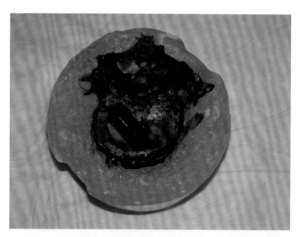

● **图 16.2**　腰椎的尸体标本和倾斜放置的单个融合器的位置

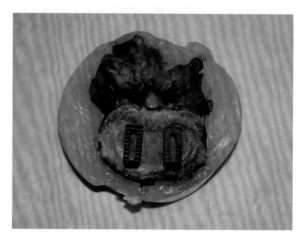

● **图 16.3**　腰椎的尸体标本和沿矢状面放置的两个融合器的位置

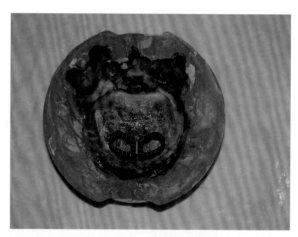

● **图 16.4**　腰椎的尸体标本和弯曲形或香蕉形融合器的位置

的单侧神经根受压导致根性症状的患者中，使用单融合器也有良好的结果。在这种情况下，已证明在侧凸的凹侧放置单个椎间融合器，并联合椎板切术和后外侧融合术是有效和有益的[29]。

一个需要考虑的重要生物力学因素是施加于椎

间融合器的机械应力的类型和大小。一种类型的应力与椎间融合器需要承受的载荷相关，如前所述，在使用两个椎间融合器的情况下载荷较低，因为在给定载荷（压力＝力／面积）下表面积的增加降低了植入物所承受的压力。表面积的增加也使整体结构能够更好地承受在滑脱病例中观察到的剪切力，尤其是在高滑脱角时。与单个融合器相比，双融合器的剪应力和融合器移位发生率更低[8]。

Chiang 等使用有限元分析方法，在使用后外侧内固定的情况下，评估了一个斜向融合器和两个矢状面融合器之间的差异[8]。结果显示，与使用两个融合器相比，使用一个融合器的 PLIF 增加了节段稳定性，并减少了相邻节段的应力。单个椎间融合器的缺点是融合器下沉的风险增加。后外侧内固定影响了承重力传递与整个结构和相邻椎间盘的应力之间的平衡。具体而言，后外侧内固定的使用显著降低了融合器的应力，从而提高了单融合器系统的稳定性。由于增加了后外侧内固定，单个融合器的使用具有稳定性显著增加的优势，并降低了使用两个融合器带来的费用升高以及与双侧入路相关的风险，尤其是在翻修病例中[7-8]。

临床案例

一名 63 岁男性因轴性疼痛和神经根症状，表现为疼痛和左足下垂，到脊柱诊所就诊。2008 年至 2016 年，他接受了 3 种不同的腰椎手术：2008 年施行了 L3 ～ L4 椎板切除术，2012 年施行了 L3 ～ L4 椎间和后外侧融合，2016 年将后外侧融合和椎弓根螺钉延长至 L4 ～ L5。就诊时，术前 CT 扫描显示 L5 内固定松动，L4 ～ L5 假关节形成，L3 ～ L4 坚强融合。磁共振成像显示左侧 L5 神经根受压。他接受了 L4 ～ L5 和 L5 ～ S1 PLIF 手术，因为 L5 的把持力不足，将内固定延长至 S1。

该手术操作有趣的技术问题是，我们在相对正常的解剖结构（L5 ～ S1 节段）进行 1 次 PLIF，并在既往手术区域进行 1 次 PLIF，而那里的神经根已被充分减压。这些解剖条件和生物力学因素均为我们的手术策略提供了信息。开始时取出之前放置的棒，以便更好地显露和观察结构，并替换为单根长棒，从而避免使用连接器。我们决定首先进行 L5 ～ S1 的 PLIF。在切除半椎板和内侧关节突关节后从右侧进入椎间隙。切除椎间盘后，在直视下植入了合适高度的融合器。然后进行影像学确认。然后我们将注意力转向 L4 ～ L5 节段。在该节段，由于存在瘢痕组织，周围结构损伤风险较高，我们用手术显微镜进行剥离。从左侧显露椎间隙，切除椎间盘和植入融合器。该策略可以进行充分减压以解决临床症状，同时在 L5 ～ S1 椎间隙右侧植入融合器提供较好的生物力学支撑（图 16.5）。最后在双侧放置钛棒。

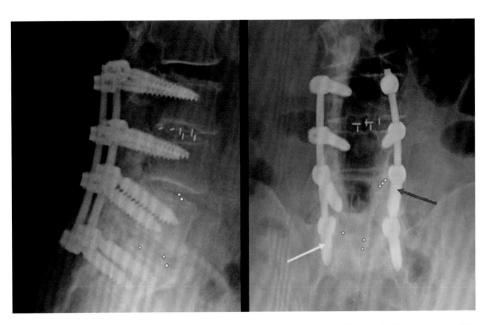

• 图 16.5　术后 X 线平片显示 L4 ～ L5 和 L5 ～ S1 节段椎间融合器的位置（分别红色和黄色箭头示）

结论

腰椎区域的翻修术具有挑战性，且并发症发生率较高。PLIF 或 TLIF 融合术存在额外的风险，应根据患者具体情况谨慎、准确地进行评估。一般而言，与使用两个融合器的双侧入路相比，联合后外侧内固定的单侧入路提供了可靠的结构稳定性，且硬膜撕裂和神经结构损伤风险降低，费用也降低。

参考文献

1. Burns BH. An operation for spondylolisthesis. *Lancet*. 1933;1:1233.

2. Cloward RB. The treatment of ruptured lumbar intervertebral discs by vertebral body fusion. I. Indications, operative technique, after care. *J Neurosurg*. 1953;10:154−168.

3. Briggs H, Milligan P. Chip fusion of the low back following exploration of the spinal canal. *J Bone Joint Surg*. 1944;26:125.

4. Jaslow I. Intercorporeal bone graft in spinal fusion after disc removal. *Surg Gynecol Obstet*. 1946;82:215.

5. Harms JG, Jeszenszky D. Die posteriore, lumbale, interkorporelle Fusion in unilateraler transforaminaler Technik. *Oper Orthop Traumatol*. 1998;10:90−102.

6. Blumenthal SL, Ohnmeiss DD. Intervertebral cages for degenerative spinal diseases. *Spine J*. 2003;3:301−309.

7. Molinari RW, Sloboda J, Johnstone FL. Are 2 cages needed with instrumented PLIF? A comparison of 1 versus 2 interbody cages in a military population. *Am J Orthop*. 2003;32:337−343.

8. Chiang MF, Zhong ZC, Chen CS, Cheng CK, Shih SL. Biomechanical comparison of instrumented posterior lumbar interbody fusion with one or two cages by finite element analysis. *Spine (Phila Pa 1976)*. 2006;31:E682−E689.

9. de Kunder SL, van Kuijk SMJ, Rijkers K, et al. Transforaminal lumbar interbody fusion (TLIF) versus posterior lumbar interbody fusion (PLIF) in lumbar spondylolisthesis: a systematic review and meta-analysis. *Spine J*. 2017;17:1712−1721.

10. Fanous AA, Tumialán LM, Wang MY. Kambin's triangle: definition and new classification schema. *J Neurosurg Spine*. 2019;29:1−9.

11. Elias WJ, Simmons NE, Kaptain GJ, Chadduck JB, Whitehill R. Complications of posterior lumbar interbody fusion when using a titanium threaded cage device. *J Neurosurg*. 2000;93:338−340.

12. Yamashita T, Okuda S, Aono H, et al. Controllable risk factors for neurologic complications in posterior lumbar interbody fusion as revision surgery. *World Neurosurg*. 2018;116:e1181−e1187.

13. Barnes B, Rodts GE Jr, Haid RW Jr, Subach BR, McLaughlin MR. Allograft implants for posterior lumbar interbody fusion: results comparing cylindrical dowels and impacted wedges. *Neurosurg*. 2002;51:1191−1198; discussion 1198.

14. Potter BK, Freedman BA, Verwiebe EG, Hall JM, Polly DW Jr, Kuklo TR. Transforaminal lumbar interbody fusion: clinical and radiographic results and complications in 100 consecutive patients. *J Spinal Disord Tech*. 2005;18:337−346.

15. Tormenti MJ, Maserati MB, Bonfield CM, et al. Perioperative surgical complications of transforaminal lumbar interbody fusion: a single-center experience. Clinical article. *J Neurosurg Spine*. 2012;16:44−50.

16. Khan IS, Sonig AH. Perioperative complications in patients undergoing open transforaminal lumbar interbody fusion as a revision surgery. *J Neurosurg Spine*. 2013;18:260−264.

17. Martin BI, Mirza SK, Comstock BA, Gray DT, Kreuter W, Deyo RA. Reoperation rates following lumbar spine surgery and the influence of spinal fusion procedures. *Spine (Phila Pa 1976)*. 2007;32:382−387.

18. Hu RW, Jaglal S, Axcell T, Anderson G. A population-based study of reoperations after back surgery. *Spine*. 1997;22:2265−2270.

19. Herkowitz HN, Kurz LT. Degenerative lumbar spondylolisthesis with spinal stenosis. A prospective study comparing decompression with decompression and intertransverse process arthrodesis. *J Bone Joint Surg Am*. 1991;73:802−808.

20. Fischgrund JS, Mackay M, Herkowitz HN, Brower R, Montgomery DM, Kurz LT. Volvo Award winner in clinical studies. Degenerative lumbar spondylolisthesis with spinal stenosis: a prospective, randomized study comparing decompressive laminectomy and arthrodesis with and without spinal instrumentation. *Spine*. 1997;22:2807−2812.

21. Kao FC, Hsu YC, Wang CB, Tu YK, Liu PH. Short-term and long-term revision rates after lumbar spine discectomy versus laminectomy: a population-based cohort study. *BMJ Open*. 2018;8: e021028.

22. Okuda S, Fujimori T, Oda T, et al. Patient-based surgical outcomes of posterior lumbar interbody fusion: patient satisfaction analysis. *Spine (Phila Pa 1976)*. 2016;41:E148−E154.

23. Selznick LA, Shamji MF, Isaacs RE. Minimally invasive interbody fusion for revision lumbar surgery: technical feasibility and safety. *J Spinal Disord Tech*. 2009;22:207−213.

24. Loguidice VA, Johnson RG, Guyer RD, et al. Anterior lumbar interbody fusion. *Spine*. 1988;13:366−369.

25. Pfeiffer M, Griss P, Haake M, Kienapfel H, Billion M. Standardized evaluation of long-term results after anterior lumbar interbody fusion. *Eur Spine J*. 1996;5:299−307.

26 Soini J. Lumbar disc space heights after external fixation and anterior interbody fusion: a prospective 2-year follow-up of clinical and radiographic results. *J Spinal Disord*. 1994;7: 487−494.

27. Frassica FJ, Inoue N, Virolainen P, Chao EY. Skeletal system: biomechanical concepts and relationships to normal and abnormal conditions. *Semin Nucl Med*. 1997;27:321−327.

28. Tassemeier T, Haversath M, Jäger M. Transforaminal lumbar interbody fusion with expandable cages: radiological and clinical results of banana-shaped and straight implants. *J Craniovertebr Junction Spine*. 2018;9:196−201.

29. Heary RF, Karimi RJ. Correction of lumbar coronal plane deformity using unilateral cage placement. *Neurosurg Focus*. 2010;28:E10.

第 17 章

脊柱翻修术中机器人的应用

JUN S. KIM, PAUL J. PARK, AND RONALD A. LEHMAN JR.

申泽涛 吴迪铮 译 程勇泉 郑 帅 审校

章 节 概 要

引言

尽管我们对脊柱病理、诊断、植入物设计和生物制剂的理解有一定的进步，但仍有大量患者会出现术后疼痛无法消除或术后症状复发的情况。脊柱翻修术的成功率随着手术次数的增加而降低。当患者出现因骨质融合和瘢痕形成导致解剖标志消失时，对这些患者施行内固定术对脊柱外科医生来说便成了一项技术挑战。

脊柱内固定技术，特别是椎弓根螺钉的置入技术是现代脊柱外科手术的重要步骤。椎弓根螺钉置入是一项通过一个小通道进入并需要精细的轨迹操作以到达深层骨结构的技术。没有比置入椎弓根螺钉更适合使用机器人辅助的了，因为机器人是不知疲倦的，能够不断执行重复的任务并得到精确和可重复的结果。就这一点而言，脊柱手术机器人的辅助能够减轻外科医生的疲劳感，并使医生的注意力和精力更好地转移到脊髓和神经根部位的工作中。

在其他外科亚专科如心脏和泌尿外科，机器人辅助下的一般和复杂手术已经常规开展了。图像引导下机器人手术是脊柱外科领域中相对新颖的技术，但就当前已有的实践而言，图像引导下的机器人手术是安全的，可以帮助外科医生在可视化的条件下完成复杂的脊柱翻修病例。在本章中，我们将讨论机器人在脊柱翻修术中的作用。

作为一种新兴技术的机器人

随着机器人技术的不断进步，可以在各个专业中都看到它与医学的融合。它用于改良包括脊柱手术在内的许多外科手术，尤其在椎弓根螺钉置入方面，机器人辅助的影响最大。最初，椎弓根螺钉置入是在透视引导下进行的。随着外科医生对脊柱解剖结构有了更好的了解，Kim 等描述了一种基于解剖标志的徒手椎弓根螺钉置入技术[1]，这大大减少了患者和外科医生的放射暴露量，同时使得螺钉置入的速度更快。最新的椎弓根螺钉置入技术是基于采用透视和计算机断层扫描（CT）的导航，且已经开发出机器人辅助技术来提高椎弓根螺钉置入的准确性。使用导航可以在不依赖解剖学标志的情况下置入螺钉，这在翻修或肿瘤病例中至关重要，因为这些病例的固有解剖结构可能已经发生了显著改变，或者在微创病例中，术野暴露和可视化可能受到了限制。关于脊柱手术中机器人引导的有效性研究是相对较新的。在过去的十年里发表了为数不多的临床研究，来比较徒手和机器人辅助置入椎弓根螺钉的效果。

一些尸体研究观察了机器人置钉与徒手置钉的差异。Lieberman 等研究了 234 枚胸腰椎椎弓根螺钉置入的尸体模型[2]。在术后 CT 扫描中对螺钉采用 Rampersaud 分类，他们发现机器人组的置钉满意率为 99%（197 枚），而徒手组的置钉满意率为 95%（37 枚）。两组手术时间无显著差异[2]。在 2015 年，Fujishiro 等使用尸体模型来确定术前螺钉置入计划是否与使用机器人的实际置钉情况一致[3]。他们在 216 个由机器人确定的椎弓根开口位置置入导丝。在轴位或矢状面上，由术前规划或导丝位置确定的进入点或轨迹（深度 30 mm）没有显著差异。这项研究有助于证实，机器人不仅能可靠地按规划确定开口位置，而且可以钻入预设深度达 30 mm（超过椎弓根的长度）的钉道。

在临床实践中，大多数已发表的机器人相关研究都是回顾性综述；但是，Ringel 等于 2012 年对 60 例患者进行前瞻性随机对照试验[4]。他们置入了 298 枚螺钉：其中徒手置入 152 枚，使用机器人引导置入 146 枚。他们发现 93% 的徒手螺钉位置良好（使用 Gertzbein-Robbins 量表评价为 A 级或 B 级），而使用机器人引导的 85% 位置良好。徒手组的手术时间（85 min）在统计学上显著短于机器人引导组（95 min）。同样，Kantelhardt 等于 2011 年对 6 名不同外科医生的 112 例患者进行了回顾性研究[5]。他们发现徒手组中准确置入了 91.4% 的螺钉，而机器人引导组中为 94.5%。在机器人引导组中，他们还比较了传统开放中线入路（20 例患者）与经皮微创入路（35 例患者），发现螺钉精度没有显著差异。机器人引导与徒手置入的手术时间无差异。但是，机器人引导组的辐射暴露（基于总 X 射线暴露时间）显著较少。同样，Schatlo 等研究了 95 例退行性腰椎疾病患者，比较了机器人辅助下置入的 244 枚螺钉与透视引导下置入的 163 枚螺钉[6]。使用 Gertzbein-Robbins 量表评价后，他们发现机器人组中 83.6% 的螺钉有完美的轨迹（A 级），91.4% 的螺钉被评为 A 或 B 级。同样，在 X 线透视组中，79.8% 的轨迹达到完美（A 级），87.2% 在临床上可接受（A 级或 B 级）。机器人和 X 线透视队列在临床可接受的螺钉置入率方面无显著差异。在机器人引导组内，Schatlo 等同样发现使用传统开放入路与微创入路的准确率没有差异[6]。在 2017 年 7 月，Molliqaj 等的一项更大型的研究中，他们使用徒手技术或机器人引导对 169 例不同病理类型的（退行性疾病、肿瘤、创伤）患者置入的 880 枚螺钉进行了研究，结果发现精度没有差异（使用 Gertzbein-Robbins 量表）[7]。在这些螺钉中，机器人引导组与徒手组（88.9%）相比，93.4% 为"临床可接受"，这在统计学上有显著差异。

Solomiichuk 等观察了在肿瘤病例中置入的 406 枚螺钉，使用 Gertzbein-Robbins 量表发现两者的准确性没有显著差异[8]。Keric 等研究了 2011 年至 2016 年间采用微创入路置入的 1857 枚螺钉，使用 Weisner 量表进行评价，发现 96.9% 的螺钉是可接受的[9]。值得注意的是，7 个病例（共 413 例）因配准错误转为传统开放入路。

关于影像学参数，Kuo 等发表了一项研究旨在观察术中机器人导航的准确性，通过使用术中二次配准来评估与术前规划螺钉轨迹相对应的导丝放置位置（螺钉置入前）[10]。64 例患者共置入 317 枚螺钉，98.7% 的导丝在规划轨迹的 3 mm 内。作者指出，导丝的总体趋势是偏向尾侧和外侧，这是机器人螺钉置入的常见模式。van Djik 等回顾性地研究了 112 例患者，使用微创入路置入了 487 枚螺钉，发现入钉点的平均偏差为 2.0±1.2 mm，平均插入角为（2.2±1.8）°和（2.9±2.4）°[11]。使用 Gertzbein-Robbins 量表进行评价，最终安全置入了 97.8% 的螺钉（2 mm）。没有螺钉需要翻修。Laudato 等对比了使用徒手、导航和机器人引导技术置入的螺钉[12]。他们使用 Rampersaud 标准发现三组之间无统计学差异：徒手组 6.7% 的螺钉被视为位置不佳，导航组为 4.2%，机器人组为 4.7%。徒手 S2 髂骨翼（S2AI）螺钉植入技术是一项具有挑战性的手术，Shillingford 等的一项研究发现徒手和机器人置钉这两种技术的总体准确性没有差异[13]。他们总共观察 105 枚 S2AI 螺钉，发现两组的水平角（轴向平面）和 S2AI 与 S1 螺钉成角之间没有显著差异。两组术中均未发生神经血管并发症。

这些研究表明，机器人置钉是安全和准确的，与之前的 X 线透视和徒手技术相似。Fujishiro 等的尸体研究表明，置入的螺钉实际上与术前规划的模板是一致的，这可以让外科医生制订特定的手术计划，并在术前规划最大化的螺钉长度和宽度[3]。各种临床研究进一步证实，根据术后 CT 影像，机器人螺钉置入的准确性与徒手及传统 X 线透视技术相近。不良事件或并发症发生率也无显著差异。关于机器人辅助手术是否增加了手术时间则存在争议。尽管在某一项研究中存在统计学差异，但这种差异在临床上是可以忽略不计的。手术时间还在很大程度上取决于外科医生对该技术的熟悉程度，及工作人员和助手配合程度。最后，一项研究也表明相较于徒手操作，机器人操作减少了术中辐射暴露量。

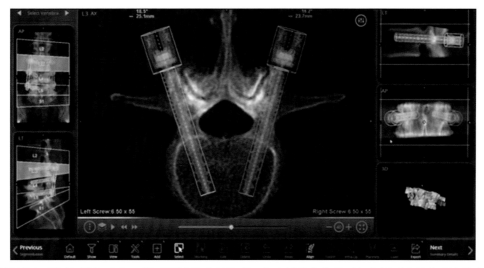

● 图 17.1 将术前计算机断层扫描与术中 X 线透视影像进行关联。每个椎体节段的逐级分割可确保准确的轨迹和椎弓根螺钉置入。可在术中调整每个螺钉的轨迹和长度

操作技巧

术前必须进行 CT 扫描并制订方案。但是，CT 扫描不需要使用额外的专用设备或专业技能。接下来，由外科医生使用相应的软件进行术前规划，即在 CT 扫描图像上规划每个螺钉的尺寸和轨迹。规划完成后，可在手术开始前将计划上传至工作站（图 17.1 和图 17.2）。

当患者进入手术室后，按照标准方式俯卧在手术台上。此时，可以将机器人固定到手术台上。值得注意的是，如果手术台与地面平行，则最容易固定机器人，之后可根据需要调整手术台位置（头高脚低位等）。固定好机器人后，按照标准方式为患者消毒和铺单（图 17.3）。在机器人上方放置额外的无菌单，并在机器人底部周围放置额外的半张无菌单，以保持无菌性。铺单后，可将机械臂旋转出术野，直至暴露完成、准备置入螺钉。值得注意的是，暴露范围不一定像传统徒手置钉方法那样广泛，因为只需要暴露进钉点，而不需要暴露周围标志。

暴露完成后，用导丝起子在髂后上棘置入一个短针（或在目标节段使用棘突夹）作为参考球。完成后可将机械臂旋转到术野内，用钳子将机械臂固定在参考球上。将放射摄影滤线栅放置在 C 形臂上，并将相应的参考滤线栅放置在机械臂上。然后完成前后位（AP）和斜位 X 线片，这使机器人能够将患者当前位置与术前 CT 扫描关联起来——软件将匹配每个椎体节段的 X 线片和 CT 扫描，这能确保准确配准，即使患者在手术台（operating room，OR）上

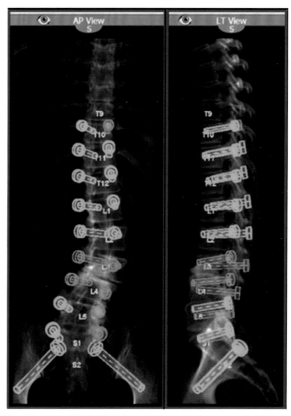

● 图 17.2 基于计算机断层扫描的术前规划，允许规划出合适的螺钉长度、轨迹和整体和谐的螺钉序列，最终有助于增加螺钉拔出力和钛棒置入

的位置相对于患者进行术前 CT 扫描时的位置略有不同。此时，在切口上方放置蓝色毛巾，机器人将拍摄手术区域的图像，以使机械臂位置和效率最大化。然后由外科医生在计划融合的上位棘突至最下位棘突上放置标记，以帮助机械臂估计手术区域。完成分割并在开始置钉前检查拟定的螺钉轨迹。

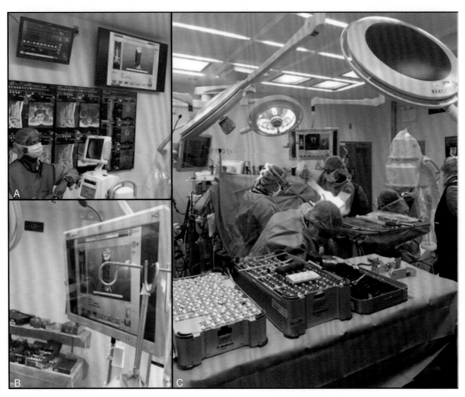

● **图 17.3**　恰当的房间布局是使用机器人辅助的工作流程关键。（**A**）操作 C 臂的技术员在固定机器人桌子的同侧；（**B**）附加的屏幕让术者看到螺钉轨迹和术前规划；（**C**）器械技术员和桌子在机器人桌和 C 臂机的对侧

　　此时，外科医生可以开始置入螺钉。将机械臂推至适当的椎体节段和一侧（图 17.4）。每个螺钉的长度可长可短，需要在术前规划中进行确定。将套筒通过套针连接到机械臂上，然后将套筒连上末端带有小齿的钻头导向器——如果套筒需要通过肌肉或软组织，则套针是有用的。如果在套筒的路径上有明显的软组织，可以先将刀片穿过套筒，根据需要在椎旁肌肉组织上做一个切口，并为螺钉创建一个通道。如果没有，可以将钻头导向器置入套管内，一起连接到机械臂上。应使钻头导向器从套管中滑出并找到路径——不应将其向下用力压入套管中，以防止任何潜在的切削。然后轻轻敲击钻头导向器，同时稳定套筒，防止钻孔时发生任何移动。可稍微向后拉出套筒，以观察钻头导向器与骨质咬合的齿。

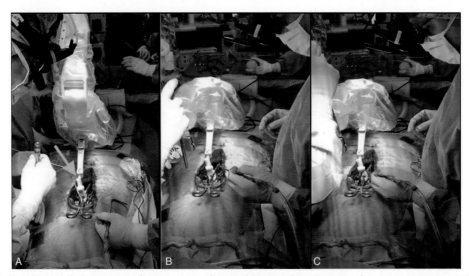

● **图 17.4**　（**A**）安装到棘突针作为机器人的参照系；（**B**）将机械臂推到适当的节段和一侧；（**C**）然后通过机械臂放置套针，以便对计划的椎弓根节段进行钻孔

稍微转动钻头导向器可确保其稳定。此时使用钻头（确保选用适当的短或长钻头）钻孔后，用手将复位管放入钻孔内——检查孔道底部是否合适。然后用手将导丝穿过复位管（也作为孔道底部的第二次检查）。在复位管上方 5～10 mm 处的导丝上放置一个 Kocher 钳，并将导丝轻轻敲击到骨质中（直到钳子与复位管齐平），以保持导丝处于适当位置。然后可以将导丝和复位管弯曲，并将机械臂移出术野。取出复位管，沿导针置入适当的丝攻以准备骨道——外科医生应注意规划的螺钉长度，并攻丝到适当深度。此时可将导丝和攻丝全部取出，并使用球形头探针确保椎弓根完整性并检查是否存在椎弓根破裂口。此时，可以置入螺钉（预先计划的长度和直径）。置入所有螺钉后，在置入和调整钛棒之前可以将机器人从手术台上拆卸下来。

优点和缺点

与任何新技术一样，使用机器人引导置入椎弓根螺钉也有利弊。机器人置钉依赖于高分辨率、薄层分割的 CT 扫描数据，这通常由外科医生在术前获得。与导航不同，机器人的当前状态不能提供视觉反馈，因此外科医生无法在术中监视器上看到器械的轨迹，因为手术器械上缺少基准点或参考点（例如钻孔）。与导航相比，机器人在重复性操作（例如钻孔、攻丝、导丝、螺钉）方面确实有一些明显的优势，这有助于手术室工作人员和助理的培训。机器人系统固有的是一个稳定的机械"臂"，比导航仪器能更好地固定螺钉的轨迹。机器人手术中的轨迹更容易重现，仅次于系统性的置钉方法。

导航和机器人均能使外科医生在解剖结构变形的情况下安全置入椎弓根螺钉。这在翻修病例、肿瘤病例或正常解剖标志丢失或无法区分的严重退行性病例中尤其关键。通过在术前使用 CT 扫描规划螺钉，可以在不依赖自体解剖结构的情况下安全置钉。此外，术前规划时通过对入钉点和轨迹进行精细调整，可以最大限度地增加螺钉长度和尺寸，以获得最佳的拔出强度（图 17.1）。此外，一些人认为使用机器人引导可减少辐射暴露[2, 5]；但这是不确定的，辐射暴露量取决于外科医生在徒手置钉过程中的透视习惯 / 必要性。

高年资作者认为机器人技术的最大优势是确保

螺钉的方向一致、置入 S2AI 螺钉、在既往融合区域和微创手术（MIS）中置钉。螺钉一致性，或者说是在多个节段置钉的连贯性序列，是畸形矫正的重要组成部分，因为它加快了棒的置入。笔者认为，预先规划和机器人完美置钉提供的和谐序列节省了 OR 中不可小觑的时间（图 17.2）。即使在外科医生使用万向螺钉而不是单轴螺钉的情况下，我们发现这也是真实存在的。我们还发现，如果计划适当，机器人在 S2AI 置钉方面也表现优异。它无须为了确定 S2AI 置钉的准确解剖标志而暴露大范围的骶骨，最终节省了手术时间并减少了失血。脊柱翻修术中如果存在之前的融合骨块，这些标记也可能丢失。最后，我们发现机器人辅助在 MIS 手术中是有益的。机械臂和套筒使得外科医生可以规划好切口，并允许经皮置钉，同时将软组织破坏降至最低。在我们手中，它还被用于在长节段融合中置入近端的上端椎（upper instrumented vertebra，UIV）螺钉，以保留软组织张力带，理论上最大限度地减少近端交界性后凸（proximal junctional kyphosis，PJK）的风险。相反，应该注意机器人的使用也带来了一些独特和固有的挑战。首先，与任何新兴技术一样，应用机器人技术存在学习曲线。这可能导致手术时间增加，尤其是对于缺乏经验的外科医生而言。机器人的使用不仅依赖于外科医生的熟练和掌握程度，还需要手术室中的手术技术人员和器械公司的配合。其次，与任何新兴技术一样，机器人有可能发生故障——无论是无法配准还是彻底的仪器故障。机器人技术需要术前 CT，这是一个额外的费用，且使患者的辐射暴露增加。最后，机器人价格昂贵，增加了医院的前期成本。

并发症和陷阱

尽管机器人辅助脊柱手术很有前景，在多项比较徒手技术与机器人辅助椎弓根螺钉置入的研究中显示是安全的，但机器人脊柱手术仍处于早期阶段。

之前的研究已经评估了脊柱内固定过程中机器人失效的原因[4, 10, 14-17]。这些最常见的情况包括配准失败、机械臂上的软组织压力导致置钉不准确以及套筒或钻头导向器在肥大、关节炎关节斜面上滑动。

研究最多的脊柱手术机器人是 SpineAssist（Mazor Surgical Technologies，Caesarea，Israel），这是一种

以骨为锚点的六足微型机器人。在尝试将术中 X 线透视影像与术前 CT 扫描关联时，可能会发生配准失败。当置于肥大的小关节突的斜坡上时，套筒滑动最常导致向下方和外侧偏移。作者倾向于在增生的关节面上钻深一些，以避免这种并发症，并确保钻头导向器的准确锚定。

根据作者的经验，机器人辅助椎弓根螺钉内固定的工作流程应不同于徒手或导航辅助置钉。工作流程中的大部分变化都是由于需要保留尽可能多的骨质，以帮助 X 线透视图像和术前 CT 扫描之间的配准（表 17.1）。如前所述，由于外科医生、手术助理、护士以及台上技师都必须采用更改的工作流程，机器人辅助手术存在不可避免的学习曲线和时间成本。配准问题和当前机器人技术的限制可能进一步影响该时间成本，其中外科医生每次扫描最多只能配准约 5 个节段。

最后，需要注意的是，由于这项技术被更广泛地应用，理论上对住院医师和研究员的培训确实有影响。同样，我们发现采用这种技术的一个很大的障碍是外科医生不愿意"信任机器人"，这是因为缺乏实时的术中反馈。外科医生需要全面认识徒手置钉进钉点和患者解剖结构才能克服这一障碍。机器人并不是对脊柱解剖结构了解不足的灵丹妙药，我们建议不要盲目依赖这项技术。根据资深外科医生的经验，如果我们认为有流程不正常，我们会终止规划的螺钉轨迹。

表 17.1	传统技术与机器人辅助的工作流程差异的比较	
徒手或导航	机器人辅助
1. 暴露	1. 暴露
2. 切除小关节	2. 导丝 / 攻丝 ± 置入椎弓根螺钉
3. 减压	3. 切除小关节
4. 后柱截骨术	4. 减压
5. 椎弓根螺钉	5. 后柱截骨术
6. 放置椎间融合器	6. 放置椎间融合器
7. 矫正畸形	7. 矫正畸形

未来方向

机器人脊柱技术在不断进步。最近，Mazor 开发并部署了他们的第三代机器人，可以提供相同的辅助置钉，并结合了导航的术中实时视觉反馈。

此外，随着更便宜和更强大的图形处理器单元（graphical processor units，GPU）的出现，机器人和深度学习技术整合会有惊人的飞跃。通过强化学习（又称模仿学习），机器人有能力通过模仿人类进行学习。我们预见未来一代的医用机器人将与机器学习技术紧密交织在一起，即在经验丰富的脊柱外科医生的密切监督下，有可能自主完成置钉。

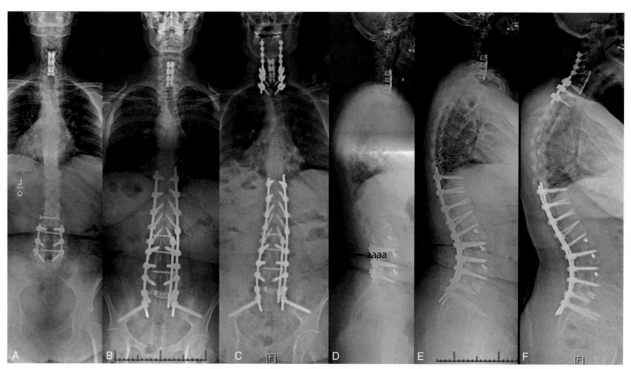

● 图 17.5　病例 1 为 57 岁女性，既往有多次前路和后路腰椎融合术，以及 C4 ～ C7 颈椎前路椎间盘摘除融合术

典型病例

病例 1

患者最初表现为双下肢刺痛、腰背部疼痛和双侧神经根痛，及矢状面失衡伴身体前倾（图 17.5A，D）。在 CT 上，有从 L3 到 L5 的坚强融合固定，L2～L3 有假关节，L1～L2 近端和 L5～S1 远端退变。鉴于存在既往融合固定和缺乏原有的解剖标志，患者接受了从 T10 至髂骨的后路脊柱融合内固定，并在机器人辅助下置入椎弓根螺钉（图 17.5B，E）。患者

术后恢复良好；然而 2 年后出现与头部前倾姿势相关的新发和逐步加重的上肢无力和颈部疼痛。影像学显示既往颈椎前路手术导致 C4～C5 和 C6～C7 假关节形成。决定行 C2～T2 后路颈椎融合；鉴于既往融合及解剖结构改变，再次成功采用机器人辅助置入 C2～T2 椎弓根螺钉，无相关术中并发症及神经监测改变（图 17.5C，F）。

病例 2

患者因冠状面和矢状面明显失衡出现进行性行走困难和功能障碍（图 17.6A，C）。CT 扫描显示

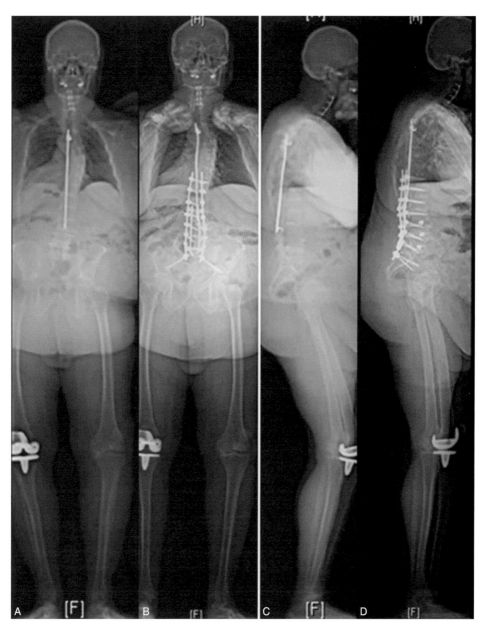

● **图 17.6**　病例 2 为 61 岁男性患者，青少年时期置入从 T7～L3 的 Harrington 棒内固定；25 年前行 L5～S1 椎板切除术

显著的颈胸椎退变，在既往内固定远端的 L3～L4、L4～L5 和 L5～S1 椎间盘出现真空现象，既往椎板切除术导致 L5 和 S1 中央椎板缺如。患者接受了 T12-骨盆后路脊柱内固定，并在 L3～L4、L4～L5，及 L5～S1 进行了经椎间孔腰椎椎间融合术（图 17.6B，D）。考虑到之前的 L3 融合骨块以及 L5 和 S1 中央椎板缺如，使用机器人辅助置钉，术中没有并发症或神经监测变化，未取出之前的 Harrington 棒。

病例 3

患者在过去 10 年中出现慢性腰痛、下肢无力和跛行症状，尤其是腘绳肌。影像学提示既往行 T6～L4 Harrington 棒内固定，出现腰椎后凸以及 L4～L5 和 L5～S1 明显的退变（图 17.7A，B）。患者接受了 T12-骨盆的 PSDIF，L4～L5 和 L5～S1

椎间融合术（图 17.7 C～F）。通过机器人辅助，安全地将椎弓根螺钉通过融合骨块置入 L4 椎体，未取出之前的内固定。

病例 4

患者表现为逐步加重的长期背痛，影响日常生活。影像学显示之前的从 T9 到 L5 的 Harrington 棒和钢丝尚在原位。躯干右移 7 cm，矢状垂直轴 + 10 cm（图 17.8A，B）。进一步影像学检查显示 L5～S1 椎间盘退变，胸腰椎整体后凸，至 L5 内固定的坚强融合。患者首先行 L5～S1 前路融合，随后行 T2-骨盆的后路融合内固定（图 17.8C，D）。在机器人辅助下经过 T8 到骶骨的既往融合骨块置入椎弓根螺钉，徒手置入 T2 到 T8 的近端椎弓根螺钉，因为这些节段没有既往的融合固定，并且容易识别置钉的解剖标志。

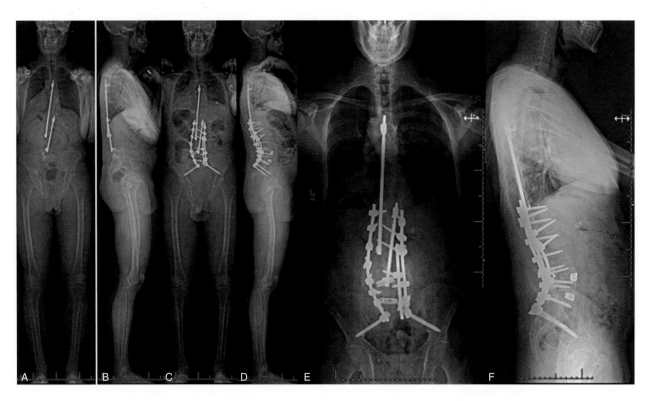

● **图 17.7**　病例 3 为 55 岁男性患者，置入 T6～L4 的 Harrington 棒并长期留置

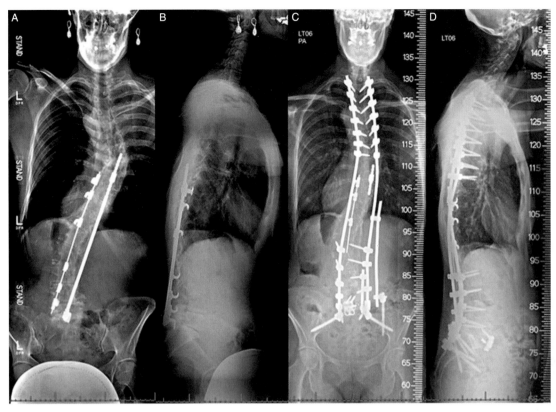

● 图 17.8 病例 4 为 53 岁女性，30 年前置入 Harrington 棒并长期留置体内

参考文献

1. Kim YJ, Lenke LG, Bridwell KH, Cho YS, Riew KD. Free hand pedicle screw placement in the thoracic spine: is it safe? *Spine*. 2004;29:333−342; discussion 342.

2. Lieberman IH, Hardenbrook MA, Wang JC, Guyer RD. Assessment of pedicle screw placement accuracy, procedure time, and radiation exposure using a miniature robotic guidance system. *J Spinal Disord Tech*. 2012;25:241−248.

3. Fujishiro T, Nakaya Y, Fukumoto S, et al. Accuracy of pedicle screw placement with robotic guidance system: a cadaveric study. *Spine*. 2015;40:1882−1889.

4. Ringel F, Stüer C, Reinke A, et al. Accuracy of robot-assisted placement of lumbar and sacral pedicle screws: a prospective randomized comparison to conventional freehand screw implantation. *Spine*. 2012;37:E496−E501.

5. Kantelhardt SR, Martinez R, Baerwinkel S, Burger R, Giese A, Rohde V. Perioperative course and accuracy of screw positioning in conventional, open robotic-guided and percutaneous robotic-guided, pedicle screw placement. *Eur Spine J*. 2011;20:860−868.

6. Schatlo B, Molliqaj G, Cuvinciuc V, Kotowski M, Schaller K, Tessitore E. Safety and accuracy of robot-assisted versus fluoroscopy-guided pedicle screw insertion for degenerative diseases of the lumbar spine: a matched cohort comparison. *J Neurosurg Spine*. 2014;20:636−643.

7. Molliqaj G, Schatlo B, Alaid A, et al. Accuracy of robot-guided versus freehand fluoroscopy-assisted pedicle screw insertion in thoracolumbar spinal surgery. *Neurosurg Focus*. 2017;42:E14.

8. Solomiichuk V, Fleischhammer J, Molliqaj G, et al. Robotic versus fluoroscopy-guided pedicle screw insertion for metastatic spinal disease: a matched-cohort comparison. *Neurosurg Focus*. 2017;42:E13.

9. Keric N, Doenitz C, Haj A, et al. Evaluation of robot-guided minimally invasive implantation of 2067 pedicle screws. *Neurosurg Focus*. 2017;42:E11.

10. Kuo K-L, Su Y-F, Wu C-H, et al. Assessing the intraoperative accuracy of pedicle screw placement by using a bone-mounted miniature robot system through secondary registration. *PLoS ONE*. 2016;11:e0153235.

11. van Dijk JD, van den Ende RPJ, Stramigioli S, Köchling M, Höss N. Clinical pedicle screw accuracy and deviation from planning in robot-guided spine surgery: robot-guided pedicle screw accuracy. *Spine*. 2015;40:E986−E991.

12. Laudato PA, Pierzchala K, Schizas C. Pedicle screw insertion accuracy using O-Arm, robotic guidance, or freehand technique: a comparative study. *Spine*. 2018;43:E373−E378.

13. Shillingford JN, Laratta JL, Park PJ, et al. Human versus robot: a propensity-matched analysis of the accuracy of free hand versus robotic guidance for placement of S2 alar-iliac (S2AI) screws. *Spine*. 2018;43:E1297−E1304.

14. Barzilay Y, Liebergall M, Fridlander A, Knoller N. Miniature robotic guidance for spine surgery—introduction of a novel system and analysis of challenges encountered during the clinical development phase at two spine centres. *Int J Med Robot*. 2006;2:146−153.

15. Devito DP, Kaplan L, Dietl R, et al. Clinical acceptance and accuracy assessment of spinal implants guided with SpineAssist surgical robot: retrospective study. *Spine*. 2010;35:2109−2115.

16. Hu X, Lieberman IH. What is the learning curve for robotic-assisted pedicle screw placement in spine surgery? *Clin Orthop Relat Res*. 2014;472:1839−1844.

17. Macke JJ, Woo R, Varich L. Accuracy of robot-assisted pedicle screw placement for adolescent idiopathic scoliosis in the pediatric population. *J Robot Surg*. 2016;10:145−150.

第18章

经椎弓根椎体截骨术

ULAS YENER, THOMAS J. BUELL, REBECCA M. BURKE, CHRISTOPHER P. AMES, CHUN–PO YEN, CHRISTOPHER I. SHAFFREY, AND JUSTIN S. SMITH

申泽涛　朱国正　译　程勇泉　郑　帅　审校

引言

　　腰椎经椎弓根椎体截骨术（PSO）最早由 Thomasen 在 1985 年提出，用于治疗 11 例继发于强直性脊柱炎的严重致残性后凸畸形患者[1]。在该系列病例中，Thomasen 在 L2 椎体后方楔形切除骨质（去除棘突、椎弓和部分椎体后部），并随后闭合截骨部位，以达到预期的后凸矫正效果[1]。在此之后，脊柱外科医生开始在强直性脊柱炎以外的疾病如先天性、创伤后、感染后、肿瘤、退行性、特发性或医源性畸形中使用 PSO 进行畸形矫正[2-8]。在本章中我们将回顾 PSO 在腰椎翻修术中的应用。我们强调医源性平背综合征是僵硬性脊柱畸形的常见原因，可能需要进行腰椎 PSO[8-9]。我们提供脊柱翻修术的病例，展示行腰椎 PSO 以矫正由假关节形成所导致的矢状面矫正不足和撑开内固定引起的医源性平背畸形（图 18.1）（图 18.2）。

　　无论具体病因如何，手术治疗僵硬或刚性的脊柱畸形都具有挑战性，而 PSO 是一种可能的选择。简而言之，腰椎 PSO 是从后方结构沿两侧椎弓根延伸到椎体行经椎弓根楔形切除骨质的三柱截骨术[3-5, 7-8]。

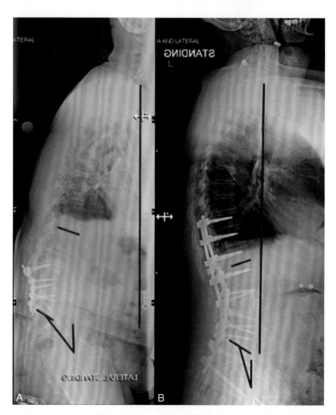

● 图 18.1　本病例介绍了一名因假关节形成和矢状面矫正丢失而导致医源性平背畸形的患者，采用扩大的腰椎经椎弓根截骨术（PSO）进行翻修。患者为 76 岁男性，既往接受过多次脊柱手术，最近接受了 L3 ~ S1 后路内固定融合术，症状表现为脊柱后凸、难治性背部和腿部疼痛、行走困难。这是术前站立位侧位片（A）和术后站立位侧位片（B）。手术包括 T10 至髂骨后路内固定关节融合术和 L3 扩大性 PSO 和 L2 ~ L3 经椎间孔腰椎融合术。垂直线显示患者矢状垂轴距（SVA）改善。腰椎前凸的测量是从 T12 下终板到骶骨终板的 Cobb 角。（A）和（B）图中也标记了骨盆倾斜角（PT）。术前测量 SVA + 19 cm，腰椎前凸角（LL）8°，PT 24°。术后测量 SVA + 11 cm，LL 48°，PT 25°

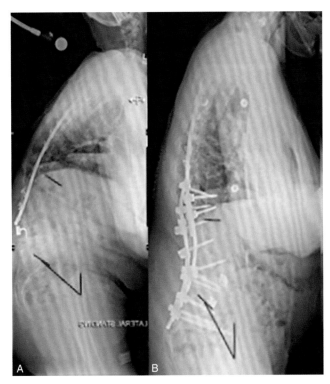

● 图 18.2　本病例展示了一名既往因器械撑开而导致平背畸形的患者。采用腰椎扩大性经椎弓根截骨术（PSO）进行翻修。患者为 59 岁女性，有特发性脊柱侧弯和 Harrington 棒融合手术史，症状表现为背部和腿部疼痛、站立困难、姿态不良。这是术前站立位侧位片（**A**）和术后站立位侧位片（**B**）。手术包括 T10 至髂骨后路关节融合术，L4 扩大性 PSO 和 L4～L5 和 L5～S1 经椎间孔椎间融合术。从 T12 下终板到骶骨终板测量腰椎前凸角（LL）。A、B 图显示骨盆倾斜角（PT）。术前测量 LL 为 4°，PT 52°。术后测量 LL 56°，PT 31°。患者矢状面整体平衡得到改善，但颈胸交界处显示不清，C7 垂线未显示

保持椎体前方皮质完整，以便在楔形截骨术后缺损部位的闭合过程中充当铰链[2, 4-5, 7, 10]。在前、中、后柱骨面闭合后，楔形截骨处可获得相当大的骨结合面。此外，楔形截骨闭合可以在不改变前柱长度

的情况下缩短后柱，避免牵拉腹腔内主要血管和内脏，有利于愈合[3-4]。后方楔形闭合后，两个出口神经根可以通过新形成的人工神经孔在截骨椎体的两侧出行[4-5, 9]。

传统或经典 PSO 被归为 Schwab 3 级截骨术（表 18.1）[11]。腰椎 PSO 可在截骨层面获得约 30° 的矫正，在不同腰椎前凸角（LL）下的矫正改善幅度相当，也可使躯干向后移位达 10 cm（即减少整体矢状位失衡）[2, 4-5, 7-8]。传统 PSO 改良术式包括用于双平面矫正的非对称 PSO（冠状面和矢状面矫正），及扩大性 PSO（Schwab 分级 4 截骨术），通过将楔形截骨延伸到相邻的上位椎间盘，达到更大程度的力线矫正[12-16]。在进行扩大性 PSO 时，在截骨部位放置椎间融合器可获得更进一步的矫正[13]。当操作得当时，腰椎 PSO 及其改良术式是一种强有力的技术，可以显著恢复严重僵硬性畸形患者的腰椎前凸和整体力线[4-9, 12, 14-16]。此外，假关节形成是腰椎翻修过程中经常出现的问题（例如医源性平背），对此进行的治疗可以改善序列良好但仍有疼痛的患者的症状以及健康相关生活质量（HRQL）评分[9, 17-23]。尽管有这些积极的疗效，与 PSO 相关的并发症风险也很高，国际脊柱研究小组（the International Spine Study Group，ISSG）最近的多中心研究加深了我们对于这种强大但高风险技术相关并发症的理解[24-26]。在介绍相关适应证、手术设计要点和合适的腰椎 PSO 技巧之后，我们将简要介绍这些相关并发症以及避免其发生的新策略[27]。

患者选择与手术指征

一般来说，腰椎 PSO 适用于有严重僵硬脊柱畸

表 18.1	脊柱截骨术的 Schwab 分级
切除等级	截骨简述
1 级：小关节部分切除	切除下关节突及关节囊
2 级：小关节完全切除	切除上下关节突
3 级：椎弓根和部分椎体切除	切除后方结构和椎弓根，楔形切除椎体后部
4 级：椎弓根、部分椎体和椎间盘切除	切除后方结构和椎弓根，更广泛地楔形切除椎体后部，以切除终板和部分相邻的椎间盘
5 级：完整的椎体和椎间盘切除	完全切除椎体和邻近的两个椎间盘
6 级：多个邻近的椎体和椎间盘切除	切除几个相邻节段的椎体

形而需要大范围矫正的脊柱翻修术[4-9, 12, 14-16]。严重的僵硬性脊柱畸形导致明显的矢状面失衡（即身体前倾、头部在骨盆前方）的患者，因难以保持直立姿势和水平凝视而容易出现早期疲劳和残疾[28-31]。即使是轻度的矢状面失衡也可能影响 HRQL 评分，并且临床症状的严重程度随着矢状面失衡的加重而线性增加[28-29]。成人的脊柱畸形对健康的负面影响可以超过许多公认的慢性病所造成的残疾。例如，腰椎侧弯合并严重矢状面失衡患者的 HRQL 评分低于手臂和腿部功能受限的患者[32]。矢状面失衡除了引起可观察到的"前倾"外，临床医生还应注意一些潜在的代偿机制——这类患者经常采用这些代偿机制来部分缓解整体的失衡（如膝关节屈曲、髋关节后伸、骨盆后倾、颈椎前凸增加）[28-30, 33]。脊柱矢状面失衡的代偿性骨盆后倾在放射影像中表现为骨盆倾斜（PT），这个变量的升高与 HRQL 较差相关[30]。最后，患有严重僵硬畸形的患者也可能表现为顽固性背部疼痛，在走动或直立姿势时加重，休息或平卧时可部分缓解[34]。

对于既往接受过脊柱前路手术的僵硬畸形患者，如果需要进行大幅度矫形，PSO 仍然是一个有吸引力的治疗方案[7]。许多研究以矢状面矫正为重点评估腰椎 PSO，并提出以下适应证：尖锐的或成角的后凸畸形和矢状垂轴距（SVA）大于 8 cm 的僵硬性畸形，前方柔韧性不足无法进行有效的多级后柱截骨术（posterior column osteotomies，PCO；Schwab 2 级），但需要对恢复 30° 以上 LL 的高度脊柱骨盆失配，及超过多节段 PCO 矫正能力的严重畸形[10-11, 35-36]。既往融合手术史、退行性或炎症性疾病导致的自发融合伴尖锐成角的脊柱后凸、强直性脊柱炎伴胸腰椎后凸、创伤后椎体骨折，和（或）未经治疗的进行性特发性脊柱侧凸的患者可能会适用 PSO[10, 35-37]。由于本系列综述的重点是腰椎翻修术，我们认为医源性平背综合征是需要腰椎 PSO 治疗的僵硬性畸形的常见原因[9]。目前认为，导致医源性平背畸形的重要因素包括下腰椎或骶骨的撑开性内固定（例如，Harrington 棒内固定）、假关节形成导致矢状面矫正丢失、在经椎弓根内固定时患者体位不恰当导致 LL 减少，或者在放置椎间装置或移植物时为了"扩大椎间孔"进行过节段撑开[9]。我们展示了 PSO 矫正医源性平背畸形的翻修病例（图 18.1 和图 18.2）。值得注意的是，除了适用于具有僵硬性明显的矢状位失衡的患者外，PSO 也可能适用于骨盆入射角（PI）

与 LL 失配但仍保持整体矢状位平衡的患者。在 Smith 等和 ISSG[23] 的一项研究中，论证了这种形式的代偿性平背综合征是造成疼痛和残疾的重要因素，并且与矢状位失衡患者进行畸形矫正手术相比，这类患者手术矫正后 HRQL 改善是相似的。

实现最佳预后所需的矫正量因每个畸形患者而异，术前健康状况、合并症和整体或局部力线等是重要的手术考虑因素。手术医生还应考虑术前脊柱柔韧性与术后相邻未融合节段的代偿能力。脊柱柔韧性会影响手术入路（前路、后路、侧路）、要融合的脊柱节段数量以及截骨矫形术的类型。在动力位 X 线片上可获得超过约 30% 矫正的畸形通常可以认为是柔韧性良好的，并且不太可能需要行三柱截骨术，例如 PSO。而动力位 X 线片上曲度矫正度小于 30% 通常被认为是刚性的或僵硬的，则有可能需要三柱截骨术[34, 38]。

手术规划

在计划实施 PSO 进行腰椎翻修术时需要考虑许多因素。首先，应考虑需要矫正的角度。这包括楔型截骨处的局部矫正以及随后可能产生的局部和整体力线的改变。部分僵硬性矢状面畸形的患者可能存在明显的矢状面失衡，表现为 SVA 增加（站立位 36 英寸全长 X 线片显示从 C7 椎体中心垂线到 S1 椎体后上缘的水平偏移量）。尽管对于正常 SVA 和病理性 SVA 的确切范围还存在争议，脊柱侧凸研究会和 Schwab 等[39] 将 SVA 分类如下：正常 SVA（< 4 cm），中度增加的 SVA（4 ~ 9.5 cm）和重度正向 SVA（> 9.5 cm）[18-19, 39-41]。研究表明 SVA 增加与进行性矢状面失衡、严重的疼痛和残疾相关。因此，恢复正常的矢状面平衡在脊柱重建手术中至关重要[28-29]。与 SVA 一样，T1-骨盆倾斜度（T1-SPI，T1 椎体垂线与 T1 椎体中心和股骨头中心连线之间的夹角）是另一个与躯干倾斜相关的整体脊柱骨盆参数，尽管其与 HRQL 结果有很强的相关性，但应用相对不足[17, 30]。

除了 SVA 和 T1-SPI，其他研究也强调了包括 PI 和 PT 在内的骨盆参数在评估矢状位脊柱序列方面的重要性[18, 30]。异常的骨盆后倾（PT 增加）可能有助于减轻明显的矢状面序列失衡，但会影响行走和增加消耗，从而可能对 HRQL 造成负面影响[30-31, 42-43]。基于 LL 和这些脊柱骨盆参数，Schwab 等[21] 论证了

可以预测严重残疾［Oswestry disability index（ODI）
＞40］的可能阈值，这有助于在临床中指导治疗方案的制订。判断严重残疾的参数阈值包括：SVA 超过 4.7 cm，PT 超过 22°，PI-LL 失配大于 11°[1]。因此，在腰椎翻修中计划采用 PSO 时，使脊柱骨盆参数达到更加协调的较低的 SVA 和 PT 是一个关键的目标。理想的术后脊柱序列包括：SVA 大于 5 cm，PT 大于 25°，LL 与 PI 协调（如 PI-LL 不匹配小于 10°）[17-18]。但必须认识到，这些目标值应随着年龄而调整，对老年患者的力线目标值要求不那么严格[41]。

经椎弓根椎体截骨矫形与术后矢状垂轴距的数学计算

术前手术规划对于判断 PSO 是否能有效地恢复合适的脊柱矢状面序列很重要[44]。在进行 PSO 时，楔形截骨的顶端放在更前方和（或）增大后方楔形截骨的范围，将增加截骨闭合时可以达到的矫形角度。基于 Schwab 等提出的脊柱骨盆失配的力线目标（Schwab 等[17]），一种简单的术前规划方法是评估所需的 LL 恢复量并据此施行 PSO[17]。但是这种方法是有不足的，因为它没有考虑到整体力线的变化（例如术后的 SVA），这可能导致矫形不良和临床疗效较差[44]。为了解决这个问题，多项研究提出了用数学计算来预测腰椎 PSO 后整体力线的变化[20, 44-48]。一些数学公式使用正切函数来计算所需楔形截骨的大小[45-46]。但是这些三角函数受到缺少对骨盆和未融合脊柱节段的变量评估（例如，胸椎相应的力线变化）的限制[45-46]。为了提高术后 SVA 预测的准确性，建议纳入"Lafage 公式"来评估腰椎 PSO 后骨盆和未融合脊柱节段发生的动态变化[47-48]。在另一项 PSO 规划时纳入骨盆变量的研究中，Smith 等[44]比较了现有的数学公式，认为 Lafage 等[47-48]的公式对成人 PSO 重建手术后 SVA 预测的准确性最高。

经椎弓根截骨术的节段与节段矫形

计划在腰椎翻修术时行 PSO 的一个重要决策是选择合适的截骨节段。由于可能会受到外科医生的经验和偏好的影响，这是一个复杂的决策。许多外科医生倾向于在脊髓圆锥的远端（以减少神经损伤的风险）和先前已经融合的脊柱部位进行 PSO[4-5]。因此，腰椎 PSO 手术通常在 L3 和 L4 椎体水平进行，其 LL

和 SVA 平均矫正度分别约为 30° 和 10 cm[4-5, 8]。与其他的更尾侧的腰椎相比，L3 椎体的解剖特征和位置更易于实施 PSO，且技术难度更小。值得注意的是，过于集中于头侧腰椎的非生理性矫正会带来更高的并发症风险[49-50]。因此，我们强调，正如 Roussouly 所阐述的，通过"协调的"矫形以恢复合理分布的 LL 是关键[51-52]。例如，一个高 PI 的患者 LL 的顶点会在更头侧，这使得外科医生可能选择这个节段（或邻近节段）施行 PSO。在很多情况下，术者应该依据椎体后凸畸形的顶点来确定合适的 PSO 节段，但仍建议仔细规划，防止非生理性、不协调地恢复 LL。

最近一些外科医生报道了单节段 L5 PSO 的结果。例如，Alzakri 等[53]证实平均 LL 从 −22.5°（范围：8 到 −33°）矫正到 −58.5°（范围：−40° 到 −79°），平均 SVA 从 13.7 cm（范围：3.5 ～ 20 cm）矫正到 4.6 cm。作者强调，由于 L5 椎体的椎弓根方向、椎体高度较低以及血管丰富，所以沿 L5 椎体外侧分离在技术上具有挑战性[53]。虽然技术要求更高，但是这种尾侧椎体的 PSO 可以更大程度地矫正 PT。值得注意的是，最近 Lafage 等[49]的研究表明，更尾侧的 PSO 与更大幅度的 PT 减小相关。但 PSO 节段与 SVA 矫正度之间没有相关性。

未融合脊柱的适应性变化

正如在 PSO 的数学计算和 Lafage 公式中所讨论的，手术规划时另一个需要考虑的重要因素是预测未融合脊柱节段序列的相应变化[47-48]。这些序列上的适应性变化是脊柱重建手术的代偿效应，并且在涉及较少节段的严重畸形的矫正时更容易出现（例如，单节段腰椎 PSO）[54]。Lafage 等[55]展示了腰椎 PSO 术后胸椎后凸和 SVA 相应增加的副反应，并指出这些不仅仅是由交界区失效所引起。

腰椎经椎弓根截骨术近端与远端固定节段的选择

如果同时存在柔韧的胸腰椎后凸畸形，必要时可能采取多节段 PCOs 并将内固定延长到胸椎近端。但在僵硬性胸腰椎后凸畸形的规划中，通常在颈椎或胸椎后凸的顶端进行额外的 PSO[4, 35, 56-57]。关于远端固定，在生物力学上能够支撑腰椎 PSO 所形成的局部矫形效果的内固定系统，理论上至少需要 PSO 节段以下有 4 个支撑点（例如，L3 PSO 后 L4 和 L5 的双侧椎弓根）[35]。手术能否成功的重要因素之一是是否将融合延伸到腰骶交界处。下腰椎椎间盘的状态和腰骶部曲线的大小会影响这个决策。值得注意的是，许多接受腰椎翻修术的患者可能伴有严重的腰椎退变和高风险的腰骶部断裂。因此一般建议将固定延伸至骨盆[7]。在我们的经验中，通常在实施腰椎 PSO 后，用双侧髂骨螺钉将内固定延伸至骨盆[13, 58]。

手术技巧

施行腰椎 PSO 是具有挑战性的，需要切实注意细节和技术操作。我们在表 18.2 中总结了这个手术的关键步骤。首先，患者俯卧于开放式 Jackson 手术床上，双臂伸展约 90°。考虑到手术时间可能较长，外科医生必须确保所有接触点和骨性隆突处有足够的垫料，以避免如压疮或压迫性神经病变（如尺神经病变）等并发症。腹部应该自由悬空在开放式的 Jackson 手术床上[59-60]。避免压迫腹部可以降低硬膜外静脉压力，有助于减少手术出血。患者的体位应是略微反向特伦德伦伯（Trendelenburg）卧位（大约 15°），以降低眼内压力并降低术后失明的风险。放置胸垫和臀部/大腿垫的位置应使 PSO 压缩时获得最佳的脊柱前凸矫正。当在较低的水平如 L5 进行 PSO 时，可以将臀垫放在更远端，使髂前上棘不受压，以允许骨盆前倾。这有助于在这些尾侧节段进

行 PSO 时纠正可能的骶骨骨盆病变[53]。神经监测导联可以用来监测运动诱发电位、躯体感觉诱发电位和肌电图。在设计切口时可以用术中透视来确定合适的脊柱节段，并应留在手术间内以便在骨膜下暴露后进行后续定位。值得注意的是，患者摆好体位后 LL 可能有明显的改善，这在手术矫形规划时需要特别考虑[61]。

在患者体位摆放合适后，做一个标准的后正中切口，对后方部位进行仔细的骨膜下暴露，重点是注意止血。在暴露过程中使用双极电凝止血器（Aquamantys, Medtronic Inc., Minneapolis, MN）[62]。复杂的畸形矫正通常需要暴露胸椎和腰椎区域，如果计划用髂骨螺钉固定骨盆，还需要暴露髂骨翼/髂后上棘[58]。我们强调应仔细地保护头侧后方的韧带复合体和小关节，以减少术后的并发症，如出现近端交界区后凸/失败。不过，一些新的技术，如栓系术（即韧带强化术），可以有效预防这种并发症[50, 63-64]。

一旦相关节段后方结构暴露完成，将注意力转向内固定的植入。在 PSO 节段以外实施椎弓根螺钉内固定。在徒手或术中透视下实施经椎弓根内固定。一般认为，植入椎弓根螺钉应至少在 PSO 水平的上下两个节段，不过，许多需要 PSO 的复杂畸形病例涉及多节段后方固定，自然也就符合这个标准。正常的解剖学标志可能会变形，因此要仔细评估先前的融合物（对于翻修术病例）、并存的冠状面畸形以及椎弓根的解剖学变化（即椎弓根的大小、角度和旋转）。妥当植入椎弓根螺钉对于实现复杂畸形矫正所需的节段固定和生物力学结构稳定性而言至关重要。

一旦内固定植入完毕，并通过术中透视确认位置正确，将注意力转向后方减压。在截骨节段进行

表 18.2　单节段腰椎经椎弓根截骨术的关键步骤总结
腰椎经椎弓根截骨术的步骤
● 仔细暴露脊柱的后方结构，注意止血。
● 至少需要在截骨水平的上下两节段置入经椎弓根内固定，可能延长到骨盆以增加生物力学支持。
● 在截骨水平的上方和下方实施 Smith-Petersen 截骨。
● 开始实施经椎弓根截骨术，首先要切除双侧的后部结构，包括椎板、关节突和峡部，从而暴露椎弓根。
● 使用磨钻和咬骨钳将两侧椎弓根切除至椎体水平，同时保护硬膜囊和神经根。
● 使用骨刀或高速磨钻进行楔形的、三角形的切除；不要损伤椎体前部皮质；可放置临时棒。
● 用枪钳或骨刀扩大椎体楔形切除范围，从而将切除范围扩展到椎体侧壁并清除所有骨碎片。
● 用刮匙将硬膜囊腹侧的后方皮质压入去除骨松质后的空腔内。
● 压缩相应的椎弓根螺钉以闭合楔形截骨面。
● 截骨术。可以使用悬梁臂技术来实现完全的、对称的闭合（之前放置的临时棒可以帮助完成这一步骤，之后再放置永久棒）。
● 确认没有神经根或硬膜囊受压，观察神经监测的变化。
● 行后外侧去皮质并使用收集的骨质进行关节融合。

扩展至峡部的双侧广泛椎板切除术，并在截骨节段的上方和下方节段进行扩展至峡部的双侧部分椎板切除术。同时在这些节段上也要进行双侧关节突切除术。最后切除黄韧带以完成减压。在翻修术中，如果先前已经在计划行PSO的节段上进行了椎板切除术，这时关键是要切除靠近硬膜囊的瘢痕组织。如果不这样做，可能会导致在截骨闭合时出现瘢痕组织皱褶，从而导致神经功能障碍。总的来说，PSO开始的步骤包括在计划行PSO节段的头侧和尾侧节段进行Schwab 2级后柱截骨或Smith-Petersen截骨。

接下来，重点放在椎弓根切除。首先，充分暴露头侧和尾侧神经根，这有助于避免神经损伤。然后手术医生用神经拉钩保护出口神经根以及硬膜囊。然后可以用刮匙或钻头将椎弓根松质骨切除。值得注意的是，在切除椎弓根的过程中，特别容易损伤下方的神经根和硬膜囊，必须适当加以保护。相比之下，上方的神经根通常与被切除的椎弓根有较远的距离，受损的风险较低。去除椎弓根松质骨后，可以用Leksell咬骨钳去除其皮质骨，直到与椎体平齐（图18.3）。如果在这一步骤中遇到硬膜外出血，可以用止血材料和棉片进行止血。必须完全切除皮质骨至椎体水平，因为残留的骨质碎片在随后的楔形截骨术中可能压迫邻近的神经根。

在进行楔形截骨前，手术医生须沿着椎体的外侧分离出界限，并将其与邻近的结构分开。从技术上讲，这可以通过使用Cobb剥离子来剥离。这个动作重点是要避免损伤节段血管、出口神经根和交感

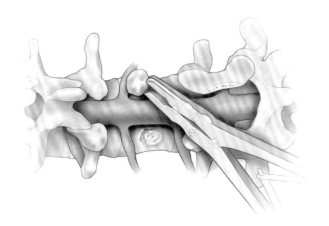

● 图18.3 经椎弓根椎体截骨术（PSO）的准备。在PSO的准备过程中，切除包括椎板、关节突、峡部在内的后方结构，显露双侧椎弓根。在预定的PSO上、下相邻节段进行后柱截骨术。在此步骤之后，可以使用磨钻和咬骨钳切除目标椎弓根。在PSO过程中保护出口神经根，最大限度降低术后神经功能缺损的风险至关重要

神经干。然后将注意力转向三角形、楔形的椎体截骨术。

联合使用骨刀、高速钻头、刮刀和髓核钳去除椎体松质骨（图18.4）。必须注意避免突破前方骨皮质，以保持大血管和相关结构的完整性。可以采用术中透视来优化楔形截骨的方向和大小。双侧连续进行以上操作，值得注意的是，在单侧楔形截骨后，可以放置临时棒以防止过早闭合和脊柱的不当滑移[6-7]。另外，注意并存的冠状面畸形可以通过骨质的不对称切除来处理。具体地说，在畸形的凸面切除较大的楔形骨块，在楔形截骨术结束后，可以在一定程度上矫正冠状面畸形[7, 10, 12, 16, 65]。如果需要更多的矫正，可以通过将楔形切除延伸到邻近的上位椎间盘，并进行完全的椎间盘切除术来实施扩大的PSO[13]。手术医生可以在前方放置一个与被切除的椎间盘相匹配的椎间移植物，以保持前柱的高度。目前尚不清楚这种额外的移植表面是否会显著提高PSO融合率[13]。如果不能实现适当的楔形截骨，会导致分离的柱体缩短，可能无法按预期改善矢状序列。手术医生必须确保楔形截骨包含椎体两侧的皮质骨（图18.5）。否则残留的骨质可能会影响到后续的楔形压缩闭合。

进行楔形截骨的最后一步是切除后方皮质骨。首先，手术医生应该分离椎体后壁和硬膜囊前方之间的界面。对于这类患者来说，有多次脊柱手术史和瘢痕组织、粘连，及与之相关的硬膜囊和骨质之间明确界限的消失并不少见。钝性分离通常可以安全地分离这些粘连的硬膜外间隙，但是，在这一步骤中如果不小心谨慎可能造成腹侧硬膜撕裂，并导致术后脑脊液漏或感染等并发症。分离出这个界面后，可以使用刮勺、Woodson剥离子或后壁打入器将

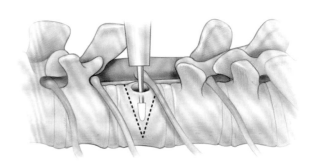

● 图18.4 椎体楔形截骨切除术。在完全切除后部结构（包括椎板、关节突、峡部）和椎弓根后显露椎体。使用骨刀或高速磨钻，楔形、三角形样切除椎体。可以不对称地截骨以纠正并存的冠状面畸形

椎体的后方骨皮质打入楔形缺损腔内（图18.6）。用髓核钳取出椎体骨皮质骨块。此骨碎片和其他取出的骨质可以存下来用于随后的后外侧关节融合术。

此时，手术医生可以利用悬梁臂技术或手动加压的方式压缩截骨处（图18.7）。考虑到相邻的2个椎间孔已被合并，因此确保完整切除残存的骨性碎片是很重要的，因为这些碎片可能压迫出口神经根。若采用临时棒，可在此过程中松开，以便于辅助控制楔形闭合。在跨越双侧截骨面的椎弓根螺钉钉头处放置压缩钳，轻微加压以闭合楔形缺损。通过用永久棒或卫星棒替换临时棒，锁紧螺母以确保楔形闭合，同时将棒固定在螺钉上[66]。为了实现截骨缺损的完全闭合，可能需要多次尝试加压。当缺损无法闭合，提示外科医生应注意是否存在骨碎片的阻挡或棒的形状不合适。如果在楔形闭合时发生半脱

位（最常见的是近端邻近节段的向后半脱位），则可在远侧邻近节段使用复位螺钉，并将棒压入螺钉内以复位[39]。要检查硬膜囊和神经根是否有任何压迫或硬膜囊是否有过度皱缩，在这种情况下应切除更多的骨质。如果需要，可以使用体内原位折弯器来进一步调整永久棒的形状。Smith等[25]最近的一篇报道证实跨越PSO处的断棒率较高。因此，一些外科医生在跨过PSO的部位放置附加棒或卫星棒[13, 66-67]。

使用高速磨钻去除后外侧皮质骨，然后植入截骨所获得的自体骨，从而实现外侧融合。按照说明书使用骨生物制剂如重组人骨形态发生蛋白-2，可能改善融合质量并减少假关节的发生[68]。放置筋膜下引流管，并标准地逐层关闭切口。术后24小时在ICU进行密切监测。需要密切评估的一些术后指标包括引流量、血红蛋白/血细胞比容和容量状态，特别是对心脏刺激敏感的患者。通常用肠内营养方案以减少肠梗阻的发生。为了减少深静脉血栓/肺栓塞的风险，我们常规使用持续加压装置。如果没有禁忌证，我们还在术后第1天使用药物预防性抗感染。多学科疼痛管理和使用患者自控镇痛（PCA）、输注

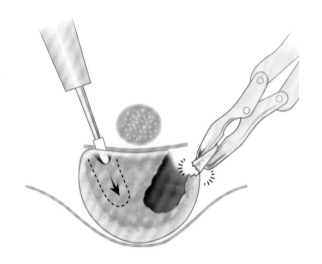

• 图18.5　扩大椎体楔形切除范围。应使用咬骨钳或骨刀切除双侧椎体侧壁，以扩大三角形骨质楔形切除范围。这一步骤操作不当可能会阻碍截骨面的闭合或遗留骨碎片压迫神经根

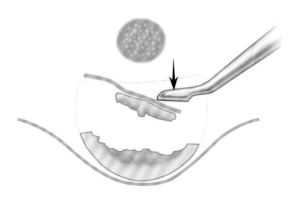

• 图18.6　打入后方皮质骨。经椎弓根椎体截骨术的最后一步是将后方皮质骨打入骨缺损部位。在此之前，应分离硬膜前方和骨质之间界面以降低硬膜撕裂的风险

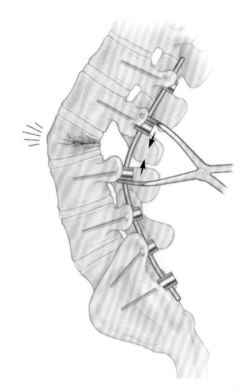

• 图18.7　压缩经椎弓根椎体截骨术（PSO）的楔形截骨面。楔形缺损可通过悬梁臂技术或对横跨PSO部位的椎弓根螺钉施加压缩力来闭合。可以利用临时棒来实现此闭合，后续放置永久棒锁定矫形效果

利多卡因或肌肉松弛剂都有效果。我们强调早期活动的重要性。同样，在术后早期给予物理治疗有助于步态训练和核心肌群的强化，使患者适应矫正后的脊柱序列。

并发症和减少其发生的策略

虽然腰椎 PSO 可以显著矫正畸形并改善疼痛和残疾，但也存在明确的并发症风险（表 18.3）[19, 24-25, 69-74]。一般来说，含有任何截骨术的脊柱手术其并发症发生率都高于不截骨的手术（34.8% vs. 17%）[75]。因此，外科医生必须仔细规划腰椎 PSO 翻修病例。重要的是，患者应充分了解手术及其相关并发症，以保持现实的期望值。考虑到大量的并发症，应该强调保守治疗的重要性，在建议手术之前，应当充分尝试非手术疗法。

Smith 等[75] 利用脊柱侧凸研究协会的发病率和死亡率数据库，回顾性地分析了与僵硬性胸腰椎矢状面畸形矫正有关的并发症。在研究队列的578 名畸形患者中，最常见的并发症是硬脊膜撕裂（5.9%）、伤口感染（3.8%）、新发神经功能障碍（3.8%）、植入物失败（1.7%）、伤口血肿（1.6%）、硬膜外血肿（1.4%），及肺栓塞（1.0%）。如上所述，涉及截骨手术的患者比没有截骨手术的患者并发症发生率高；而且并发症升高与截骨术的复杂性成正比：PCO/Smitm-Petersen 截骨术为 28.1%，PSO 为39.1%，而椎体切除术（VCR）为 61.1%。

在 ISSG 对涉及三柱截骨的成人脊柱畸形矫正的研究中（共 82 名患者：68 名 PSO/14 名 VCR），发现最常见的并发症是内固定失败，如断棒（31.7%）、硬脊膜撕裂（20.7%）、新发神经功能障碍 [如神经根性病变（9.8%）和运动障碍（9.8%）]、近端交界性后凸（9.8%）、胸腔积液（8.5%）和深部伤口感染（7.3%）[25]。整体上，在本研究的 82 名畸形患者中，78.0% 的患者至少有一种并发症。在评估的数据中，作者没有发现与这些术后并发症相关的显著性预测变量[25]。

Buell 等[13] 最近的一项研究对 55 名僵硬的矢状位失衡成年患者进行了回顾性分析，分析了与单节段、扩大性腰椎 PSO 相关的并发症。研究结果表明，在初次手术后，有 20% 需要对棒进行翻修，14.5%的患者在扩大性 PSO 节段有假关节形成的表现。其他并发症包括短暂的神经系统症状，如根性疼痛（16.4%）、运动无力（14.5%）和感觉障碍（1.8%）。5.5% 和 1.8% 的患者出现持续的神经功能障碍，包括根性疼痛和运动无力。术中并发症包括硬脊膜撕裂（36.4%）、急性溶血性输血反应（1.8%）和心肌缺血（1.8%）。术后早期并发症主要是谵妄（12.7%）、呼吸困难（12.7%）、低钠血症（7.3%）、尿路感染（7.3%）、心律失常（3.6%）、肺栓塞（3.6%）、深静脉血栓（3.6%）、肺炎（1.8%）和心肌梗死（1.8%）。伤口并发症包括无感染的裂开或渗液（5.5%），浅层 /筋膜层感染（3.6%），及筋膜下深层感染（1.8%）。本研究中的再手术率为 40%，其中 14.5% 的患者因近端交界性后凸而需行翻修。

最近，Smith 等[27] 总结了有助减少脊柱畸形手术相关并发症的策略。一些减少并发症的技术包括利用交界区栓系法来减少近端交界区后凸，使用旋转血栓弹性测量法（rotational thromboelastometry,

表 18.3　经椎弓根椎体截骨并发症概述

经椎弓根椎体截骨相关并发症		
术中并发症	**术后并发症**	
	早期（6 周内）	晚期（6 周后）
硬脊膜撕裂	一过性的神经功能损害	永久性神经功能损害
大血管损伤	术后呼吸窘迫（长时间插管）	假关节形成
失血过多 / 凝血功能障碍	肠梗阻	断棒
输血反应	脊柱序列矫正不充分	近端交界性后凸
液体过量	伤口感染	髂骨螺钉突出
心肌缺血 / 梗死	脑脊液漏	骶髂关节疼痛
与体位有关的损伤（如臂丛神经损伤、尺神经病变、压疮）。	深静脉血栓	脊柱序列矫形丢失
	肺栓塞	
	心肌梗死	

ROTEM）指导输血和（或）抗出血剂［如氨甲环酸（TXA）］，以减少失血和输血需求；及采用附加棒的结构，以防止主棒断裂或假关节形成[50, 64, 70, 76-81]。在一些研究中，发现有相当一部分患者在 PSO 部位发生断棒，并显示该部位的高应力可能源于局部矫形的角度增加[70]。目前的做法倾向于在 PSO 中放置额外的棒，如辅助棒或卫星棒，以有效减少这一并发症[67, 70]。

神经监测在提醒外科医生注意可能导致神经功能障碍的手术操作方面发挥着重要作用。多项研究表明神经生理监测，包括体感诱发电位、经颅运动诱发电位和不同步的肌电图（EMG），有利于早期发现且有可能预防神经系统损伤[65, 82-83]。由于 PSO 与新发神经功能障碍有关[13, 25, 35]，所以我们推荐在利用其进行畸形矫正时使用神经监测。这些障碍可能源于截骨部位的邻近半脱位、硬脊膜褶皱，及对出口神经根的压迫或牵拉。另外，在更靠头侧的节段进行腰椎 PSO 时，神经功能受损的发生率更高（例如，L2/L3 PSO 与 L4/L5 PSO 相比）[84]。如果术后出现新发神经功能障碍，应考虑进行普通计算机断层扫描（CT）或 CT 脊髓造影，评估是否有植入物位置不当、骨质压迫或半脱位压迫神经结构。

结论

PSO 可以在选定的腰椎翻修术病例中提供显著的畸形矫正，尤其是涉及严重僵硬脊柱畸形的患者。尽管该手术操作复杂，技术要求高，但在符合适应证的患者中，它可以显著改善疼痛、残疾和 HRQL。然而必须权衡这些可能的获益，及与这项复杂技术相关的严重并发症。我们建议在施行腰椎 PSO 来矫正畸形之前应穷尽保守措施。如果最终要实施手术，关键是提供详尽的术前咨询，使患者了解手术以及与之相关的高风险。患者和外科医生之间的充分沟通有助于建立实际的期望值，这可能会提高患者的满意度和疗效。

参考文献

1. Thomasen E. Vertebral osteotomy for correction of kyphosis in ankylosing spondylitis. *Clin Orthop Relat Res*. 1985;194: 142−152.

2. Gill JB, Levin A, Burd T, Longley M. Corrective osteotomies in spine surgery. *J Bone Joint Surg Am*. 2008;90:2509−2520.

3. Smith JS, Shaffrey CI, Lafage R, et al. Three-column osteotomy for correction of cervical and cervicothoracic deformities: alignment changes and early complications in a multicenter prospective series of 23 patients. *Eur Spine J*. 2017;26:2128−2137.

4. Bridwell KH, Lewis SJ, Lenke LG, Baldus C, Blanke K. Pedicle subtraction osteotomy for the treatment of fixed sagittal imbalance. *J Bone Joint Surg Am*. 2003;85-A:454−463.

5. Bridwell KH, Lewis SJ, Rinella A, Lenke LG, Baldus C, Blanke K. Pedicle subtraction osteotomy for the treatment of fixed sagittal imbalance. Surgical technique. *J Bone Joint Surg Am*. 2004;86-A (suppl 1):44−50.

6. Mummaneni PV, Dhall SS, Ondra SL, Mummaneni VP, Berven S. Pedicle subtraction osteotomy. *Neurosurgery*. 2008;63(3 suppl): 171−176.

7. Wang MY, Berven SH. Lumbar pedicle subtraction osteotomy. *Neurosurgery*. 2007;60(2 suppl 1): ONS140−146; discussion ONS146.

8. Berven SH, Deviren V, Smith JA, Emami A, Hu SS, Bradford DS. Management of fixed sagittal plane deformity: results of the transpedicular wedge resection osteotomy. *Spine (Phila Pa 1976)*. 2001;26:2036−2043.

9. Wiggins GC, Ondra SL, Shaffrey CI. Management of iatrogenic flat-back syndrome. *Neurosurg Focus*. 2003;15:E8.

10. Dorward IG, Lenke LG. Osteotomies in the posterior-only treatment of complex adult spinal deformity: a comparative review. *Neurosurg Focus*. 2010;28:E4.

11. Schwab F, Blondel B, Chay E, et al. The comprehensive anatomical spinal osteotomy classification. *Neurosurgery*. 2014;74:112−120; discussion 120.

12. Buell TJ, Buchholz AL, Quinn JC, et al. Extended asymmetrical pedicle subtraction osteotomy for adult spinal deformity: 2-dimensional operative video. *Oper Neurosurg (Hagerstown)*. 2019;16:52−53.

13. Buell TJ, Nguyen JH, Mazur MD, et al. Radiographic outcome and complications after single-level lumbar extended pedicle subtraction osteotomy for fixed sagittal malalignment: a retrospective analysis of 55 adult spinal deformity patients with a minimum 2-year follow-up. *J Neurosurg Spine*. 2018;30:242−252.

14. Toyone T, Shiboi R, Ozawa T, et al. Asymmetrical pedicle subtraction osteotomy for rigid degenerative lumbar kyphoscoliosis. *Spine (Phila Pa 1976)*. 2012;37:1847−1852.

15. Chan AK, Lau D, Osorio JA, et al. Asymmetric pedicle subtraction osteotomy for adult spinal deformity with coronal imbalance: complications, radiographic and surgical outcomes. *Oper Neurosurg (Hagerstown)*. 2020;18:209−216.

16. Cecchinato R, Berjano P, Aguirre MF, Lamartina C. Asymmetrical pedicle subtraction osteotomy in the lumbar spine in combined coronal and sagittal imbalance. *Eur Spine J*. 2015;24(suppl 1): S66−S71.

17. Schwab F, Patel A, Ungar B, Farcy J-P, Lafage V. Adult spinal deformity—postoperative standing imbalance: how much can you tolerate? An overview of key parameters in assessing alignment and planning corrective surgery. *Spine (Phila Pa 1976)*. 2010;35:2224−2231.

18. Ames CP, Smith JS, Scheer JK, et al. Impact of spinopelvic alignment on decision making in deformity surgery in adults: a review. *J Neurosurg Spine*. 2012;16:547−564.

19. Smith JS, Klineberg E, Schwab F, et al. Change in classification grade by the SRS-Schwab Adult Spinal Deformity Classification predicts impact on health-related quality of life measures: prospective analysis of operative and nonoperative treatment. *Spine (Phila*

Pa 1976). 2013;38:1663−1671.

20. Lamartina C, Berjano P, Petruzzi M, et al. Criteria to restore the sagittal balance in deformity and degenerative spondylolisthesis. *Eur Spine J*. 2012;21(suppl 1):S27−S31.

21. Schwab FJ, Blondel B, Bess S, et al. Radiographical spinopelvic parameters and disability in the setting of adult spinal deformity: a prospective multicenter analysis. *Spine (Phila Pa 1976)*. 2013;38: E803−E812.

22. Schwab FJ, Patel A, Shaffrey CI, et al. Sagittal realignment failures following pedicle subtraction osteotomy surgery: are we doing enough?: clinical article. *J Neurosurg Spine*. 2012;16: 539−546.

23. Smith JS, Singh M, Eric Klineberg E, et al. Surgical treatment of pathological loss of lumbar lordosis (flatback) in patients with normal sagittal vertical axis achieves similar clinical improvement as surgical treatment of elevated sagittal vertical axis: clinical article. *J Neurosurg Spine*. 2014;21:160−170.

24. Smith JS, Klineberg E, Lafage V, et al. Prospective multicenter assessment of perioperative and minimum 2-year postoperative complication rates associated with adult spinal deformity surgery. *J Neurosurg Spine*. 2016;25:1−14.

25. Smith JS, Shaffrey CI, Klineberg E, et al. Complication rates associated with 3-column osteotomy in 82 adult spinal deformity patients: retrospective review of a prospectively collected multicenter consecutive series with 2-year follow-up. *J Neurosurg Spine*. 2017;27:444−457.

26. Smith JS, Shaffrey E, Klineberg E, et al. Prospective multicenter assessment of risk factors for rod fracture following surgery for adult spinal deformity. *J Neurosurg Spine*. 2014;21:994−1003.

27. Smith JS, Shaffrey CI, Bess S, et al. Recent and emerging advances in spinal deformity. *Neurosurgery*. 2017;80:S70−S85.

28. Glassman SD, Bridwell K, Dimar JR, Horton W, Berven S, Schwab F. The impact of positive sagittal balance in adult spinal deformity. *Spine (Phila Pa 1976)*. 2005;30:2024−2029.

29. Glassman SD, Berven S, Bridwell K, Horton W, Dimar JR. Correlation of radiographic parameters and clinical symptoms in adult scoliosis. *Spine (Phila Pa 1976)*. 2005;30:682−688.

30. Lafage V, Schwab F, Patel A, Hawkinson N, Farcy J-P. Pelvic tilt and truncal inclination: two key radiographic parameters in the setting of adults with spinal deformity. *Spine (Phila Pa 1976)*. 2009;34:E599−E606.

31. Sarwahi V, Boachie-Adjei O, Backus SI, Taira G. Characterization of gait function in patients with postsurgical sagittal (flatback) deformity: a prospective study of 21 patients. *Spine (Phila Pa 1976)*. 2002;27:2328−2337.

32. Bess S, Line B, Fu K-M, et al. The health impact of symptomatic adult spinal deformity: comparison of deformity types to United States population norms and chronic diseases. *Spine (Phila Pa 1976)*. 2016;41:224−233.

33. Smith JS, Shaffrey CI, Lafage V, et al. Spontaneous improvement of cervical alignment after correction of global sagittal balance following pedicle subtraction osteotomy. *J Neurosurg Spine*. 2012;17:300−307.

34. Silva FE, Lenke LG. Adult degenerative scoliosis: evaluation and management. *Neurosurg Focus*. 2010;28:E1.

35. Bridwell KH. Decision making regarding Smith-Petersen vs. pedicle subtraction osteotomy vs. vertebral column resection for spinal deformity. *Spine (Phila Pa 1976)*. 2006;31(19 suppl):S171−S178.

36. Sansur CA, Fu K-M. G, Oskouian RJ Jr, Jagannathan J, Kuntz C 4th, Shaffrey CI. Surgical management of global sagittal deformity in ankylosing spondylitis. *Neurosurg Focus*. 2008;24:E8.

37. La Marca F, Brumblay H. Smith-Petersen osteotomy in thoraco-

lumbar deformity surgery. *Neurosurgery*. 2008;63(3 suppl): 163−170.

38. Buell TJ, Chen CJ, Nguyen JH, et al. Surgical correction of severe adult lumbar scoliosis (major curves ≥75 degrees): retrospective analysis with minimum 2-year follow-up. *J Neurosurg Spine*. 2019;1−14.

39 Schwab F, Ungar B, Blondel B, et al. Scoliosis Research Society-Schwab Adult Spinal Deformity Classification: a validation study. *Spine (Phila Pa 1976)*. 2012;37(12):1077−1082.

40. Schwab FJ, Blondel B, Bess S, et al. Radiographic spino-pelvic parameters and disability in the setting of adult spinal deformity: a prospective multicenter analysis. *Spine (Phila Pa 1976)*. 2013;38: E803−E812.

41. Lafage R, Schwab F, Challier V, et al. Defining spino-pelvic alignment thresholds: should operative goals in adult spinal deformity surgery account for age? *Spine (Phila Pa 1976)*. 2016;41:62−68.

42. Lazennec JY, Ramaré S, Arafati N, et al. Sagittal alignment in lumbosacral fusion: relations between radiological parameters and pain. *Eur Spine J*. 2000;9:47−55.

43. Yoshimoto H, Sato S, Masuda T, et al. Spinopelvic alignment in patients with osteoarthrosis of the hip: a radiographic comparison to patients with low back pain. *Spine (Phila Pa 1976)*. 2005; 30:1650−1657.

44. Smith JS, Bess S, Shaffrey CI, et al. Dynamic changes of the pelvis and spine are key to predicting postoperative sagittal alignment after pedicle subtraction osteotomy: a critical analysis of preoperative planning techniques. *Spine (Phila Pa 1976)*. 2012;37:845−853.

45. Yang BP, Ondra SL. A method for calculating the exact angle required during pedicle subtraction osteotomy for fixed sagittal deformity: comparison with the trigonometric method. *Neurosurgery*. 2006;59(4 suppl 2). ONS458−ONS463; discussion ONS463.

46. Ondra SL, Marzouk S, Koski T, Silva F, Salehi S. Mathematical calculation of pedicle subtraction osteotomy size to allow precision correction of fixed sagittal deformity. *Spine (Phila Pa 1976)*. 2006;31:E973−E979.

47. Lafage V, Bharucha NJ, Schwab F, et al. Multicenter validation of a formula predicting postoperative spinopelvic alignment. *J Neurosurg Spine*. 2012;16:15−21.

48. Lafage V, Schwab F, Vira S, Patel A, Ungar B, Farcy J-P. Spino-pelvic parameters after surgery can be predicted: a preliminary formula and validation of standing alignment. *Spine (Phila Pa 1976)*. 2011;36:1037−1045.

49. Lafage R, Obeid I, Liabaud B, et al. Location of correction within the lumbar spine impacts acute adjacent-segment kyphosis. *J Neurosurg Spine*. 2018;30:69−77.

50. Buell TJ, Chen C-J, Quinn JC, et al. Alignment risk factors for proximal junctional kyphosis and the effect of lower thoracic junctional tethers for adult spinal deformity. *World Neurosurg*. 2019;121:e96−e103.

51. Roussouly P, Berthonnaud E, Dimnet J. [Geometrical and mechanical analysis of lumbar lordosis in an asymptomatic population: proposed classification]. *Rev Chir Orthop Reparatrice Appar Mot*. 2003;89:632−639.

52. Roussouly P, Gollogly S, Berthonnaud E, Dimnet J. Classification of the normal variation in the sagittal alignment of the human lumbar spine and pelvis in the standing position. *Spine (Phila Pa 1976)*. 2005;30:346−353.

53. Alzakri A, Boissière L, Cawley DT, et al. L5 pedicle subtraction osteotomy: indication, surgical technique and specificities. *Eur Spine J*. 2018;27:644−651.

54. Klineberg E, Schwab F, Ames C, et al. Acute reciprocal changes distant from the site of spinal osteotomies affect global postopera-

tive alignment. *Adv Orthop*. 2011;2011:415946.

55. Lafage V, Ames C, Schwab F, et al. Changes in thoracic kyphosis negatively impact sagittal alignment after lumbar pedicle subtraction osteotomy: a comprehensive radiographic analysis. *Spine (Phila Pa 1976)*. 2012;37:E180−E187.

56. Deviren V, Scheer JK, Ames CP. Technique of cervicothoracic junction pedicle subtraction osteotomy for cervical sagittal imbalance: report of 11 cases. *J Neurosurg Spine*. 2011;15:174−181.

57. Wollowick AL, Kelly MP, Riew KD. Pedicle subtraction osteotomy in the cervical spine. *Spine (Phila Pa 1976)*. 2012;37:E342−E348.

58. Nguyen JH, Buell TJ, Wang TR, et al. Low rates of complications after spinopelvic fixation with iliac screws in 260 adult patients with a minimum 2-year follow-up. *J Neurosurg Spine*. 2019;1−9.

59. Marsicano JG, Lenke LG, Bridwell KH, Chapman M, Gupta P, Weston J. The lordotic effect of the OSI frame on operative adolescent idiopathic scoliosis patients. *Spine (Phila Pa 1976)*. 1998;23:1341−1348.

60. Stephens GC, Yoo JU, Wilbur G. Comparison of lumbar sagittal alignment produced by different operative positions. *Spine (Phila Pa 1976)*. 1996;21:1802−1806; discussion 1807.

61. Harimaya K, Lenke LG, Mishiro T, Bridwell KH, Koester LA, Sides BA. Increasing lumbar lordosis of adult spinal deformity patients via intraoperative prone positioning. *Spine (Phila Pa 1976)*. 2009;34:2406−2412.

62. Frank SM, Wasey JO, Dwyer IM, Gokaslan ZL, Ness PM, Kebaish KM. Radiofrequency bipolar hemostatic sealer reduces blood loss, transfusion requirements, and cost for patients undergoing multilevel spinal fusion surgery: a case control study. *J Orthop Surg Res*. 2014;9:50.

63. Anderson AL, McIff TE, Asher MA, Burton DC, Glattes RC. The effect of posterior thoracic spine anatomical structures on motion segment flexion stiffness. *Spine (Phila Pa 1976)*. 2009;34:441−446.

64. Buell TJ, Mullin JP, Nguyen JH, et al. A novel junctional tether weave technique for adult spinal deformity: 2-dimensional operative video. *Oper Neurosurg (Hagerstown)*. 2019;16:45−46.

65. Auerbach JD, Lenke LG, Bridwell KH, et al. Major complications and comparison between 3-column osteotomy techniques in 105 consecutive spinal deformity procedures. *Spine (Phila Pa 1976)*. 2012;37:1198−1210.

66. Gupta S, Eksi MS, Ames PA, et al. A novel 4-rod technique offers potential to reduce rod breakage and pseudarthrosis in pedicle subtraction osteotomies for adult spinal deformity correction. *Oper Neurosurg (Hagerstown)*. 2018;14:449−456.

67. Tang JA, Leasure JM, Smith JS, Buckley JM, Kondrashov D, Ames CP. Effect of severity of rod contour on posterior rod failure in the setting of lumbar pedicle subtraction osteotomy (PSO): a biomechanical study. *Neurosurgery*. 2013;72:276−282; discussion 283.

68. Schmitt PJ, Kelleher JP, Ailon T, et al. Long-segment fusion for adult spinal deformity correction using low-dose recombinant human bone morphogenetic protein-2: a retrospective review of fusion rates. *Neurosurgery*. 2016;79:212−221.

69. Terran J, Schwab F, Shaffrey CI, et al. The SRS-Schwab Adult Spinal Deformity Classification: assessment and clinical correlations based on a prospective operative and nonoperative cohort. *Neurosurgery*. 2013;73:559−568.

70. Smith JS, Shaffrey CI, Ames CP, et al. Assessment of symptomatic rod fracture after posterior instrumented fusion for adult spinal deformity. *Neurosurgery*. 2012;71:862−867.

71. Smith JS, Shaffrey CI, Sigurd Berven S, et al. Operative versus nonoperative treatment of leg pain in adults with scoliosis: a retrospective review of a prospective multicenter database with two-year follow-up. *Spine (Phila Pa 1976)*. 2009;34:1693−1698.

72. Smith JS, Shaffrey CI, Berven S, et al. Improvement of back pain with operative and nonoperative treatment in adults with scoliosis. *Neurosurgery*. 2009;65:86−93; discussion 93-94.

73. Smith JS, Shaffrey CI, Glassman SD, et al. Risk-benefit assessment of surgery for adult scoliosis: an analysis based on patient age. *Spine (Phila Pa 1976)*. 2011;36:817−824.

74. Smith JS, Shaffrey CI, Glassman SD, et al. Clinical and radiographic parameters that distinguish between the best and worst outcomes of scoliosis surgery for adults. *Eur Spine J*. 2013;22:402−410.

75. Smith JS, Sansur CA, Donaldson 3rd WF, et al. Short-term morbidity and mortality associated with correction of thoracolumbar fixed sagittal plane deformity: a report from the Scoliosis Research Society Morbidity and Mortality Committee. *Spine (Phila Pa 1976)*. 2011;36(12):958−964.

76. Bess S, Harris JE, Turner AWL, et al. The effect of posterior polyester tethers on the biomechanics of proximal junctional kyphosis: a finite element analysis. *J Neurosurg Spine*. 2017;26:125−133.

77. Buell TJ, Shay Bess S, Xu M, et al. Optimal tether configurations and preload tensioning to prevent proximal junctional kyphosis: a finite element analysis. *J Neurosurg Spine*. 2019;1−11.

78. Buell TJ, Buchholz AL, Quinn JC, et al. A pilot study on posterior polyethylene tethers to prevent proximal junctional kyphosis after multilevel spinal instrumentation for adult spinal deformity. *Oper Neurosurg (Hagerstown)*. 2019;16:256−266.

79. Buell TJ, Taylor DG, Chen CJ, et al. Rotational thromboelastometry-guided transfusion during lumbar pedicle subtraction osteotomy for adult spinal deformity: preliminary findings from a matched cohort study. *Neurosurg Focus*. 2019;46:E17.

80. Bess RS, Lenke LG. Blood loss minimization and blood salvage techniques for complex spinal surgery. *Neurosurg Clin N Am*. 2006;17:227−234, v.

81. Levy JH. Hemostatic agents. *Transfusion*. 2004;44(12 suppl):58S−62S.

82. Lieberman JA, Lyon R, Feiner J, Hu SS, Berven SH. The efficacy of motor evoked potentials in fixed sagittal imbalance deformity correction surgery. *Spine (Phila Pa 1976)*. 2008;33:E414−E424.

83. Schwartz DM, Auerbach JD, Dormans JP, et al. Neurophysiological detection of impending spinal cord injury during scoliosis surgery. *J Bone Joint Surg Am*. 2007;89:2440−2449.

84. Cho KJ, Bridwell KH, Lenke LG, Berra A, Baldus C. Comparison of Smith-Petersen versus pedicle subtraction osteotomy for the correction of fixed sagittal imbalance. *Spine (Phila Pa 1976)*. 2005;30:2030−2037; discussion 2038.

第 19 章

全椎体切除截骨

FORTUNATO G. PADUA, JOSE A. CANSECO, DANIEL J. THOMAS, LAWRENCE G. LENKE, AND ALEXANDER R. VACCARO

彭楷文　李宗泽　译　吴晓亮　程勇泉　审校

章节概要

引言

全椎体切除截骨（vertebral column resection，VCR）的手术过程复杂，难度高，通常作为矫正严重僵硬性脊柱畸形的最后手段。鉴于 VCR 在矫正脊柱外观和躯体平衡上的独特优势，该手术方式适用于胸腰椎矫形。

VCR 最初由 MacLennan 在 1922 年提出，并在 20 世纪 80 年代由 Bradford 进一步加以阐述[1-2]。两位术者都采用了前后联合入路（APVCR）进行手术。此后，Suk 等在 21 世纪初提出了新的手术方式，即单纯后路全椎体切除截骨（PVCR）[3-4]。目前，PVCR 已经成为矫正严重、僵硬的结构性脊柱畸形的标准术式。APVCR 和 PVCR 两种手术方式仍沿用至今，我们将在本章中探讨这两种手术方式的优点、不足和技术特点。同时也将讨论手术技术的变化，尤其是 PVCR 的常见手术并发症及相应的规避方法。

最后，本章还将讨论 VCR 患者的术前评估、脊柱畸形的分类方法，及其适应证和相对禁忌证。

手术注意事项及适应证

计划任何脊柱手术前，术者必须根据患者的基础疾病、营养状况和骨密度情况考虑手术可行性，同时需要详细的病史询问和全面的体格检查以确定是否需行手术治疗。术者应密切留意患者既往有关疼痛或神经功能损伤的病史，必要时需行进一步的影像学、血管和神经功能检查[5]。对于翻修术，患者的 X 线片和既往的手术记录有助于术者了解所使用的内固定的类型、手术减压和融合的节段，及硬脊膜损伤的情况[6]。行翻修术前，术者应回顾既往的手术记录，了解以前手术中遇到的困难、解剖结构的改变，及导致手术失败的潜在原因（如有存在）。在对患者完成全面的体格检查和心理学评估之后，术者应结合自身的经验和技术水平，仔细探讨患者预期的手术效果是否能够实现。其中，决定手术目标是否能够实现的最重要因素是畸形的严重程度[7-10]。

需要行 VCR 矫正的脊柱畸形主要有两种：严重的矢状面失衡或同时伴有冠状面和矢状面失衡的多平面脊柱侧后凸畸形[11]。此外，这两类畸形均可进一步分为柔性和僵硬性畸形。不能通过牵引、悬吊或侧向弯曲改善的脊柱畸形为僵硬性脊柱畸形[3]。僵硬性畸形，特别是严重程度高、不能通过部分椎体切除截骨矫正的，通常需要行全椎体切除截骨矫正[7]，而对于柔性畸形则应考虑其他手术方式[10]。

椎体截骨术有不同的种类，每一种都有其自身的风险和优势。其中，矫正矢状面失衡最常用的截骨术有 Smith-Peterson 截骨术（SPO）、经椎弓根椎体截骨术（pedicle subtraction osteotomy，PSO）和 VCR[12-13]。SPO 对每个目标节段矫正量最小，其 1 mm 的骨切除可获得约 1° 脊柱前凸，平均每节段可矫正 9.3°～10.7°[8, 14]。单节段的 PSO 可获得大约 30° 的矢状面矫形；但截骨节段不同，矫正效果可能存在一些差异[8, 15]。虽然与 SPO 相比，PSO 可在单个节段获得更大的矫形量，但其引起神经损伤的风险也更大。例如，尽管单节段 PSO 与三节段 SPO 的矫形效果相似，但是单节段 PSO 的平均失血量几乎是三节段 SPO 的两倍。尽管如此，有时手术风险的增加可使患者获得更理想的矫形效果[8]。对于治疗合并冠状位失衡的脊柱畸形，PSO 仍然是有优势的，因为三节段 SPO 比单节段 PSO 更容易导致冠状面失代偿[8]。

同样，选择 VCR 在提高矫形效果的同时，也增加了手术风险。除了具备较大的矢状面矫形能力外，VCR 还能矫正冠状面失平衡和脊柱旋转畸形，这也是该术式最为显著的优势。尽管相关研究结果显示，VCR 冠状面上的平均矫正率为 59%～82%（23°～61.9°），矢状面上的平均矫正率为 72%～87%（45.2°～61°），但 VCR 能够实现的矫形量很大程度取决于脊柱畸形的类型[3, 18-22]（图 19.1 与图 19.2）。VCR 平均手术时间在 4.5～12.2 小时之间，平均失血量估计在 2333～7034 ml 之间，提示这种大规模的矫形具有较大的神经损伤风险和技术难度[17]。此外，随着手术时间的延长和失血量的增加，并发症的总体发生率可高达 7.8%～40%[19-21]。并发症的发生率与后凸矫形的程度和融合长度相关[23]。神经系统并发症，包括完全性脊髓损伤，发生率为 11.4%～17.1%。因此，应谨慎选择使用 VCR，该术式一般用于矫正最严重的僵硬性脊柱畸形。VCR 的适应证包括严重的角状后凸畸形、Cobb 角大于 80°～100° 的僵硬性冠状面脊柱失平衡、伴有显著的非代偿性脊柱畸形的半椎体畸形、原发孤立性肿瘤和需切除 L5 椎体的 L5 椎体滑脱[7, 16-17, 20, 22, 24]。但其最经典的适应证是僵硬性冠状面畸形，后者最常见于特发性脊柱侧凸[16]。

如果手术目的是矫正严重脊柱畸形，且手术过程中需要平移脊柱或矫正严重的冠状面失衡，则应该考虑使用 VCR[8, 16]。然而，考虑到 VCR 的复杂程度和导致并发症的风险，应始终优先考虑采取创伤较小的手术方式[25]。

脊柱畸形的评估

虽然对患者的健康状况、既往病史和社会心理状态的评估是必要的，但术前最需要考虑的因素是脊柱畸形本身的情况和如何选择最安全的手术方式以达到矫形目标。对脊柱畸形进行仔细的评估非常重要，其不仅让术者确定手术矫正是否必要可行，还能把握必要的矫正程度。

根据矢状面或冠状面的失衡程度，及体位改变时畸形的矫正程度，脊柱畸形可在完全僵硬到非常柔韧之间进行分级[21]。Booth 等将僵硬性矢状面畸形分为节段性和整体性两类[26]。Ⅰ型（节段性僵硬）矢状面畸形的特征是脊柱局部过度后凸或前凸不足，但 C7 铅垂线仍经过 L5/S1 椎间盘[26]。这类患者的站立位侧位片上可发现存在脊柱节段性过伸，僵硬性畸形区域下方的椎间盘形态呈梯形或三角形（椎间盘前缘高度超过后缘高度 5 mm）[26]。梯形椎间盘形态特点是椎间盘前缘高度大于后缘高度，但不超过 2 mm。Ⅱ型（整体性僵硬）矢状面畸形的特征是在畸形下方至骶骨上方的脊柱有严重的椎间盘退行性改变，或明显的关节僵化，C7 铅垂线位于 L5/S1 椎间盘前方超过 5 cm 处[26]。两种类型畸形的主要区别是，在节段性畸形中，患者可以通过后凸区上下的脊柱节段过伸代偿来保持平衡，而整体性畸形则不能[7]。

通过测量脊柱畸形的程度，可以计算出重建脊柱平衡所需的矫正量，并选择创伤最小的截骨方式来重建脊柱平衡[5, 7, 27]。研究发现，最令人满意的脊柱矫形是矢状面平衡的恢复[28-29]。术者应该研究矢状面畸形的柔韧性。柔韧性好的畸形可以通过前柱重建来矫正，而僵硬性畸形可能需要通过缩短后柱和重建脊柱序列来矫正[5, 7]。

冠状面畸形的程度通过测量站立前后位（anteroposterior，AP）片上 C7 铅垂线与骶骨中点的距离来评估。72 英寸正位 X 线片还可以通过测量 C7 铅垂线到顶椎的距离得到顶椎平移程度[3, 21]。结合肩胛骨与骨盆的空间关系以及脊柱松弛的程度，Bridwell 对合并冠状面和矢状面的畸形进行了分类[7]。在 Ⅰ型畸形中，脊柱侧凸为单弯，躯体同侧存在高肩和低骨盆。这类畸形可通过不对称 PSO 截骨，缩短凸侧脊柱来矫正[7]。在 Ⅱ型畸形中，肩部和骨盆之间的关系不是由单个冠状面畸形来决定的。这类

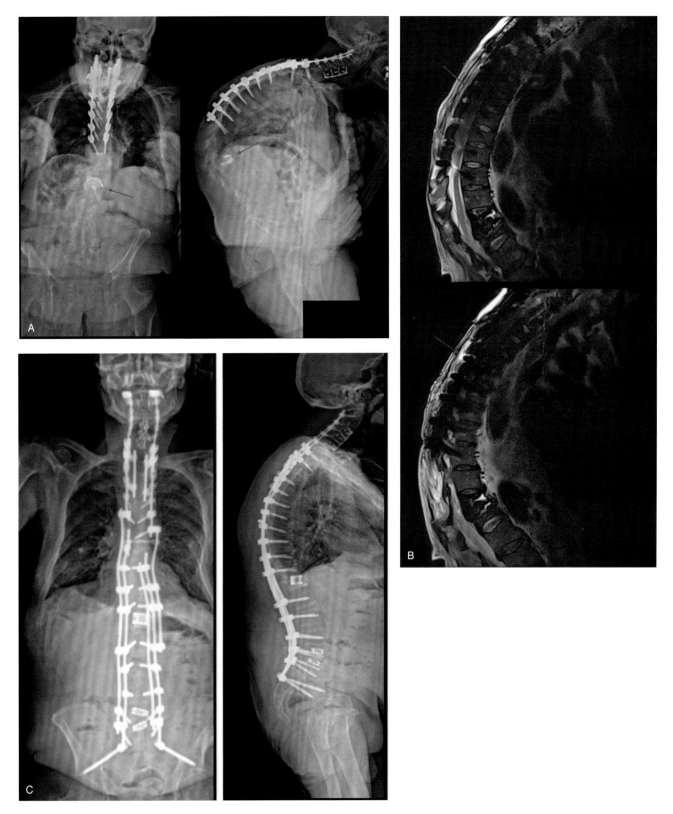

● **图 19.1** （**A**）女性患者，站立位前后位片（AP）和侧位片，T12 和 L1 椎体塌陷导致严重后凸畸形（148°）和矢状面失平衡；（**B**）患者的磁共振增强图像，AF 显示存在一定的椎管狭窄，但没有发现明显的脊髓受压；（**C**）行后路脊柱融合翻修术，T12 和 L1 椎体切除，经椎间孔行 L4 至骶骨椎体间融合术，AF 的后凸成角被矫正至 58°，冠状面脊柱形态也有一定改善；（**D**）比较术前和术后 AF 畸形的全脊柱前后片和侧位片（Images provided courtesy of Lawrence Lenke，MD.）

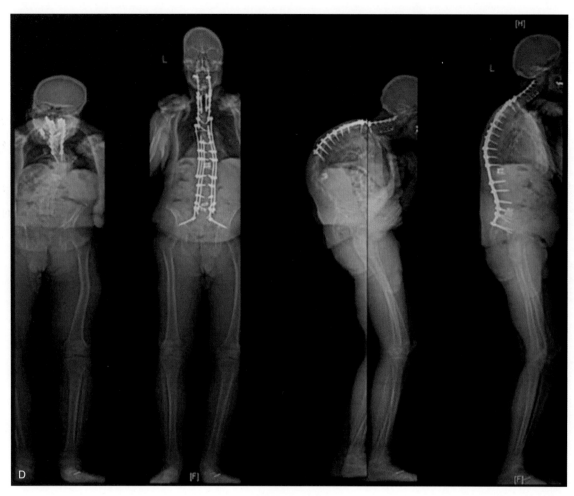

● 图 19.1 （续）

患者通常存在多平面的侧凸，在单一平面缩短凸侧脊柱不能提供足够的冠状面平衡[7]。在这种情况下，可能需要使用 VCR 进行矫形。

影像学评估

脊柱长节段站立位正、侧位 X 线片可提供大量关于患者脊柱畸形在矢状位和冠状位上的形态特征信息，是术前应获取的最重要的影像学资料。在拍摄 X 线片时，患者应直立，肩关节前屈 45°。这一点很重要，其有助于消除可能影响畸形形态的代偿机制[5, 27]。如果患者在站立位 X 线片上发现矢状面不平衡，应让患者进一步取俯卧或仰卧位拍摄，可以更好地评估脊柱的柔韧性；柔韧性畸形的活动节段可以通过体位改变，使畸形得到矫正[7]。除了 X 线片外，还应进行其他影像学检查，以辅助术前计划[5]。对于既往手术中的脊柱内固定物所在位置、是否存在内

固定物松动和是否存在假关节形成等，可通过薄层CT 的冠状面和矢状面重建来评估[30]。薄层 CT 可以提供关于后柱完整性的信息，特别是在既往手术中进行过椎板减压切除术的情况，术者在翻修术中应多加留意，防止发生硬脊膜损伤[5]。对于体内有起搏器或存在磁性金属伪影的患者，导致无法进行磁共振（MRI）检查或其图像难以辨别，可在 CT 基础上补充行脊髓造影[5]。其他患者应常规进行 MRI 检查以评估神经组织的情况，无论是否使用钆剂增强，都应区分瘢痕组织以及其他骨性或软组织所致的神经压迫[5]（图 19.1B）。

手术方法

VCR 手术可通过前后联合入路或单纯后入路进行。早期，APVCR 是最佳的椎体截骨术。随着内固定技术和麻醉技术的进步，为避免与前路相关的并发

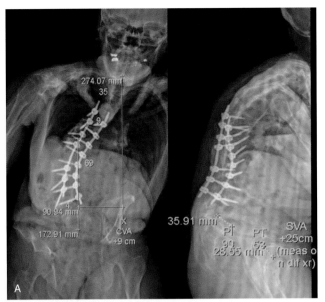

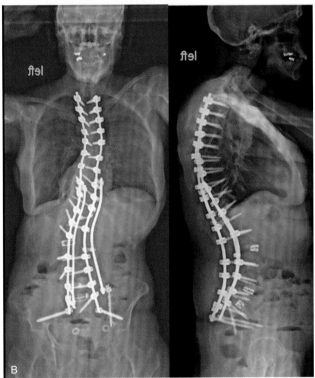

● 图 19.2 （A）女性患者，既往行 T9～L4 的脊柱后路融合术，CS 的站立正位（AP）和侧位片，表现出明显的冠状面和矢状面失平衡。（B）行由 T2 至骶骨的后路脊柱融合翻修术、L2 椎体切除、经椎间孔行 L4 至 S1 椎体间融合术，术后 CS 的站立位前后位和侧位片。切除患者畸形顶椎 L2 后，为 CS 冠状面和矢状面畸形提供了最大的矫正量，从而恢复躯体平衡。（Images provided courtesy of Lawrence Lenke, MD.）

症，单纯经后路完成手术已成为许多外科医生的首选[3, 9, 19-22, 24, 31]。单纯后路可避免 APVCR 为外科医生和患者带来的沉重负担。APVCR 的手术技术要求

较高，与 PVCR 相比，APVCR 可能导致手术时间延长、出血量增加和住院时间的延长[24]。此外，考虑到患者术中需要变换体位，APVCR 在前路和后路手术之间切换时总是不可避免地存在一定的不稳定，而采用单纯后路可以避免这种情况[24]。另外，PVCR 还可减少前路相关的肺部并发症的潜在风险[10, 24]。客观而言，APVCR 在并发症发生率和影像学结果方面与 PVCR 相当。但 PVCR 也有其自身的难点。单纯的后入路在椎体截骨的过程中，后方椎体的术中视野更加局限，在脊髓周围的手术操作所需时间长。鉴于这两种手术方式的客观结果是相似的，APVCR 可能适用于经验较少的外科医生，以帮助其更好地熟悉 VCR 技术，或适用于即使对经验丰富的外科医生而言，PVCR 仍相当困难的病例[24]。

APVCR 可以通过一期手术或分期手术来完成。随着术者手术经验的积累，选择一期 APVCR 手术正成为避免发生分期手术并发症的首选方法[20, 25, 32]。分期手术可导致总手术时间延长和出血量增加[17, 32]。尽管有研究指出，一期手术和分期手术的 APVCR 与 PVCR 在术中、术后并发症的发生率上无明显差异[32]。但也有其他学者认为，对比一期 APVCR，分期的 APVCR 手术可能增大了并发症的发生率[33]。如果整个手术不能在 10～12 小时内完成，建议术者考虑改用临时棒固定，并采取分期手术[20, 32]。

神经电生理监测技术已经在 VCR 术中被推广应用，其作为早期预警系统，用于检测潜在的神经损伤[11]。首选的监测方法是多模式脊髓信号监测，包括体感诱发电位（SSEPs）和运动诱发电位（MEPs）[20, 25]。神经电生理监测能有效检测神经组织的过度牵拉或压迫。既往研究表明，神经电生理监测的应用一定程度上降低了脊髓相关的神经并发症的发生[20]。在无法获得有效的神经电生理监测结果的情况下，Stagnara 苏醒测试可在手术关键的操作过程中评估神经完整性[25]。

单纯后路全椎体截骨矫形术

作为一项新兴的脊柱矫形技术，PVCR 由 Suk 首先提出（图 19.3），随后 Lenke 对该技术进行了改进并推广[22, 25]，而后又被多位学者进一步改良[10, 19, 24]。

在全麻诱导后，患者在 Jackson 手术台上取俯卧位，使用带有可调节衬垫的开放式框架手术台，或

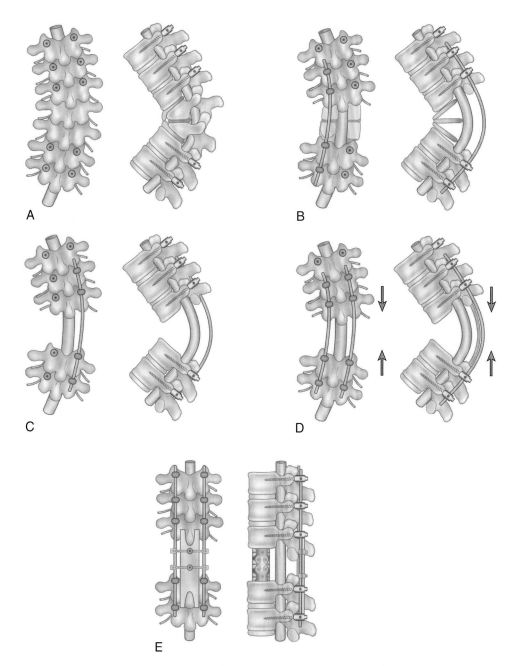

● **图 19.3**　采用 Suk 等描述的技术进行后路全椎体截骨矫形术。（**A**）在所有需行内固定的节段于双侧置入椎弓根螺钉，不包括待切除的目标节段；（**B**）植入临时固定棒，然后进行双侧椎板切除和从手术一侧开始并跨越中线行大部椎体分段切除术；（**C**）调整临时固定棒于对侧后，于手术侧对侧切除剩余椎体，最后切除后壁；（**D**）通过不对称压缩，弯曲固定棒，预先设计好轮廓的永久固定棒替换临时固定棒等方式矫正畸形；（**E**）使用钛合金融合器和自体移植物（如果切除后间隙大于 5 mm）或单纯使用自体移植物（如果切除后椎体间隙小于 5 mm）加固前柱。H 形自体植骨支撑能够促进后路融合，防止血肿形成。或者可以使用切除的肋骨搭建骨桥，并用缝线固定。在不会造成局部内植物过高隆起的前提下，可使用横连接（Modified from Enercan M，Ozturk C，Kahraman S，et al. Osteotomies/spinal column resections in adult deformity. *Eur Spine J*. 2013；22：254-264.）

固定式框架手术台，以软性胸垫保护骨性隆起和周围神经[17, 25]。面部结构可以通过 Gardner-Wells 钳或术中 Halo 架牵引固定头部来保护。同时，腹部应避免受到压迫。固定手术体位后，术者可以拍摄全麻下的牵引位片，对比术前影像资料，评估畸形脊柱的柔韧度[24]。如果畸形脊柱的柔韧性显著优于预期，可以考虑采用更加微创的手术方式代替 VCR[24]。

随着截骨方式复杂程度的提高，手术部位感染（SSI）的风险也相应增加，与其他截骨术 4.1% 的感染风险相比，VCR 的 SSI 风险为 11.1%[34]。因此，有学者建议在椎旁肌暴露后和缝合前局部应用 1～2 g 的万古霉素粉[17]。除局部使用抗生素外，手术前应全身使用头孢菌素，如头孢唑林或头孢呋辛[5, 35-36]。如患者对 β-内酰胺类抗生素过敏，可改用克林霉素或万古霉素[5]。如果根据患者的病史或术前检查，考虑存在可疑感染，抗生素应在获得细菌培养结果之后再使用[37]。失血是另一个应重点考虑的问题，氨甲环酸有助于保存血液量，在重大胸腰椎重建手术和关节置换术中，氨甲环酸在减少失血量的同时，并没有增加血液高凝并发症的发生率[38]。此外，也可根据患者年龄适当使用其他抗纤溶药物，如抑肽酶和氨基己酸[17]。同时，应考虑术中使用自体血回收设备[39]和 Aquamantyst 双极电刀系统（Medtronic，Portsmouth，NH）[40]。

根据患者畸形的长度和形态，可采用后正中切口或弧形切口进行暴露[22]。截骨通常在畸形的顶椎区进行；综合考虑冠状位和矢状位的畸形情况，最大限度减少手术操作的范围[22, 24-25]。术者还应在手术决策时充分考虑要切除的椎体数量、椎体高度、畸形的严重程度和僵硬程度、切除水平脊髓的整体状况以及为恢复躯干平衡所需的必要矫正等[22, 24-25]。随后，对计划植入内固定物的所有椎骨进行骨膜剥离，暴露横突的尖端。如果截骨的位置位于胸椎，则继续向外暴露至肋骨。需要融合的关节面在融合前应该去除骨皮质[22]。

除需行截骨的椎体外，椎体经后路去皮质后，所有准备植入内固定物的椎体均植入椎弓根螺钉（图 19.3）。手术早期植入椎弓根螺钉的目的是多方面的：它为椎体截骨时提供了暂时的稳定，在畸形矫正时便于操控脊柱，在术中 X 线片中作为标记物，协助术者定位和术中调整手术计划[22]。椎弓根螺钉应在计划截骨节段的上下方双侧置入。置入椎弓根螺钉的数量取决于畸形的类型和矫正手术的目的。学者间的共识是不论任何截骨方式，都应在截骨前在目标节段两端分别植入 4 到 6 枚螺钉用于固定[22, 24-25]。若需要对 L5 进行截骨，应行骨盆固定以获得足够的远端固定[5]（图 19.1C，图 19.2B）。

分别依照 Suk（2005）[22]和 Lenke（2010）[25]描述，一旦椎弓根螺钉置入完成，可采取两种不同的手术方案。两人对椎体截骨的描述基本相同，两种手术方案的主要区别在于术中操作步骤的顺序和截骨的位置。Suk 建议在置入椎弓根螺钉后立即进行临时固定（置入固定棒），然后进行广泛椎板切除

术、单侧剥离、通过单侧椎弓根进行分段切除椎体，最后再转向对侧椎弓根操作[3, 22]。然而，Lenke 建议完成椎体周围组织剥离并暴露两侧壁后置入椎弓根螺钉。然后进行椎板切除减压，切除双侧椎弓根，切除椎体后部，最后置入固定棒进行临时固定[25]。两种技术各有利弊，早期固定理论上可减少脊柱半脱位或脊髓压迫的风险，但固定棒会阻碍后续的手术操作。后期固定为脊柱两侧提供了良好的术野，能够在椎板切除前进行周围组织剥离[25]。保留椎体前部，直至植入固定棒固定的方式，可降低脊髓漂移的风险。在使用该技术的小样本研究中，患者术后未发现脊髓相关神经系统的损伤[20]。

对于大多数脊柱畸形，单侧钉棒固定可提供足够的稳定性，但对于严重的后凸成角畸形或侧后凸畸形，通常建议使用双侧钉棒固定[25]。临时固定可以通过将固定棒松散地锁定在 2 至 3 枚椎弓根螺钉上来实现，应使用与畸形外观形态一致的固定棒，在此过程中不必进行矫正[22]。在矫正冠状面曲线时，临时固定棒可以放在畸形脊柱的任意一侧。这个取决于外科医生的截骨顺序，临时固定棒放置在操作侧的对侧[10, 22]。在大多数情况下，首选畸形的凸侧开始截骨较为简单[22]。然而，由于血液倾向于沿着脊柱的凹侧聚集，可能导致后续的手术操作更加困难[25]。由于脊髓和硬膜囊更靠近凹侧椎弓根，对凹侧的截骨带来挑战，因此，也可以通过沿着凹侧切除以限制血液淤积的方法，来优化这部分操作时的术野。此外，首先去除凹侧的椎弓根可以使脊髓向内侧漂移，缓解张力，减少在后续手术过程中神经损伤的风险[25]。

如果先进行临时棒固定，可在椎板切除后分块切除椎体。如果术者决定在植入椎弓根螺钉后不放置临时固定棒，则应先对目标椎体节段进行周围组织剥离。椎板切除应包括待切除的椎体节段以及其上下邻近椎体[25]。对于单节段切除，应暴露 4～5 cm 的硬膜和神经组织[25]。对目标节段上下实施广泛椎板切除术，可降低畸形矫正后发生的神经损伤风险的可能性[10]。胸椎区的椎板切除后，可在硬脊膜和背根神经节之间切断胸椎神经根，以方便切除椎体和后期前柱的重建。除非存在腰椎区域肿瘤需要切除，否则必须尽一切努力避免损伤腰神经根[22, 38]（图 19.4）。

开始切除胸椎前，先从目标椎体相连的肋骨内侧取出包括肋骨头在内 5～6 cm 肋骨[25]，同时切除横突以暴露椎弓根外侧壁。对伴有明显瘢痕的 VCR

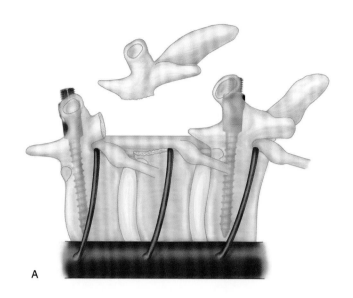

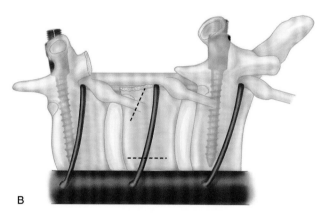

● 图 19.4 （A）在全椎板切除及后柱附件结构切除后（B）可通过离断一侧的胸神经根以便行椎体切除，并选择性地结扎节段动脉以减少出血（From Baron EM, Vaccaro AR. *Operative Techniques：Spine Surgery*. 3rd ed. Elsevier；2018：Figs. 26.5 and 26.6.）

翻修术，周围组织的剥离应从瘢痕较少的区域开始，然后向瘢痕较多的区域显露，以减少在翻修术中最常见的硬脊膜撕裂的风险[5]。应沿着椎弓根和椎体的外侧方向进行组织剥离，直到可轻易触及椎体前表面为止。应注意保留各节段血管，特别是椎体前方的大血管。使用可调节的牵开器或特殊的侧壁椎体撑开器（PSO Instrument Set, Orthofix, Lewisville, TX）可以较好地保护大血管（图 19.5）。定期放松对血管的牵拉有助于减少深静脉血栓的发生率[37]。任何节段血管损伤后应迅速电凝，并使用局部止血药物以减少硬膜外出血和总出血量。局部止血剂包括凝血酶、明胶和血栓性基质的组合。此外，若有需要，可以结扎腰膨大动脉来减少出血；有研究报道，可以最多进行三对动脉结扎而不会造成脊髓损

伤[17]。根据我们的经验，如果需要采用这种结扎方案，建议考虑先暂时夹闭血管，并通过 MEP 监测进行评估。如果采用 Lenke 的方法，完成周围组织的剥离后则应进行广泛椎板切除[32]。

切除椎板后，通过切除一侧椎弓根进入椎体松质骨内进行椎体切除。若先切除凹侧椎弓根，应使用小型的高速磨钻；而如果先切除凸侧椎弓根，可以安全地使用小骨刀进行操作[22, 25]。可以先切除两侧的椎弓根，再切除椎体[25]，也可以先切除一侧椎弓根，再切除大部分椎体，最后进行对侧椎弓根的切除[22]。可以用刮匙取出椎体中的松质骨，保留碎骨块用于植骨融合。即使只先切除单侧椎弓根，除后壁外的整个椎体仍然可以从已切除椎弓根一侧向内逐渐刮除。由于完整的椎体后壁可以保护神经组织不受损伤，椎体刮除的操作甚至可以跨越中线进行[22]。另一种方式是在切除双侧椎弓根后再切除椎体，仅保留小部分与前纵韧带（anterior longitudinal ligament，ALL）相连的椎体前壁，以辅助后续的融合。保留这部分椎体和 ALL 的完整也有助于防止椎体滑移的发生[10]。在整个手术过程中，所有的切除操作都在骨膜下进行，同时分块切除椎体和椎间盘。在完全切除目标椎体后，可以用刮匙、刀和髓核钳来切除椎间盘。在经典的手术方法中，椎体后壁最后切除[10, 22, 24-25]。该操作使用反向角度的刮匙、髓核钳和 Woodson 撑开器组合完成，或者如果椎体前壁依然完整，则可以使用特制的后壁打入器将其打入椎体的空腔内（PSO Instrument Set, Orthofix, Lewisville, TX）（图 19.6）。在切除椎体后壁时，必须小心谨慎，如果在此过程中发生的腹侧硬脊膜撕裂，将难以从后路修补硬脊膜，甚至可能需要联合前路手术进行修补[24]。基于 Suk 的手术方式，进行双侧椎体切除和后壁切除时，在完成一侧切除后应植入固定棒，再移除另一侧固定棒，以便手术工具进入椎体内。

椎体切除后，应进行畸形的矫正，这个步骤可以通过缩短和压缩脊柱来完成，一般利用临时棒进行节段性压缩，而不进行锁紧[10, 22, 25]。注意不要过度压缩脊髓，否则可导致神经功能损伤。压缩长度不应超过一个椎体的高度[41]。对切除椎体后的压缩是不对称的，首选压缩凸侧以最大限度地矫正畸形。术者可以通过从畸形的顶椎开始重复进行节段性加压来达到这一目的[25]。加压直至暴露的硬脊膜出现轻微的折叠，或达到了 1.5 ～ 2 cm 的脊髓短缩为

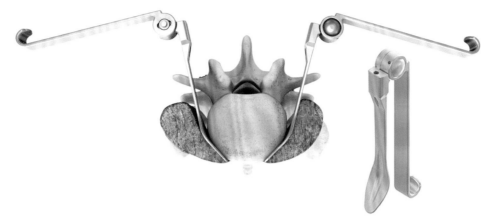

● 图 19.5　特制用于牵拉和保护软组织的椎体牵开器（Images provided courtesy of Orthofix Medical Inc. Instruments featured：Manufactured by Avalign and Distributed by Orthofix.）

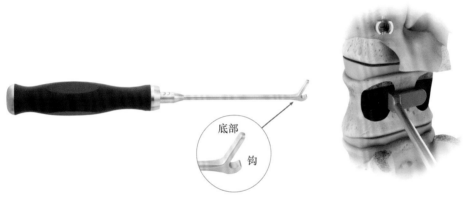

底部

钩

● 图 19.6　特制的后壁打入器的放置（Images provided courtesy of Orthofix Medical Inc. Instruments featured：Manufactured by Avalign and Distributed by Orthofix.）

止[22, 25]。畸形矫正也可采用其他的方法，比如旋棒法、牵引悬吊法，及加压和对侧撑开处理[22]。椎弓根螺钉在压缩矫形的过程中起着关键的作用，因为它为矫形提供了强有力的椎体固定点。在采用体内折弯固定棒的方法进行矫形时，椎弓根钉固定作用尤为重要[22]。畸形的矫正也可以通过按顺序将脊柱各节段锁定在预弯的永久固定棒上，代替临时固定棒来完成矫正[10, 22]。矫形过程应避免对单个螺钉施加过大的力，以减少手术时间和螺钉固定失败的风险。在具有一定程度后凸畸形的矫形中，可于椎体前侧置入一枚融合器以垫高椎体前方，以更大程度地重建矢状面平衡[10, 25]。融合器可以防止脊柱的过度压缩，同时作为一个铰链结构，产生额外向脊柱后方的不对称压缩，以更好地矫正后凸畸形[25]。融合器的最佳尺寸应比切除空隙低 2 ～ 4 mm[25]。随着脊柱压缩过程的进行，融合器可以固定到适当位置，并作为进一步畸形矫正的枢轴点。

在切除椎体形成的间隙逐渐被压缩时，畸形逐渐矫正，这时可以在融合器前方的间隙内植入碎骨块，如果不使用融合器，也可以在椎体前侧的间隙内植骨。根据间隙的大小，前路的融合可以通过多种方法来完成[22]。间隙大于 5 mm 时，前路融合可植入松质骨块、椎间融合器或异体骨移植完成[22]。如果椎体间间隙的高度小于 5 mm，则采用前路植入自体松质骨融合即可。为了覆盖保护裸露的硬脊膜，可以纵向切开已被切除的肋骨，将松质面放置在缺损处，形成"肋骨桥"[25]。确保肋骨块有足够的空间不会形成压迫时，可以在骨块的后方使用"8"字结固定。另外，使用"工"字形同种异体移植物覆盖裸露的硬脊膜可能有助于防止椎板切除术形成的间隙内血肿形成[10]。

任何畸形的矫正和促进椎体融合的方法都必须仔细考虑其对脊髓和神经根的影响。这些操作的主要目的在于防止病理性椎体半脱位和神经组织损伤的发生。因此，椎体切除后不能残留碎骨块，并应注意防止软组织压迫脊髓。术者应特别注意已切除的椎间盘水平的脊髓组织，该区域可能残留不明显的小骨块，如果不彻底清除，可能导致畸形矫正过程中神经组织受损[25]。即使明确排除了可能导致神经压迫的结构，脊柱的矫正和椎体间隙的闭合也应缓慢进行，同时应反复探查脊髓周围组织，以确保没有发生脊髓压迫、硬脊膜折叠或椎体脱位。多模态神经电生理监测在畸形的矫正和椎体间隙闭合的过程中起到了额外的保护作用，信号发生改变时应提醒术者，及时逆转刚进行的操作[32]。在完成畸形矫正并确认脊髓畅通无压迫后，应在截骨部位置入引流管，最后再逐层封闭伤口。如有需要，可以寻求整形外科医生的协助来缝合伤口，可能有助于减少患者再入院和发生伤口并发症的风险[42]。

前后路联合全椎体截骨矫形术

APVCR 可以分期进行（不在同一天进行）或一期进行。但不论何种情况，均应先完成前路手术。在进行 APVCR 时，前方的手术入路取决于截骨的椎体节段[24]。可以使用胸部正中切口或胸腹联合切口分别通过开胸或腹膜后入路显露畸形的顶椎[24, 43]。APVCR 一般从畸形的凸侧开始，首先显露并切除与顶椎节段相连的肋骨，并取出保存，供后期植骨使用[43]。显露顶椎后，椎体切除的方法与后入路相似。该入路难以保留节段血管，故应先行血管结扎，然后在所有目标椎体节段行骨膜下组织剥离[24, 43]。椎间盘切除术在切除椎体之前或之后进行均可，通过使用刀、刮匙和咬骨钳完成[24, 43]。椎体切除应在视野允许的条件下尽量向背侧显露，在切除椎体前切除椎间盘可向背侧显露至后纵韧带[24, 43]。如果术中显露允许，切除椎体的范围可以从凸侧的椎体直达凹侧的部分椎弓根[43]。在这一步操作中，术者必须评估是否已经对前侧进行了足够的松解，是否需要扩大椎体切除后的空隙。如若需要，可通过切除邻近椎间盘来扩大前路松解，再通过植入肋骨块或自体骨填充的融合器来维持前柱的支撑[24, 43]。适当的止血和创面冲洗后，置入胸管或引流管，创面应紧密缝合[24, 43]。如果采用分期手术的方法，在进行第二部分 VCR 之前，保证患者生理状态的稳定十分重要[43]。转入重症监护病房、绝对的卧床休息、高热量饮食和肺部功能训练有助于维持患者状态[24]。根据患者自身情况的不同，完成第二部分 VCR 需要

间隔 3～11 天的时间[24]。无论何种方式，经后路行全椎体截骨矫形手术时都应按照前面 PVCR 所述的方法进行。

术后管理

条件允许的情况下，术后患者应在出院前拍摄站立位全脊柱正、侧位片。可以将矫正后的脊柱与术前进行比较，确保内固定位置的正确植入，并在后续随访过程中作为脊柱形态改变的参考。虽然术后 24 小时内患者不能站立活动，但术后第 1 天应鼓励患者于床上坐起，活动双下肢[3, 20-21, 25]。患者在术后第 2 天可从床上活动转移至椅子上，并在接下来的几天里，在其可以耐受的情况下逐渐增加活动量至下床活动[20, 25]。此时便可拍摄患者术后站立位 X 线片。对于有软骨病病史或有内固定延伸至颈胸交接区的患者应使用支具，但对于成年患者和已经达到刚性固定的患者通常不需要支具辅助[20, 24-25]。

结论

VCR 能够极大程度地矫正脊柱畸形，显著改善患者的生活质量。尽管其矫形能力突出，但是，鉴于 VCR 较高的操作难度和手术风险，只有在其他术式不足以矫正畸形时才选择使用。全面的术前评估，包括患者的社会心理学评估，是至关重要的，以决定患者的治疗目标、手术的可行性、以往手术失败的原因，并制订合适的手术规划。这不仅需要经验丰富的外科医生，也需要一个能够妥善处理和解决手术并发症的团队。APVCR 和 PVCR 的矫正能力相似，但由于 PVCR 手术时间短、出血量少，通常作为首选。同时，较少的手术时间和出血量使手术更容易一次完成，既避免了二次麻醉，也减少了分期手术相关的并发症风险。尽管如此，如果手术时间长于预期，或者基于患者自身状况的需要，仍然可以转换为分期手术。

利益冲突

作者在撰写本章时没有财务或非财务利益需要披露。

参考文献

1. Bradford D. Vertebral column resection. *Orthop Trans*. 1987; 11:502.
2. MacLennan A. Scoliosis. *BMJ*. 1922;2:864−866. Retrieved from JSTOR.
3. Suk S, Chung E-R, Lee S-M, et al. Posterior vertebral column resection in fixed lumbosacral deformity. *Spine*. 2005;30: 703−710.
4. Suk S, Kim J, Kim W, et al. Posterior vertebral column resection for severe spinal deformities. *Spine (Phila Pa 1976)*. 2002;27: 2374−2382.
5. Elgafy H, Vaccaro AR, Chapman JR, et al. Rationale of revision lumbar spine surgery. *Global Spine J*. 2012;2:7−14.
6. Guyer RD, Patterson M, Ohnmeiss DD. Failed back surgery syndrome: diagnostic evaluation. *J Am Acad Orthop Surg*. 2006;14: 534−543.
7. Bridwell K. Decision making regarding Smith-Petersen vs. pedicle subtraction osteotomy vs. vertebral column resection for spinal deformity. *Spine (Phila Pa 1976)*. 2006;31:171−178.
8. Cho K, Bridwell K, Lenke L, et al. Comparison of Smith-Petersen versus pedicle subtraction osteotomy for the correction of fixed sagittal imbalance. *Spine (Phila Pa 1976)*. 2005;30:2030−2037.
9. Dorward IG, Lenke LG. Osteotomies in the posterior-only treatment of complex adult spinal deformity: a comparative review. *Neurosurg Focus*. 2010;28:E4.
10. Enercan M, Ozturk C, Kahraman S, et al. Osteotomies/spinal column resections in adult deformity. *Eur Spine J*. 2013;22:254−264.
11. Cho W, Lenke LG. Vertebral Osteotomies—Review of Current Concepts. *Musculoskeletal Rev*. 2010;5:46−49.
12. Gill J, Levin A, Burd T, et al. Corrective osteotomies in spine surgery. *J Bone Joint Surg Am*. 2008;90:2509−2520.
13. Youssef JA, Orndorff DO, Patty CA, et al. Current status of adult spinal deformity. *Global Spine J*. 2013;3:51−62.
14. Geck MJ, Macagno A, Ponte A, et al. The Ponte procedure: posterior only treatment of Scheuermann's kyphosis using segmental posterior shortening and pedicle screw instrumentation. *J Spinal Disord Tech*. 2007;20:586−593.
15. Lafage V, Schwab F, Vira S. Does vertebral level of pedicle subtraction osteotomy correlate with degree of spinopelvic parameter correction? *J Neurosurg Spine*. 2011;14:184−191.
16. Kose KC, Bozduman O, Yenigul AE, et al. Spinal osteotomies: indications, limits and pitfalls. *EFORT Open Rev*. 2017;2:73−82.
17. Saifi C, Laratta JL, Petridis P, et al. Vertebral column resection for rigid spinal deformity. *Global Spine J*. 2017;7:280−290.
18. Bradford DS, Tribus CB. Vertebral column resection for the treatment of rigid coronal decompensation. *Spine*. 1997;22:1590−1599.
19. Hamzaoglu A, Alanay A, Ozturk C, et al. Posterior vertebral column resection in severe spinal deformities: a total of 102 cases. *Spine*. 2011;36:E340−E344.
20. Lenke L, O'Leary P, Bridwell K, et al. Posterior vertebral column resection for severe pediatric deformity: minimum two-year follow-up of thirty-five consecutive patients. *Spine (Phila Pa 1976)*. 2009;34:2213−2221.
21. Suk S, Chung E-R, Kim JH, et al. Posterior vertebral column resection for severe rigid scoliosis. *Spine*. 2005;30:1682−1687.
22. Suk S, Kim J-H, Kim W-J, et al. Posterior vertebral column resection for severe spinal deformities. *Spine*. 2002;27:2374−2382.
23. Kim SS, Cho BC, Kim JH, et al. Complications of posterior vertebral resection for spinal deformity. *Asian Spine J*. 2002;6:257−265.
24. Demirkiran G, Dede O, Karadeniz E, et al. Anterior and posterior vertebral column resection versus posterior-only technique: a comparison of clinical outcomes and complications in congenital kyphoscoliosis. *Clin Spine Surg*. 2017;30:285−290.
25. Lenke L, Sides B, Koester L, et al. Vertebral column resection for the treatment of severe spinal deformity. *Clin Orthop Relat Res*. 2010;468:687−699.
26. Booth KC, Bridwell KH, Lenke LG, et al. Complications and predictive factors for the successful treatment of flatback deformity (fixed sagittal imbalance). *Spine*. 1999;24:1712−1720.
27. Makhni MC, Shillingford JN, Laratta JL, et al. Restoration of sagittal balance in spinal deformity surgery. *J Korean Neurosurg Soc*. 2018;61:167−179.
28. Berven SH, Deviren V, Smith JA, et al. Management of fixed sagittal plane deformity: outcome of combined anterior and posterior surgery. *Spine*. 2003;28:1710−1715; discussion 1716.
29. Joseph SA, Moreno AP, Brandoff J, et al. Sagittal plane deformity in the adult patient. *J Am Acad Orthop Surg*. 2009;17:378−388.
30. Raizman N, O'Brien J, Poehling-Monaghan K, et al. Pseudarthrosis of the spine. *J Am Acad Orthop Surg*. 2009;17:494−503.
31. Tao Y, Wu J, Ma H. Posterior-only vertebral column resection for revision surgery in post-laminectomy rotokyphoscoliosis associated with late-onset paraplegia. *Medicine (Baltimore)*. 2017;96:e5690.
32. Lenke L, Newton P, Sucato D, et al. Complications after 147 consecutive vertebral column resections for severe pediatric spinal deformity: a multicenter analysis. *Spine (Phila Pa 1976)*. 2013;38:119−132.
33. Passias PG, Ma Y, Chiu YL, et al. Comparative safety of simultaneous and staged anterior and posterior spinal surgery. *Spine*. 2012;37:247−255.
34. Pull ter Gunne A, van Laarhoven C, Cohen D. Surgical site infection after osteotomy of the adult spine: does type of osteotomy matter? *Spine J*. 2010;10:410−416.
35. Bratzler D, Houck P, Surgical Infection Prevention Guideline Writers Workgroup. Antimicrobial prophylaxis for surgery: an advisory statement from the National Surgical Infection Prevention Project. *Am J Surg*. 2005;189:395−404.
36. Prokuski L. Prophylactic antibiotics in orthopaedic surgery. *J Am Acad Orthop Surg*. 2008;16:289−293.
37. Czerwein JK, Thakur N, Migliori SJ, et al. Complications of anterior lumbar surgery. *Am Acad Orthop Surg*. 2011;19:251−258.
38. Baron EM, Vaccaro AR. *Operative Techniques: Spine Surgery*. 3rd ed. Elsevier; 2018.
39. Chanda A, Smith DR, Nanda A. Autotransfusion by cell saver technique in surgery of lumbar and thoracic spinal fusion with instrumentation. *J Neurosurg Spine*. 2002;96:298−303.
40. Zeh A, Messer J, Davis J, et al. The Aquamantys system—an alternative to reduce blood loss in primary total hip arthroplasty? *J Arthroplast*. 2010;25:1072−1077.
41. Modi HN, Suh S-W, Hong J-Y, et al. The effects of spinal cord injury induced by shortening on motor evoked potentials and spinal cord blood flow: an experimental study in swine. *Am J Bone Joint Surg*. 2011;93:1781−1789.
42. Xu H, Rozanski C, Taub PJ. The value of plastic surgery spinal closures: a review of 782 spine cases. *Ann Plas Surg*. 2019; 83:201.
43. Zhou C, Liu L, Song Y, et al. Anterior and posterior vertebral column resection for severe and rigid idiopathic scoliosis. *Europ Spine J*. 2011;20:1728−1734.

第20章

腰椎矫形手术翻修

YOSHIHIRO KATSUURA, HAN JO KIM, AND TODD J. ALBERT

彭楷文　白云川　译　吴晓亮　程勇泉　审校

引言

"成人脊柱畸形"一般指18周岁以上患者在冠状面、矢状面或双平面任何严重的脊柱排列错位[1]。成年患者首次矫形手术的翻修率为9%～25%[2-3]。同时，成人脊柱矫形手术翻修后的二次翻修率高达21%[4]。尽管技术在进步，包括固定装置和植骨融合装置的改进，但翻修率并没有降低的趋势[5]。这很可能是因为技术的改进和医疗管理的进步使矫形外科医生能够处理越来越多复杂的老年患者病例。本章旨在概述脊柱畸形患者的翻修术，并为外科医生计划、执行这些有挑战性的病例提供指导。

患者评估

对需要翻修的畸形患者的评估始于详尽的病史和体格检查，并对现病史进行细致的分析。最常见的情况包括腰部、下肢远端或头部的疼痛[6]。局限的背痛可能是由假关节、骨折、感染、内固定失败、平背综合征或邻近节段退变引起。下肢疼痛可能是由于新发的椎管狭窄引起，其成因可能包括邻近节段退变、既往手术减压不充分或假关节。脊柱畸形可能由骨折引起，最常见畸形是腰椎滑脱，后者往往是由于既往手术的过度减压造成峡部断裂所致[7]。其他类型的疼痛，如头痛，可能是由慢性脑脊液漏引起。检查者应着重询问假关节的危险因素，包括以前的辐射暴露、抗风湿药物使用或大剂量类固醇使用等[8]。其他常见的主诉，如姿势性或伴有活动度减少的机械性背痛，在医源性平背综合征患者中尤为常见[9]，这部分患者甚至无法直立。医源性冠状面或矢状面畸形患者的主诉可能是脊柱的前倾和行走能力受限。在病史采集上，应特别注意前几次手术的顺序和结果。患者在接受上次手术后是否有症状的改善？如果有，他们目前的疼痛是何时开始的，持续时间多长？

体格检查从评估患者的一般情况开始，包括步态和姿势。应该评估步态的节奏和异常体征，包括足下垂或跛行步态。同时在正位和侧位上分别评估患者姿势。要求患者尽可能直立，伸直髋关节和膝关节，消除矢状位失衡的代偿机制以准确显示脊柱畸形的整体情况，如膝关节屈曲和髋关节伸展等。同时，应评估患者冠状面情况，首先测量下肢长度的差异。表观下肢长度（不包括软组织挛缩和骨盆倾斜）可以用卷尺从脐部到内踝进行测量，而实际下肢长度可以测量髂前上棘到内踝的长度[10-11]。对于那些实际下肢长度不等长的患者，除了做下肢长度测量外，还应进行包括力量、感觉和反射在内的完整的神经系统查体，以鉴别腰椎融合术后邻近节段退变和胸椎脊髓病变。

放射学评估首先做36英寸的脊柱正侧位全长片，要求患者直立位，双臂置于锁骨上窝[12]。全身EOS胸椎后凸片也有助于明确骨盆和下肢的代偿机制[13]。此外，仰卧或俯卧的正侧位片和左右弯曲片可帮助确定畸形的柔韧度[14]。分别测量脊柱的曲度，包括腰椎前凸（LL）、胸椎后凸和颈椎前凸。腰椎前凸应从 L1 椎体的上终板至 L5 椎体的下终板进行测量。胸椎后凸应从 T4 椎体的上终板至 T12 椎体的下终板进行测量。根据 Rousslouly 分型，腰椎前凸可以分为四种类型[15]。然后应仔细测量包括脊柱骨盆参数在内的矢状位参数。最常用的测量值是矢状垂距（SVA），它是测量 C7 椎体铅垂线和 S1 上终板后上角之间的水平距离（cm），可以为正值（C7 铅垂线在此点腹侧）或负值（C7 铅垂线在此点背侧）。也可以使用 T1 脊柱骨盆倾斜角（the T1 spinopelvic inclination，T1SPI）来评估矢状位平衡，它是 T1 椎体中心和双侧股骨头中点连线与铅垂线之间形成的夹角。T1SPI 的使用较为便利，其不需要因为 X 线的放大效应而校正数值。最常测量的脊柱骨盆参数是骨盆入射角（PI）、骨盆倾斜度（PT）和骶骨倾斜角（SS）。PI 是一个固定的参数，它测量的是骶骨相对于骨盆的方向，通常在骨骼成熟后不会改变。双侧股骨头中心连线中点和骶骨中点的连线与 S1 终板垂线所成的角即为 PI。PT 是双侧股骨头中心连线中点和 S1 终板中点的连线与铅垂线之间所成的夹角。SS 是指 S1 上终板和水平线所成的角度。Vialle 等已对 SS、PT、PI 和 LL 的正常值进行阐述[15]。外科医生应该注意年龄对矢状面参数的影响，参数正常值随着患者年龄的增加而改变[17-18]。具体来说，随着 SVA、PT 和 TK 的增加，脊柱前凸趋于减小[19]。

冠状面序列可通过测量 C7 铅垂线与骶骨中垂线（the center sacral vertical line，CSVL）之间的距离来评估。在冠状面上，骨盆倾斜度是测量在正位片上水平线与骨盆上左右两个相同点（双侧髂嵴或双侧坐骨大切迹最上缘）连线之间的夹角[20]。骨盆倾斜可能是原发性的（如由下肢不等长或髋关节骨关节炎引起），也可能是继发性的（代偿严重的冠状位腰椎畸形）。因此，如果骨盆倾斜与下肢不等长有关，鞋垫可以完全或部分矫正柔性的腰椎侧凸，应在使用鞋垫的情况下再行 X 线检查。

术者应使用计算机断层扫描（CT）来评估先前手术节段的融合情况和螺钉位置。对于既往手术曾取过髂骨的患者，如果计划使用髂骨螺钉或进一步取髂骨，骨盆 CT 也是必要的检查[21]。对无法拍摄仰卧位脊柱侧凸 X 线片的患者，可通过对 CT 图像进行评估，也可以评估侧弯在矢状面和冠状面的柔韧度。CT 脊髓造影可用于有金属内植物的患者，以了解狭窄区域和骨形态。也可使用磁共振成像（MRI），特别是增强扫描来评估以前的硬膜外瘢痕和狭窄区域[22]。

在翻修病例中，感染可能是慢性疼痛的原因之一。因此，当临床怀疑存在感染时，必须仔细进行实验室评估，包括全血细胞计数、血沉（ESR）和 C 反应蛋白（CRP），以排除这种可能性。接受翻修术的无症状患者中，高达 9% 的患者可能有隐性感染。然而，其中只有 40%～46% 的患者会有 CRP 或 ESR 升高[23]。迟发性感染往往是由隐匿性感染引起的，比如痤疮丙酸杆菌感染[23-24]。

手术入路的考虑

硬膜外瘢痕可能会是翻修术的主要阻碍。因此，术者应当谨慎评估既往的手术入路，制订避开瘢痕的入路方式（如果此前行后入路，则采用前入路）[22]。另外，如果计划取出经椎间孔腰椎间融合术（TLIF）的融合器，前方入路将特别有效[25]。如果要经过瘢痕组织，应进行系统的剥离。首先，在显露相邻节段和取出内固定时，应保持中线上的瘢痕完好。取下椎板钩时应格外注意，因为椎板钩可能直接与硬膜接触，导致硬膜磨损和变薄。紧接着应固定相邻节段。如果解剖标志消失，可以使用透视或导航定位。在瘢痕的头尾两侧均应显露至正常硬膜组织。如果计划进行截骨术，应仔细分离瘢痕和硬膜，通过 Leksell 咬骨钳和骨膜剥离子的联合使用将瘢痕剥离。硬膜外瘢痕在截骨后的压缩过程中可能会折叠，压迫神经组织，因此必须将其移除。如果硬膜附着在骨质上，带角度的刮匙有助于分离出安全的间隙。无法使用刮匙时，也可使用磨钻由外侧向内磨除骨块[22]。

外科医生应当谨记，脊柱翻修术是硬膜撕裂的最大危险因素[26]。同时，在大范围硬膜外瘢痕的基础上尝试进行截骨手术可能增加神经系统并发症的风险，尤其在胸椎[22]。

矢状面的考虑

平背综合征

平背综合征是由于脊柱的正常前凸无法维持引起的。它可能是原发性的椎间盘退变的结果，也可能继发于固定或减压术，可导致矢状面后凸畸形。Doherty[26] 首先在一例因脊柱侧凸接受哈氏棒固定融合术而出现前凸丢失的患者中描述了该综合征。患者常见的主诉是无法直立，或是随着直立而加重的背痛，甚至是由于代偿前凸而引起的颈部疼痛[9]。平背综合征可能由原发或继发的病因所致。原发性病因包括强直性脊柱炎、退行性脊柱侧凸和先天畸形等疾病。继发性平背综合征的病因包括过度前凸融合、过度撑开后的内固定、矫形失败形成的假关节、因骨折和椎板切除术后的后凸畸形导致的腰椎椎体塌陷[8-9]。最近的研究表明，腰椎采用 Standalone 融合器进行腰椎融合时，偶尔会引起移植物下沉和矢状位失代偿[27-28]。脊柱矫形的目标应该是将 SVA 矫正到 50 mm 以下，PI-LL 矫正到 10° 以下，PT 矫正到 20° 以下[18]。因为 PI 是一个固定的骨盆参数，不随位置变化且与 LL 成比例，所以可作为前凸恢复的指标[29]。在计划矢状位失衡的重建手术时，明确其代偿机制至关重要。进行矢状位评估时一定要考虑到骨盆后倾，这是一种为保持矢状位序列而使 PT 增大的代偿机制，因此实际矢状位畸形可能比表现出来的要严重得多。胸椎后凸畸形是另一种在矫正手术后出现的代偿机制，在一项研究中发现，胸椎后凸在经椎弓根椎体截骨术（PSO）后平均增加 13°[30]。Roussouly 等认为[14]，他们所定义的第 4 型脊柱前凸患者，即前凸与后凸长度之比（20∶40）过大的患者，在截骨术矫形后，前后凸比例逆转的风险增加[15, 31]。

对于长节段后凸畸形或柔性畸形的患者，可进行多节段 SPO 截骨术（Smith-Peterson 截骨术，小关节间后柱切除术）以矫正矢状位序列。对于僵硬性畸形（也称为固定的矢状面失衡）或局部成角畸形的患者，可能需要使用 PSO，该手术可以实现高达 30°～40° 的矢状面矫形[14, 32]。一般来说，外科医生可以完成大约 10 cm 的矢状面矫形。同样，单节段 PSO 通常可以获得高达 30° 的矢状面矫形，相当于进行三个节段 SPO。然而，三节段 SPO（5 cm）对

SVA 的矫正明显少于单节段 PSO（11 cm）[33-34]。截骨位置至关重要，腰椎下段截骨能更有效地减少 PT 代偿[35]。必须警惕患者仅表现出 SVA 增加而无代偿性 PT 增加的情况，因为这可能提示髋关节屈曲挛缩、严重的腰椎管狭窄、局部或广泛的伸肌问题[20, 36]。此外，对老年患者而言，过度积极的截骨可能是有害的，因为他们无法适应矢状序列的突然变化。在这种情况下，将 SVA 矫正至股骨头位置通常就足够了[22]。

假关节

假关节可诱发平背综合征，或与之共存[37]。实际上，脊柱失衡患者可能更容易形成假关节[21, 38]。对于这种情况，可以通过前后联合入路的方式，在不使用截骨术的情况下通过假关节的融合来获得前凸[37-38]。在一项对 38 例腰椎假关节患者的研究中，前后路联合翻修术并进行结构性植骨可显著降低假关节残留（自体植骨达 0%，异体植骨达 6%），并且能够很好地矫正平背综合征畸形，平均矫正 13°（4° 至 53°）[39]。

近端交界性后凸

近端交界性后凸（Proximal junctional kyphosis, PJK）是指近端节段超过 10° 的后凸，是矢状面失代偿导致翻修术的原因之一[40-41]。目前对其病因尚无明确的共识，但过度矫形、骨质疏松、骨折、后方韧带破坏、结构僵硬、骨盆固定和年龄等因素都与其相关[41-45]。应谨慎选择上端椎的内固定类型。与使用椎弓根螺钉相比，在上端固定椎（upper instrumented vertebrae，UIV）使用拉钩固定可以降低发生 PJK 的风险[45-47]。成人脊柱矫形术后急性近端固定失败（近端后凸增加 15° 或以上，上端固定椎及其上一节椎体骨折，或上端固定失败）的发生率为 5.6%[48]。失败最常见的原因是骨折或软组织损伤[48]。UIV 骨折与 UIV 角度增加相关（UIV 在矢状面上相对于水平线的角度）[49]。

PJK 翻修术的适应证包括进行性畸形、顽固性局部背痛或新的神经损伤[47]。一般说来，俯卧位可以减少患者的畸形，同时，可以应用 10 到 15 磅的 Gardner-Wells 牵引来减少畸形[47, 50]，通常需要融合到后凸畸形的顶椎上方。Kim 等[46] 回顾了 32 名需

要翻修的 PJK 患者，并进行了 2 年的随访。从翻修术前到末次随访，患者的 Oswestry 残疾指数（ODI）和 SRS 问卷得分均有显著改善；然而，16% 的患者需要二次翻修术才能进一步改善 PJK。

冠状面考量

由于下肢不等长导致骨盆倾斜的患者可代偿有冠状面僵硬或柔性的侧弯。柔性脊柱侧弯可以通过佩戴鞋垫进行矫正，而僵硬的侧弯则不能。在僵硬侧弯中，或者可以忽略骨盆倾斜，矫形应该平衡脊柱垂直于倾斜的骨盆，或者计划以后矫正骨盆倾斜或可使用鞋垫矫正还凑合的情况下，也可在水平的骨盆上矫形脊柱[20]。

并发症

翻修术和首次矫形手术近期和远期的总体并发症发生率相近[51-54]。Lapp 等[50] 指出，翻修术与首次矫正畸形的前后路腰椎融合术的总体并发症发生率相近，与翻修术患者相比，首次手术患者的功能更好，疼痛程度更低。尽管如此，翻修术的满意度却更高。在这项研究中，首次手术组的远期并发症发生率为 44%，而翻修术组为 35%。首次手术组疼痛平均减少 42%，翻修术组减少 49%；总体功能评分显示，首次手术组改善 80%，翻修术组改善 71%。然而，在一项全国性的数据库研究中，Diebo 等[54] 发现，与初次融合手术的患者相比，脊柱畸形翻修术患者的手术相关并发症、神经并发症、感染和创伤相关的并发症发生率更高，住院时间更长。在长节段融合节段中，腰骶交界处是内固定失败的常见发生部位[56]。S1 螺钉失效或 L5 ～ S1 融合器塌陷在没有远端固定（双侧髂骨螺钉）的长节段骶骨融合患者中尤为常见[56]。因此，在包括骶骨的长节段融合术中，应考虑联合使用前路椎间融合器、S1 双皮质螺钉和双侧髂骨螺钉[56-58]。此外，Annis 等[58] 在一项回顾性研究中指出，在 L5 ～ S1 交界处使用小剂量 BMP2（2.5 mg）和髂骨固定时，可不必在这个节段使用椎间融合器。

假关节发生率为 10% ～ 21%，通常发生在截骨部位[8]。翻修术的另一个潜在并发症是严重的神经损伤。Buchowski 等[59] 指出，在接受 PSO 手术的患者中，11% 的患者长期损失两级及以上的肌力或失去控制大小便的能力等，有 2.8% 的病例损伤是永久性的。

结论

总而言之，对成人脊柱畸形矫正手术的翻修极具挑战性；然而，如果有谨慎的计划和细致的技术，这些患者可能是脊柱手术中满意度最高的群体之一。随着更多首次融合手术的实施，翻修术病例的数量将继续增加，改进处理这些病例的方法是必要的。

参考文献

1. Pichelmann MA, Lenke LG, Bridwell KH, Good CR, O'Leary PT, Sides BA. Revision rates following primary adult spinal deformity surgery: six hundred forty-three consecutive patients followed-up to twenty-two years postoperative. *Spine*. 2010;35:219−226.
2. Mok JM, Cloyd JM, Bradford DS, et al. Reoperation after primary fusion for adult spinal deformity: rate, reason, and timing. *Spine*. 2009;34:832−839.
3. Kelly MP, Lenke LG, Bridwell KH, Agarwal R, Godzik J, Koester L. Fate of the adult revision spinal deformity patient: a single institution experience. *Spine*. 2013;38:E1196−E1200.
4. Martin BI, Mirza SK, Comstock BA, Gray DT, Kreuter W, Deyo RA. Are lumbar spine reoperation rates falling with greater use of fusion surgery and new surgical technology? *Spine*. 2007;32:2119−2126.
5. Bederman SS. An approach to lumbar revision spine surgery in adults. *J Am Acad Orthop Surg*. 2016;24:10.
6. Suzuki K, Ishida Y, Ohmori K. Spondylolysis after posterior decompression of the lumbar spine: 35 patients followed for 3−9 years. *Acta Orthop Scand*. 1993;64:17−21.
7. Dickson DD, Lenke LG, Bridwell KH, Koester LA. Risk factors for and assessment of symptomatic pseudarthrosis after lumbar pedicle subtraction osteotomy in adult spinal deformity. *Spine*. 2014;39:1190−1195.
8. Lagrone MO, Bradford DS, Moe JH, Lonstein JE, Winter RB, Ogilvie JW. Treatment of symptomatic flatback after spinal fusion. *J Bone Joint Surg Am*. 1988;70:569−580.
9. Clark CR, Huddleston HD, Schoch EP, Thomas BJ. Leg-length discrepancy after total hip arthroplasty. *J Am Acad Orthop Surg*. 2006;14:38−45.
10. Beattie P, Isaacson K, Riddle DL, Rothstein JM. Validity of derived measurements of leg-length differences obtained by use of a tape measure. *Phys Ther*. 1990;70:150−157.
11. Horton WC, Brown CW, Bridwell KH, Glassman SD, Suk S-I, Cha CW. Is there an optimal patient stance for obtaining a lateral 36″ radiograph? A critical comparison of three techniques. *Spine*. 2005;30:427−433.
12. Deschênes S, Charron G, Beaudoin G, et al. Diagnostic imaging of spinal deformities: reducing patients radiation dose with a new

slot-scanning x-ray imager. *Spine*. 2010;35:989−994.

13. Bridwell KH. Decision making regarding Smith-Petersen vs. pedicle subtraction osteotomy vs. vertebral column resection for spinal deformity. *Spine*. 2006;31(suppl):S171−S178.

14. Roussouly P, Gollogly S, Berthonnaud E, Dimnet J. Classification of the normal variation in the sagittal alignment of the human lumbar spine and pelvis in the standing position. *Spine*. 2005;30:346−353.

15. Vialle R, Levassor N, Rillardon L, Templier A, Skalli W, Guigui P. Radiographic analysis of the sagittal alignment and balance of the spine in asymptomatic subjects. *J Bone Joint Surg Am*. 2005;87:260−267.

16. Gelb DE, Lenke LG, Bridwell KH, Blanke KR, McEnery KW. An analysis of sagittal spinal alignment in 100 asymptomatic middle and older aged volunteers. *Spine*. 1995;20:1351−1358.

17. Schwab F, Patel A, Ungar B, Farcy J-P, Lafage V. Adult spinal deformity—postoperative standing imbalance: how much can you tolerate? An overview of key parameters in assessing alignment and planning corrective surgery. *Spine*. 2010;35:2224−2231.

18. Yukawa Y, Kato F, Suda K, Yamagata M, Ueta T, Yoshida M. Normative data for parameters of sagittal spinal alignment in healthy subjects: an analysis of gender specific differences and changes with aging in 626 asymptomatic individuals. *Eur Spine J*. 2018;27:426−432.

19. Ames CP, Smith JS, Scheer JK, et al. Impact of spinopelvic alignment on decision making in deformity surgery in adults. *J Neurosurg Spine*. 2012;16:547−564.

20. Pateder DB, Park Y-S, Kebaish KM, et al. Spinal fusion after revision surgery for pseudarthrosis in adult scoliosis. *Spine*. 2006;31:E314−E319.

21. Arlet V. Spinal osteotomy in the presence of massive lumbar epidural scarring. *Eur Spine J*. 2015;24:93−106.

22. Hu X, Lieberman IH. Revision spine surgery in patients without clinical signs of infection: how often are there occult infections in removed hardware? *Eur Spine J*. 2018;27:2491−2495.

23. Clark CE, Shufflebarger HL. Late-developing infection in instrumented idiopathic scoliosis. *Spine*. 1999;24:1909−1912.

24. Janjua MB, Ackshota N, Arlet V. Technical consideration for TLIF cage retrieval and deformity correction with anterior interbody fusion in lumbar revision surgeries. *Spine Deform*. 2019;7:633−640.

25. Baker GA, Cizik AM, Bransford RJ, et al. Risk factors for unintended durotomy during spine surgery: a multivariate analysis. *Spine J*. 2012;12:121−126.

26. Doherty JH. Complications of fusion in lumbar scoliosis. *J Bone Jt Surg Am*. 1973;55.

27. Nemani VM, Aichmair A, Taher F, et al. Rate of revision surgery after stand-alone lateral lumbar interbody fusion for lumbar spinal stenosis. *Spine*. 2014;39:E326−E331.

28. Legaye J, Duval-Beaupère G, Hecquet J, Marty C. Pelvic incidence: a fundamental pelvic parameter for three-dimensional regulation of spinal sagittal curves. *Eur Spine J*. 1998;7:99−103.

29. Lafage V, Ames C, Schwab F, et al. Changes in thoracic kyphosis negatively impact sagittal alignment after lumbar pedicle subtraction osteotomy: a comprehensive radiographic analysis. *Spine*. 2012;37:E180−E187.

30. Roussouly P, Nnadi C. Sagittal plane deformity: an overview of interpretation and management. *Eur Spine J*. 2010;19:1824−1836.

31. Bridwell KH, Lewis SJ, Rinella A, Lenke LG, Baldus C, Blanke K. Pedicle subtraction osteotomy for the treatment of fixed sagittal imbalance. *J Bone Jt Surg Am*. 2004;86-A(suppl 1):44−50.

32. Cho SK, Riew KD. Adjacent segment disease following cervical spine surgery. *J Am Acad Orthop Surg*. 2013;21:3−11.

33. Cho K-J, Bridwell KH, Lenke LG, Berra A, Baldus C. Comparison of Smith-Petersen versus pedicle subtraction osteotomy for the correction of fixed sagittal imbalance. *Spine*. 2005;30:2030−2037.

34. Lafage V, Schwab F, Vira S, et al. Does vertebral level of pedicle subtraction osteotomy correlate with degree of spinopelvic parameter correction? *J Neurosurg Spine*. 2011;184−191.

35. Lee C-S, Lee C-K, Kim Y-T, Hong Y-M, Yoo J-H. Dynamic sagittal imbalance of the spine in degenerative flat back: significance of pelvic tilt in surgical treatment. *Spine*. 2001;26:2029−2035.

36. Kostuik JP, Maurais GR, Richardson WJ, Okajima Y. Combined single stage anterior and posterior osteotomy for correction of iatrogenic lumbar kyphosis. *Spine*. 1988;13:257−266.

37. Albert TJ, Pinto M, Denis F. Management of symptomatic lumbar pseudarthrosis with anteroposterior fusion. A functional and radiographic outcome study. *Spine*. 2000;25:123−129; discussion 130.

38. Buttermann GR, Glazer PA, Hu SS, Bradford DS. Revision of failed lumbar fusions. A comparison of anterior autograft and allograft. *Spine*. 1997;22:2748−2755.

39. Glattes RC, Bridwell KH, Lenke LG, Kim YJ, Rinella A, Edwards C. Proximal junctional kyphosis in adult spinal deformity following long instrumented posterior spinal fusion: incidence, outcomes, and risk factor analysis. *Spine*. 2005;30:1643−1649.

40. Kim YJ, Bridwell KH, Lenke LG, Glattes CR, Rhim S, Cheh G. Proximal junctional kyphosis in adult spinal deformity after segmental posterior spinal instrumentation and fusion: minimum five-year follow-up. *Spine*. 2008;33:2179−2184.

41. Kim HJ, Bridwell KH, Lenke LG, et al. Patients with proximal junctional kyphosis requiring revision surgery have higher postoperative lumbar lordosis and larger sagittal balance corrections. *Spine*. 2014;39:E576−E580.

42. Yagi M, Akilah KB, Boachie-Adjei O. Incidence, risk factors and classification of proximal junctional kyphosis: surgical outcomes review of adult idiopathic scoliosis. *Spine*. 2011;36:E60−E68.

43. Yagi M, Ohne H, Konomi T, et al. Teriparatide improves volumetric bone mineral density and fine bone structure in the UIV + 1 vertebra, and reduces bone failure type PJK after surgery for adult spinal deformity. *Osteoporos Int*. 2016;27:3495−3502.

44. Helgeson MD, Shah SA, Newton PO, et al. Evaluation of proximal junctional kyphosis in adolescent idiopathic scoliosis following pedicle screw, hook, or hybrid instrumentation. *Spine*. 2010;35:177−181.

45. Hassanzadeh H, Gupta S, Jain A, El Dafrawy MH, Skolasky RL, Kebaish KM. Type of anchor at the proximal fusion level has a significant effect on the incidence of proximal junctional kyphosis and outcome in adults after long posterior spinal fusion. *Spine Deform*. 2013;1:299−305.

46. Kim Y-C, Lenke LG, Bridwell KH, et al. Results of revision surgery for proximal junctional kyphosis following posterior segmental instrumentation: minimum 2-year postrevision follow-up. *Spine*. 2016;41:E1444−E1452.

47. Hostin R, McCarthy I, O'Brien M, et al. Incidence, mode, and location of acute proximal junctional failures after surgical treatment of adult spinal deformity. *Spine*. 2013;38:1008−1015.

48. Lewis SJ, Abbas H, Chua S, et al. Upper instrumented vertebral fractures in long lumbar fusions: what are the associated risk factors? *Spine*. 2012;37:1407−1414.

49. Bridwell KH. Selection of instrumentation and fusion levels for scoliosis: where to start and where to stop. *J Neurosurg Spine*.

2004;1:1−8.

50. Lapp MA, Bridwell KH, Lenke LG, et al. Long-term complications in adult spinal deformity patients having combined surgery: a comparison of primary to revision patients. *Spine*. 2001;26:973−983.

51. Linville DA, Bridwell KH, Lenke LG, Vedantam R, Leicht P. Complications in the adult spinal deformity patient having combined surgery. Does revision increase the risk? *Spine*. 1999;24:355−363.

52. Hassanzadeh H, Jain A, El Dafrawy MH, et al. Clinical results and functional outcomes of primary and revision spinal deformity surgery in adults. *J Bone Jt Surg Am*. 2013;95:1413−1419.

53. Gupta MC, Ferrero E, Mundis G, et al. Pedicle subtraction osteotomy in the revision versus primary adult spinal deformity patient: is there a difference in correction and complications? *Spine*. 2015;40:E1169−E1175.

54. Diebo BG, Passias PG, Marascalchi BJ, et al. Primary versus revision surgery in the setting of adult spinal deformity: a nationwide study on 10,912 patients. *Spine*. 2015;40:1674−1680.

55. Harimaya K, Mishiro T, Lenke LG, Bridwell KH, Koester LA, Sides BA. Etiology and revision surgical strategies in failed lumbosacral fixation of adult spinal deformity constructs. *Spine*. 2011;36:1701−1710.

56. Tsuchiya K, Bridwell KH, Kuklo TR, Lenke LG, Baldus C. Minimum 5-year analysis of L5−S1 fusion using sacropelvic fixation (bilateral S1 and iliac screws) for spinal deformity. *Spine*. 2006;31:303−308.

57. Lebwohl NH, Cunningham BW, Dmitriev A, et al. Biomechanical comparison of lumbosacral fixation techniques in a calf spine model. *Spine*. 2002;27:2312−2320.

58. Annis P, Brodke DS, Spiker WR, Daubs MD, Lawrence BD. The fate of L5−S1 with low-dose BMP-2 and pelvic fixation, with or without interbody fusion, in adult deformity surgery. *Spine*. 2015;40:E634−E639.

59. Buchowski JM, Bridwell KH, Lenke LG, et al. Neurologic complications of lumbar pedicle subtraction osteotomy: a 10-year assessment. *Spine*. 2007;32:2245−2252.

第 21 章

术后管理

RAJBIR S. HUNDAL, RAKESH PATEL, AHMAD NASSR, AND ILYAS ALEEM

彭楷文 曾永强 译 吴晓亮 程勇泉 审校

章 节 概 要

引言

腰椎翻修术的术后处理极具挑战性，且有需要特别注意的事项。在本章中，我们将讨论一些与术后管理相关的主题。具体将涵盖引流、预防性应用抗生素、静脉血栓栓塞症预防、支具和物理治疗。

术后放置引流管

目前的文献没有强烈建议或反对在腰椎手术后放置引流管。关于脊柱翻修术引流管的文献尤其有限。支持放置引流管的学者认为，理性地使用可降低血肿发生率，减少无效腔内的渗出，并降低感染风险[1]。放置引流管的部位从筋膜下到筋膜上均可。筋膜下放置引流管可用于保护暴露的神经组织免受深部渗液和血肿形成的影响。在伤口较深且筋膜和皮肤之间有明显脂肪层的患者中，筋膜上放置引流管可减少潜在无效腔中的渗液和血液[2]。

不幸的是，关于放置引流管的确切适应证、放置位置、持续时间和拔除指征，尚无共识。一项多中心的回顾性研究评估了后路脊柱侧弯融合术中封闭式抽吸伤口引流管的使用情况，发现72%的外科医生使用了引流管。在放置引流管的外科医生中，接近一半的人表示放置引流管是出于习惯，而不是基于具体的原因。其他少数留置引流管的原因包括失血过多、椎管的开放，或增高了国际标准化比率（INR）。参与多中心研究的50位外科医生中仅有6位专门将翻修术作为放置引流管的适应证。大约一半的外科医生在引流量小于30 ml/24 h时拔除引流管，而其他人则在放置引流管一定时间（1～3天）后拔除引流管，无论引流量是多少[2]。

一些研究认为，放置引流管实际上可能会产生有害影响。成人脊柱重建的文献表明，放置引流管可能与较高的输血率相关[3]。同样，在后路脊柱融合术和脊柱侧凸内固定时，发现放置引流管患者的输血率高于不放置引流管患者[2]。此外，文献中尚未明确支持引流管的潜在益处[4]。在接受胸椎和腰椎手术后，放置和不放置引流管的患者的伤口感染率、全身感染率和神经损伤（占位性病变，如血肿）发生率相当[2, 4-6]。一些研究表明，术后放置引流管的患者实际上可能感染率更高[7]。即使在放置引流管期间使用围术期抗生素也不会降低放置引流管本身带来的感染风险[7]。

脊柱手术术后使用负压引流与否的影响因素复杂，而在脊柱翻修术中是否留置的决定则变得更加困难。在翻修术中，解剖间隙可能发生实质性改变，从而影响筋膜和肌肉的完整性。术者担心血肿形成、神经功能减退、无效腔出现和术后感染。鉴于缺乏明确支持脊柱手术术后放置引流管的证据，所以在放置引流管之前，应根据患者本人进行独特的、深思熟虑的和目的明确的评估。放置引流管不能消除并发症风险。必须继续进行谨慎护理，并牢记及时拔除引流管的明确标准。

围术期预防性使用抗生素

腰椎翻修术围术期抗生素应用的讨论在很大程度上取决于翻修术的适应证。对于非感染性翻修术，在手术切皮前开始术前抗生素治疗[8]。通常，第一代或第二代头孢类抗生素（如头孢唑啉或头孢呋辛）是首选药物[9-10]。国家手术感染预防指南和北美脊柱学会（NASS）指南有助于指导围术期抗生素的使用。应在切皮前 60 min 内开始使用头孢类抗生素。处理对 β - 内酰胺类或头孢类抗生素严重过敏的患者时，可以选择克林霉素和万古霉素替代。尤其是万古霉素必须在手术切皮前 120 min 内开始给药，以便有时间评估抗生素相关不良反应。在非感染性翻修术中，抗生素的使用时间通常不超过 24 小时。使用术后抗生素超过 24 小时似乎不会进一步降低手术部位感染率，实际上反而可能使致病菌对抗生素产生耐药性[8, 11-12]。根据 NASS C 级指南，患有严重并发症（如创伤、糖尿病、肥胖、失禁或神经功能缺损）的患者可以考虑长期使用抗生素。在涉及术后引流的病例中，放置引流管超过标准的 24 小时后，再继续使用抗生素似乎并不能给手术部位抗感染提供任何额外的保护作用[7, 11]。

在翻修术中，抗生素的使用、选择和持续时间根据感染和非感染性原因（如内固定器械失效或邻近节段疾病）而不同。在未明确感染致病菌的情况下，通常不在术前使用抗生素，以防止其对术中病原学培养结果的干扰，而应在翻修术期间行多次细菌培养后，开始抗生素治疗[9-10]。首先，在术后开始并持续使用广谱抗生素。然后根据术中培养结果和感染科会诊的意见选择适合的抗生素。抗生素的使用时间因感染性质、植入物保留或分期内固定器械取出后期再植入而异[9, 12]。

术后预防静脉血栓栓塞症

腰椎翻修术中血栓的预防涉及静脉血栓栓塞症（venous thromboembolism，VTE）与术后硬膜外血肿（spinal epidural hematoma，SEH）发生风险之间的微妙平衡。胸腰椎大手术中静脉血栓栓塞症的发生率为 1.5% ～ 4.3%[13-15]。术后 SEH 的确切发生率尚不清楚。据报道有症状的 SEH 发生率为 0.22% ～ 1%[16-18]。其危险因素包括多节段手术、凝血功能障碍病史和脊柱翻修术[16, 18]。

尽管术后 SEH 的发生率相对较低，但其发病结果可能是灾难性的。症状包括急性背痛伴新的神经功能受损。除了仔细的体格检查，必须急诊进行计算机断层扫描（CT）或磁共振成像（MRI）检查，它可以帮助定位和评估血肿大小，并评估周围的神经组织。发现伴有神经功能损害的 SEH 时需要立即进行手术清除[4]。人们对其严重临床后果的担忧，可能是决定是否使用预防血栓药物的重要因素[17]。

2014 年的一项回顾性研究曾对脊柱手术患者实施静脉血栓栓塞症预防的多模式治疗进行了评估。方案包括术前或手术当天开始持续使用加压装置和皮下注射肝素。该研究比较了新方案实施前后 VTE 事件的发生率，发现多模式治疗将总体静脉血栓栓塞症事件从 3.3% 降至 1.5%。此外，SEH 的发生率并没有随着多模式预防方案的实施而增加[19]。2009 年，NASS 发布了关于静脉血栓栓塞症预防的指南。首先，脊柱后路择期手术的静脉血栓栓塞症事件发生率较低，可能不需要常规预防静脉血栓栓塞症。鼓励持续使用加压装置和早期安全活动[20]。其次，在脊柱前后路联合手术以及在有血栓栓塞病、恶性肿瘤和创伤病史的患者中，术后可以考虑使用低分子量肝素。该指南未明确阐述在腰椎翻修术中是否需要使用药物预防[21]。脊柱翻修术是血肿形成的危险因素，医生需要根据并发症的情况为每个患者量身定制预防药物的使用方案[16, 20]。

脊柱支具

早期观点认为术后支具是保护固定并提供额外稳定性的辅助手段。例如，在涉及大范围椎体截骨术（矫正畸形）或植入物固定不良（如骨质疏松）的病例中，支具可用作增加脊柱稳定性的补充支撑。此外，研究证明支具对分期翻修术有益处，分期翻修术可能需要部分或完全取出内固定器械，并在后期重新植入[22-23]。支具的选择取决于手术、剥离范围和受累椎体节段。一般而言，支具应超过手术的椎体节段。对于涉及下胸椎和腰椎的手术，可以使用胸腰骶椎矫形器（thoracolumbar sacral orthosis，TLSO）（图 21.1）。对于仅涉及腰 3 及以下节段的病例，腰骶椎矫形器可能更合适[24]。支具可能可以减

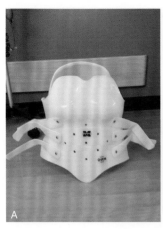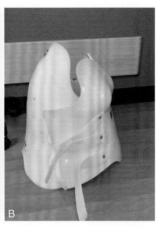

● 图 21.1　展示了胸腰椎骶椎矫形器。（**A**）前面观；（**B**）后面观

轻疼痛和促进融合[25]。此外，支具与再手术率或并发症发生率增加无关[25-26]。

也有一些研究结果反对在腰椎手术后常规使用支具。在一项经典的研究中，通过放射立体照相测量分析法提示，尽管刚性腰椎支具限制了脊柱大范围运动，但它们未能提供与椎间活动度相关的稳定性[27]。2008 年的一项前瞻性随机试验在腰椎融合术的患者中对比了是否在术后使用腰围进行外固定。研究发现两组之间在术后功能结局评分、并发症或骨不愈合方面不存在任何差异[28]。一项 2018 年的近期研究还显示，使用术后支具在功能评分、生活质量或影像学指标方面没有差异[29]。鉴于支具对患者来说可能价格昂贵且使用繁琐，因此术后的支具使用需要仔细斟酌并有明确的使用目的。对于椎体节段稳定或植入物固定牢固的腰椎翻修病例，不必常规使用支具。

物理治疗

复杂的脊柱翻修术可改变患者的整体运动学和核心力量。术后物理治疗（physical therapy，PT）可以通过改善活动度和增强核心力量的方式解决其中一些问题[30]。然而，理疗的实施需要根据腰椎翻修术的具体情况决定。例如，理疗需推迟至手术切口完全愈合后方可继续进行。在脊柱不稳的翻修病例中，可能会延迟理疗的时间，以防止对脊柱或固定结构产生过度应力。对腰椎融合术的患者进行的随机对照试验研究表明，根据 Oswestry 功能障碍指数和 Dallas 疼痛问卷的报道，12 周后开始理疗的患者与术后早期开始理疗的患者相比有更好的功能[31-32]。

在一项大型系统回顾研究中，Madera 等发现腰椎手术的患者可从物理治疗中获益，其中包括心血管锻炼、运动控制（活动度）、核心强化和患者教育[30]。他们发现没有足够的证据支持或反对进行软组织活动、神经活动和关节活动。最近的研究支持探索认知行为治疗作为解决疼痛、残疾和心理健康的另一种补充方式[33-34]。

总结

腰椎翻修术通常是复杂的手术。此类手术的成功在一定程度上依赖于全面的术后治疗策略。关于放置引流管、使用术后抗生素、预防静脉血栓栓塞症、使用支具和物理治疗方案的决策可能很困难，需要根据患者情况具体实施。关于这些措施的适用范围和疗效，目前证据有限。需要进一步的高质量研究来指导复杂脊柱翻修术后使用特定的干预措施。应有清晰的思路、意图和目标去理性地评估特定干预措施的风险和获益。

参考文献

1. Gaines RJ, Dunbar RP. The use of surgical drains in orthopedics. *Orthopedics*. 2008;31:702−705.
2. Diab M, Smucny M, Dormans JP, et al. Use and outcomes of wound drain in spinal fusion for adolescent idiopathic scoliosis. *Spine*. 2012;37:966−973.
3. Parker MJ, Roberts CP, Hay D. Closed suction drainage for hip and knee arthroplasty. A meta-analysis. *J Bone Joint Surg Am*. 2004;86:1146−1152.
4. Chimenti P, Molinari R. Post-operative spinal epidural hematoma causing American Spinal Injury Association B spinal cord injury in patients with suction wound drains. *J Spinal Cord Med*. 2013; 36:213−219.
5. Liu Y, Li Y, Miao J. Wound drains in posterior spinal surgery: a meta-analysis. *J Orthop Surg Res*. 2016;11:16.
6. Patel SB, Griffiths-Jones W, Jones CS, et al. The current state of

the evidence for the use of drains in spinal surgery: Systematic review. *Eur spine*. 2017;26:2729—2738.

7. Takemoto RC, Lonner B, Andres T, et al. Appropriateness of twenty-four-hour antibiotic prophylaxis after spinal surgery in which a drain is utilized: a prospective randomized study. *J Bone Joint Surg Am*. 2015;97:979—986.

8. Shaffer WO, Baisden J, Fernand R, Matz P. An evidence-based clinical guideline for antibiotic prophylaxis in spine surgery. *Spine J*. 2013;13:1387—1392.

9. Campbell KA, Stein S, Looze C, Bosco JA. Antibiotic stewardship in orthopaedic surgery: Principles and practice. *J Am Acad Orthop Surg*. 2014;22:772—781.

10. Prokuski L. Prophylactic antibiotics in orthopaedic surgery. *J Am Acad Orthop Surg*. 2008;16:283—293.

11. Bratzler DW, Houck PM, Surgical Infection Prevention Guideline Writers Workgroup. Antimicrobial prophylaxis for surgery: an advisory statement from the National Surgical Infection Prevention Project. *Am J Surg*. 2005;189:395—404.

12. Elgafy H, Vaccaro AR, Chapman JR, Dvorak MF. Rationale of revision lumbar spine surgery. *Global Spine J*. 2012;2:7—14.

13. Hohl JB, Lee JY, Rayappa SP, et al. Prevalence of venous thromboembolic events after elective major thoracolumbar degenerative spine surgery. *J Spinal Disord Tech*. 2015;28:E310—E315.

14. Jain A, Hassanzadeh H, Puvanesarajah V, et al. Incidence of perioperative medical complications and mortality among elderly patients undergoing surgery for spinal deformity: Analysis of 3519 patients. *J Neurosurg Spine*. 2017;27:534—539.

15. Kim HJ, Iyer S, Diebo BG, et al. Clinically significant thromboembolic disease in adult spinal deformity surgery: incidence and risk factors in 737 patients. *Global Spine J*. 2018;8:224—230.

16. Amiri AR, Fouyas IP, Cro S, Casey ATH. Postoperative spinal epidural hematoma (SEH): incidence, risk factors, onset, and management. *Spine J*. 2013;13:134—140.

17. Glotzbecker MP, Bono CM, Wood KB, Harris MB. Postoperative spinal epidural hematoma: a systematic review. *Spine*. 2010;35:E413—E420.

18. Kou J, Fischgrund J, Biddinger A, Herkowitz H. Risk factors for spinal epidural hematoma after spinal surgery. *Spine*. 2002;27:1670—1673.

19. Cox JB, Weaver KJ, Neal DW, Jacob RP, Hoh DJ. Decreased incidence of venous thromboembolism after spine surgery with early multimodal prophylaxis: clinical article. *J Neurosurg Spine*. 2014;21:677—684.

20. Bono CM, Watters WC, Heggeness MH. An evidence-based clinical guideline for the use of antithrombotic therapies in spine surgery. *Spine J*. 2009;9:1046—1051.

21. Bono CM, Heggeness M, Mick C, Resnick D, Watters WC, North American Spine Society. Newly released vertebroplasty randomized controlled trials: a tale of two trials. *Spine J*. 2010;10: 238—240.

22. Connolly PJ, Grob D. Bracing of patients after fusion for degenerative problems of the lumbar spine—yes or no? *Spine*. 1998;23: 1426—1428.

23. Dailey AT, Ghogawala Z, Choudhri TF. Guideline update for the performance of fusion procedures for degenerative disease of the lumbar spine. Part 14: brace therapy as an adjunct to or substitute for lumbar fusion. *J Neurosurg. Spine*. 2014;21: 91—101.

24. Agabegi SS, Asghar FA, Herkowitz HN. Spinal orthoses. *J Am Acad Orthop Surg*. 2010;18:657—667.

25. Elsenbeck MJ, Wagner SC, Milby AH. Is routine bracing of benefit following posterior instrumented lumbar fusion for degenerative indications? *Clin Spine Surg*. 2018;31:363—365.

26. Soliman HAG, Barchi S, Parent S, Maurais G, Jodoin A, MacThiong J-M. Early impact of postoperative bracing on pain and quality of life after posterior instrumented fusion for lumbar degenerative conditions: a randomized trial. *Spine*. 2018;43:155—160.

27. Axelsson P, Johnsson R, Strömqvist B. Effect of lumbar orthosis on intervertebral mobility. A roentgen stereophotogrammetric analysis. *Spine*. 1992;17:678—681.

28. Yee AJ, Yoo JU, Marsolais EB, et al. Use of a postoperative lumbar corset after lumbar spinal arthrodesis for degenerative conditions of the spine. A prospective randomized trial. *J Bone Joint Surg Am*. 2008;90:2062—2068.

29. Zhu MP, Tetreault LA, Sorefan-Mangou F, Garwood P, Wilson JR. Efficacy, safety, and economics of bracing after spine surgery: A systematic review of the literature. *Spine J*. 2018;18:1513—1525.

30. Madera M, Brady J, Deily S. The role of physical therapy and rehabilitation after lumbar fusion surgery for degenerative disease: A systematic review. *J Neurosurg Spine*. 2017;26:694—704.

31. Oestergaard LG, Nielsen CV, Bünger CE. The effect of early initiation of rehabilitation after lumbar spinal fusion: a randomized clinical study. *Spine*. 2012;37:1803—1809.

32. Oestergaard LG, Nielsen CV, Bünger CE, Svidt K, Christensen FB. The effect of timing of rehabilitation on physical performance after lumbar spinal fusion: A randomized clinical study. *Eur Spine J*. 2013;22:1884—1890.

33. Archer KR, Coronado RA, Haug CM. A comparative effectiveness trial of postoperative management for lumbar spine surgery: changing behavior through physical therapy (CBPT) study protocol. *BMC Musculoskelet Disord*. 2014;15:325.

34. Archer KR, Motzny N, Abraham CM. Cognitive-behavioral-based physical therapy to improve surgical spine outcomes: A case series. *Phys Ther*. 2013;93:1130—1139.

第 22 章

融合后邻近节段病变

TIMOTHY J. YEE，KEVIN SWONG，AND PAUL PARK

姚欣强　阴勇杰　译　吴晓亮　程勇泉　审校

定义

邻近节段病变（adjacent segment disease，ASD）在文献中的定义很广泛且不一致。用于描述 ASD 的术语还包括交界性病变、交界性狭窄或移行性病变[1]。ASD 指脊柱融合区邻近运动节段出现退变相关的各种影像学表现，无论是否伴有临床症状。尽管 ASD 包括许多症状，从轻微到需要手术干预的症状不等，但其定义通常不包括初次手术引起的轴性疼痛、麻木或肌肉痉挛等。本章中，我们将会把伴有症状的邻近节段退变的影像学改变定义为 ASD，而把不伴有临床症状的邻近节段退变的影像学改变定义为邻近节段退变（Adjacent segment degeneration，ASDeg）[2]。

ASDeg 有一些相对恒定的影像学表现。平片上可以观察到椎间盘高度塌陷、终板硬化、骨赘形成或椎体滑脱。在计算机断层扫描（CT）和磁共振成像（MRI）上，可以看到小关节肥大和中央椎管或椎间孔狭窄，而最常见的表现是椎间盘退变[3]。目前文献中有两个评分系统可以评估颈椎 ASD[4-5]，但对

于腰椎 ASD 尚无公认的量表[2]。Hilibrand 等[4] 提出的颈椎 ASD 影像学评分系统分为 1 ～ 4 级，数字越大反映从 MRI、CT 和平片上提示的邻近节段椎间盘和终板改变、神经压迫越严重。Park 等[5] 提出的放射影像评分系统，分为 0 到 3 分，数字越大反映邻近椎间盘间隙的骨化程度越高。腰椎 ASD 的评估有时会使用专为退行性椎间盘疾病设计的量表来描述，如 Pfirrmann 或 UCLA 椎间盘退变等级量表[6]，但目前仍未统一。目前 ASD 的概念包括了一大类异质性病患，使得我们很难彻底而又简洁地概括 ASD 的影像学特征。

邻近节段病变的生物力学发病机制

ASD 被视为年龄相关性腰椎退变疾病的加速进程，在此我们将对其生物力学发病机制进行简要回顾。脊柱中大部分轴向负荷都是通过由纤维环和髓核组成的椎间盘传递的。随着年龄增长，髓核的水合蛋白多糖基质脱水，导致椎间盘高度丢失并使传递到小关节的负荷增加。在超生理负荷下，关节退变导致异常运动，加速椎间盘退化和椎体滑脱。椎间盘突出、反应性骨赘形成以及黄韧带肥厚可导致神经组织受压和出现临床症状[7]。

腰椎融合术改变了生理状态下的生物力学，因邻近节段出现过度活动而导致 ASD 的发生。Dekutoski 等[8] 对犬类动物进行体内研究发现，靠近融合区的节段出现小关节载荷和运动增加。Bastian 等[9] 将人体脊柱标本从 T12 融合到 L2，发现固定后邻近节段的运动范围增加。其他人类尸体研究不仅证实了这些运动的增加，还发现了邻近节段椎间盘内压力增加的证据[10-14]。尽管退行性疾病的正常进展可能也参与其中，但这些生物力学研究支持了 ASD 发病机制中的医源性假说。

预防 ASD 的研究中，微创技术可能是最具有代表性并进行了最多尝试的方法，其理论依据主要是微创技术可减少软组织破坏，减少医源性不稳。早期的研究认为，开放手术形成的瘢痕组织使僵硬度增加，导致腰椎稳定性降低。关于传统开放手术与微创脊柱手术如何影响患 ASD 的风险，目前已有一定的研究。Yee 等[15] 的一项研究报道称，与开放手术相比，微创经椎间孔腰椎椎间融合术（TLIF）发生 ASD 的风险有降低的趋势，尽管这种趋势没有统计学意义。然而，其他研究未能证明 ASD 与手术方式是否相关。Ekman 等[16] 的一项平均随访时间为12.6 年的前瞻性研究，将 111 名峡部裂性滑脱患者随机分配接受锻炼或行后外侧融合术，结果显示尽管影像学上 ASDeg 的发生率增加，但临床结局或再手术率并没有差异。

发病率

ASD 的自然病程往往与预期的年龄相关性脊柱退化相混淆。不同研究中的数据相互矛盾，定义也各不相同。在一项针对无症状人群的研究中，Boden 等[17] 发现 57% 的 60 岁以上成年人出现退行性改变。不同报道中，ASD 的发生率从 2% 到 100% 不等[2-3, 6, 18]。ASD 与 ASDeg 的确切时间界线尚未在文献中很好地明确。一般来说，有症状 ASDeg 和比自然病史更快出现的 ASDeg 都被认为是 ASD。当然，比预期时间更快的概念是模糊和主观的。Cheh 等[19] 发现他们的患者中有 43% 患有 ASDeg，但只有 24% 有临床症状。相反，6.3% 有临床症状的患者，却没有出现影像学相关改变。Park 等[3] 通过文献回顾发现，ASDeg 的发生率显著高于 ASD 的发生率，这表明并非所有影像学改变都有临床症状或意义。Radcliff 等[2] 的综述和 Lee 等[18] 的回顾性研究均发现，在将关注重点缩小到有症状的患者时，每年发生 ASD 的风险增加 2% ～ 3%。Ghiselli 等[6] 的回顾性研究报道了类似的结果，他们表明 ASD 的 5 年发生风险为 16%，10 年为 36%。对 ASD 的时间进程的报道既有回顾性的，也有前瞻性的，但数据结果不一致。ASD 从初次手术到再次手术的平均持续时间为 6 个月到 5 年不等[2-3, 6]。

危险因素

ASD 的危险因素在不同文献中表述并不一致。年龄因素似乎经常被提及与 ASD 发病率增加相关；人们认为老龄化的脊柱可能更无法适应融合术后所带来的生物力学载荷改变。ASD 的发生也可能与手术入路有关。大多数研究表明，与后方入路相比，前方入路的 ASD 发生率更低[20]；这是一个直观的结论，因为前路手术避免了邻近节段后方张力带的破坏。然而，对该假设的进一步论证发现，微创后路融合技术似乎并不能降低 ASD 的发生率。此外，虽然腰椎活动丢失被认为是 ASD 的主要发病因素，但运动保留技术（如腰椎间盘置换术或动态固定术）是否能降低 ASD 的发生率还有待商榷[21-22]。

脊柱畸形也可能在 ASD 的发生中起作用，当矢状面不平衡和骨盆入射角与腰椎前凸不匹配超过 10°时，生物力学研究已证实后柱的负荷会增加，且在回顾性研究中发现与 ASD 高发病率相关[18]。实际上，在 Radcliff[2] 的文献回顾研究中发现两个一致的危险因素，即融合区邻近区域减压和融合终止于畸形顶点。此外，肥胖、骨密度、融合节段数量、性别和吸烟状况与 ASD 的发生也有一定关联，但在各文献中一致性稍差[2, 23-25]。

首次手术前邻近节段已存在的脊柱退变也有相关研究；然而，研究结果同样是异质和不确定的。一些研究提示初次手术前邻近椎间盘退变是危险因素，也有研究发现小关节病变可预测 ASD 的发展[26]。基于上述结果，可能会直观地将这些退变的邻近节段在责任节段融合时进行预防性的融合。然而，Throckmorton 等[25] 回顾对比了融合节段邻近节段为退变或正常的患者的临床结局，在 2 年以上的随访中没有发现任何临床差异。这些数据表明，考虑到手术风险的增加，外科医生不应常规地将没有症状但具有退变的影像学改变的节段纳入手术范围。

与患者自评量表的关联

ASD 及 ASDeg 与已验证有效的疼痛和功能量表之间的量化关系目前在文献中尚未明确报道。这可能与 ASD 定义的异质化有关，即从包括有影像学或临床证据的退变患者到仅包括需要翻修术的患者。因此，得出模棱两可或相互矛盾的结论并不意外[19, 25]。在一项被广泛引用的研究中，Throckmorton 等[25]回顾性分析了 25 名后路腰椎融合术后随访 2 年以上的患者，其矛盾性的结果发现在 MRI 上邻近节段退变的患者的生活质量评价量表 SF-36 评分，高于邻近节段形态正常的患者。尽管其结论认为腰椎融合节段邻近节段的退行性病变"可能不是重大的临床问题"，但该研究的局限性在于样本量小，与 ASD 自然史相比，最短随访时间较短、遗漏了有症状和无症状的患者两者之间的比较，并遗漏了患者的术前 SF-36 评分。Cheh 等[19]回顾性研究了 188 名接受腰椎或胸腰椎椎弓根螺钉内固定术的患者，随访时间为 5 年以上；他们发现 ASDeg 患者的 Oswestry 功能障碍指数（ODI）评分比没有 ASDeg 的患者差，且 ASD 患者的评分比没有 ASD 的患者差。他们指出，ASDeg 和 ASD 组的术前 ODI 值相似。由于现有证据较少且质量较差，关于 ASDeg 与患者自评量表结果之间的关系尚无法得出确切结论。根据其定义，ASDeg 应该是无症状的，但与没有 ASDeg 的患者相比，一些数据显示这些患者的功能更差，这一事实表明，要么是分类有误，要么这些数据是将 ASDeg 和 ASD 归属为同一疾病。未来，我们需要更多的研究来检查这些差异并且完善这些诊断。

ASD 的预防措施

预防 ASD 的内固定装置在两个前提上发展起来的：①多节段内固定产生了一个刚性的、超生理的力臂对头侧节段施压，和②后方减压破坏头侧节段稳定性，导致其过度运动并加速小关节和椎间盘的退变。破坏稳定性的操作包括减压时破坏后方张力带（即棘上 / 棘间韧带和黄韧带）以及在置入椎弓根螺钉时破坏上关节突关节面[19, 27-28]。两大类装置的设计是为了稳定头侧邻近节段或动态稳定传统上会被融合的节段。

棘突间内固定通常为放置并固定于棘突之间的聚醚醚酮（PEEK）或硅块。常用的装置包括 Coflex（Paradigm Spine，New York，NY）、Wallis（Zimmer，Warsaw，IN）和椎体间辅助运动装置（DIAM；Medtronic，Memphis，TN）。其最初设计是将这些装置独立植入作为治疗腰椎管狭窄症的微创间接减压方法；近年来基于此目的的使用率急剧减少，因

为其与标准椎板切除术相比再手术率更高、成本更高且患者自评疗效无明显改善[27, 29]。然而，有越来越多的生物力学和临床证据支持混合技术，或称为"topping-off"技术的治疗方法，该技术将棘突间装置放置于融合节段的上位节段[30-32]。其目的是创造一个从融合节段逐渐过渡到运动节段的区域，解除椎间盘和小关节复合体的载荷。回顾性研究、小样本前瞻性研究以及最近的一项荟萃分析表明，与坚强内固定相比，使用 topping-off 技术可降低影像学的 ASD 和有症状的 ASD 的发生率[31-35]。然而，在广泛采用该方法之前，需要开展更大样本的随机研究来证实这些结论。

动态稳定是一种非融合技术，旨在通过减小力臂的刚度来维持向邻近节段传递的生理载荷。目前尚没有一种装置能够有效地减少 ASD 的发生。Dynesys（Zimmer，Warsaw，IN）是全世界最常用的植入物系统，其第一代装置于 1994 年由 Schwarzenbach 等[36]首次植入。基于未获成功的 Graf 韧带成形术装置，Dynesys 的钛椎弓根螺钉通过柔性的聚对苯二甲酸乙二醇酯绳索连接，以防止过度屈曲；这些绳索穿在聚碳酸酯-聚氨酯垫片内以防止过度后伸[36]。尽管生物力学研究已经证明 Dynesys 能够保留运动范围，但最近的长期数据对其减少 ASD 的能力提供了相互矛盾的证据[37-41]；一项研究甚至发现，接受 Dynesys 植入的患者有高达 29% 的 5 年 ASD 风险[42]。此外，一些研究对接受 Dynesys 植入的患者手术部位感染率的增加提出了担忧，这可能是由于与使用表面光滑的钛合金棒或钴铬棒的传统内固定融合相比，Dynesys 植入术可能会增加细菌对编织线的黏附，并且延长手术时间[43-45]。由于适应证尚不明确，且翻修率与传统融合相当或略高，Dynesys 或任何其他动态内固定装置似乎不太可能很快被纳入到标准治疗中[41, 46]。

临床评估和诊断

尽管 ASD 最常见的表现是中央椎管狭窄，但腰椎 ASD 有多种症状和体征，包括背痛、畸形、神经源性跛行和下肢疼痛、麻木和感觉异常等[19]。患者是否出现脊髓病、跛行或神经根病主要取决于病变的节段和结构性病因［例如，椎间盘突出、小关节肥大和（或）黄韧带增厚］。背痛是脊椎关节病的普遍症状，然而，机械性或与进行性后凸相关的疼

痛可能提示邻近节段不稳定，这可以通过结合生理性轴向载荷的影像学检查进一步评估，如屈伸状态下的站立位腰椎 X 线检查。出现进行性畸形的患者需要拍摄全脊柱站立位 X 线检查，以评估整体的冠状位和矢状位平衡。对于出现神经压迫症状的患者，比如脊髓圆锥综合征、神经源性跛行或下肢神经根病，需要行 MRI 检查来明确病史和神经系统检查所怀疑的狭窄的定位和严重程度。

非手术治疗

对于出现机械性背痛、神经源性跛行或下肢神经根病而无明显神经功能损害的 ASD 患者，一般应先采取保守治疗。一般推荐包括物理治疗、抗炎药物和小关节或硬膜外糖皮质激素注射在内的治疗方式。关于什么是合理的保守治疗，尚没有严格的指南，但研究通常认为保守治疗 3 ～ 9 个月后症状没有缓解，可考虑手术治疗[27, 47-48]。目前尚无比较 ASD 保守治疗与手术治疗的疗效和持久性的研究。缺乏这类数据也不足为奇，因为具有潜在风险的翻修术通常是作为最后的治疗手段或在患者不适合行保守治疗时才会采用（例如，在进行性神经功能障碍的情况下）。

手术治疗

对于保守治疗失败的患者，特别是出现神经功能障碍、进行性畸形或力学不稳的患者，有多种手术方式可供选择。单纯减压手术因为再狭窄和症状复发导致的再手术率高，一般不作为推荐[3]。目前标准术式是后路融合延伸、椎板切除和（或）椎间孔成形以使神经减压，并将椎弓根螺钉内固定延长到新的退变节段。椎弓根螺钉固定也可辅以 TLIF 或后路腰椎椎间融合术（PLIF），但 PLIF 可能因节段过度僵硬而导致比单纯后外侧融合术有更高的 ASD 复发率[49-50]。大量文献报道，后路翻修术后患者自评疗效良好，高达 85% 的患者获得满意或更好的疗效，高达 92% 的患者可恢复正常的工作[27, 47, 51-53]。然而，后路翻修术的获益可能会被并发症发生率高、失血量大和医疗费用高所抵消[54-56]。例如，超过半数的硬膜撕裂发生在接受翻修术中，文献报道硬膜撕裂的发生率为 5% ～ 8%[57-59]。此外，Smorgick 等[56]发现

后路翻修术的失血量比初次手术高 16%。显露及决定是否保留已有的内植物同样会增加翻修术的难度。

使用皮质骨螺钉可减少后路翻修术显露范围，并降低内固定不兼容（特别内植物年代久远情况下）的风险。生物力学研究表明，腰椎皮质骨轨迹螺钉的把持力和结构刚度与椎弓根螺钉相当[60-63]。尽管对皮质骨螺钉的长期临床研究相对较少，但早期研究和最近的一项荟萃分析表明，其患者疗效和影像学上融合率与椎弓根螺钉相当[62, 64]。皮质骨螺钉的优势包括出血量少、住院时间短和切口长度更短[64]。当使用皮质骨螺钉延长融合时，可以选择仅暴露已有椎弓根螺钉结构中最头端的螺钉，在该水平置入皮质骨螺钉，并用横向连接器将椎弓根螺钉与皮质骨螺钉相连[60]。这种杂交内固定的方法已被用作椎弓根螺钉挽救技术和用于屈曲牵张损伤的接骨术，但该方法尚未在 ASD 的翻修术中得到证实[60, 65]。

由于后路翻修术的并发症率高，创伤更小的侧方腰椎椎间融合术（LLIF）已被建议作为减压和固定的替代方法（图 22.1）。该入路不仅避免了破坏后方韧带复合体和经过术后瘢痕组织进行剥离，也避免了因初次手术后椎板缺如而带来的硬膜意外损伤的风险。生物力学研究表明，虽然延长后路内固定在各运动平面上都提供了最佳的稳定性，但带有侧方钢板的 LLIF 同样可提供足够的稳定性以促进骨愈合[66-68]。早期回顾性病例研究表明，使用独立（standalone）融合器的 LLIF 治疗 ASD，对神经压迫症状缓解率和骨融合率都较高。Louie 等[72]对 47 名腰椎融合手术后有症状的 ASD 患者进行了一项单中心回顾性队列研究，这些患者接受了单纯 LLIF 或后外侧融合术。他们发现患者自评量表（视觉模拟评分和 ODI）和影像学上融合率的改善相当，而接受 LLIF 的患者的手术时间更短、术中失血更少和住院时间更短[72]。在其他比较了 LLIF 与 TLIF 和 PLIF 翻修近端 ASD 的小规模回顾性研究中也观察到类似的临床和影像学结果[73-74]。虽然这些研究发现 LLIF 的优点让人鼓舞，但研究的阳性结果也可能是由于病例选择的偏倚；LLIF 的适应证必须是适合间接减压，并且不需要较大的截骨术来矫正 ASD 相关的畸形。我们可预见 LLIF 在 ASD 治疗中的作用会越来越大，尽管后路翻修术的并发症相对高，但其仍然是治疗 ASD 的主流术式，并且是更严重的 ASD 病例的首选。

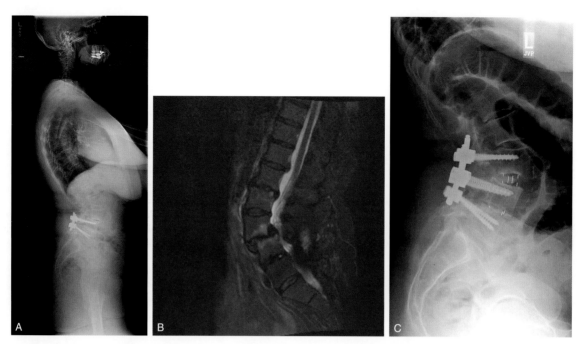

● 图 22.1 该男性患者既往曾接受经椎间孔 L4～L5 椎间融合术，若干年后出现机械性背痛和神经源性跛行。脊柱侧位 X 线片（A）显示头侧邻近节段 L3～L4 出现 Ⅱ 度滑脱、椎间盘高度丢失和终板硬化。腰椎磁共振检查（B）提示该节段椎管严重狭窄和马尾神经冗余。鉴于邻椎病的临床和影像学表现，患者接受了 L3～L4 经侧方腰椎椎间融合术并将后路内固定延长至 L3（C），最终患者背部和腿部症状得到改善

参考文献

1. Kraemer P, Fehlings MG, Hashimoto R, et al. A systematic review of definitions and classification systems of adjacent segment pathology. *Spine (Phila Pa 1976)*. 2012;37(22 suppl):S31–S39.

2. Radcliff KE, Kepler CK, Jakoi A, et al. Adjacent segment disease in the lumbar spine following different treatment interventions. *Spine J*. 2013;13:1339–1349.

3. Park P, Garton HJ, Gala VC, Hoff JT, McGillicuddy JE. Adjacent segment disease after lumbar or lumbosacral fusion: review of the literature. *Spine (Phila Pa 1976)*. 2004;29:1938–1944.

4. Hilibrand AS, Carlson GD, Palumbo MA, Jones PK, Bohlman HH. Radiculopathy and myelopathy at segments adjacent to the site of a previous anterior cervical arthrodesis. *J Bone Joint Surg Am*. 1999;81:519–528.

5. Park JB, Cho YS, Riew KD. Development of adjacent-level ossification in patients with an anterior cervical plate. *J Bone Joint Surg Am*. 2005;87:558–563.

6. Ghiselli G, Wang JC, Hsu WK, Dawson EG. L5–S1 segment survivorship and clinical outcome analysis after L4–L5 isolated fusion. *Spine (Phila Pa 1976)*. 2003;28:1275–1280; discussion 1280.

7. Steinmetz MP, Benzel EC. Adjacent segment degeneration and disease of the cervical and lumbar spine. In: Steinmetz MP, Benzel EC, eds. *Benzel's Spine Surgery*. 4th ed. Philadelphia: Elsevier; 2017.

8. Dekutoski MB, Schendel MJ, Ogilvie JW, Olsewski JM, Wallace LJ, Lewis JL. Comparison of in vivo and in vitro adjacent segment motion after lumbar fusion. *Spine (Phila Pa 1976)*. 1994;19:1745–1751.

9. Bastian L, Lange U, Knop C, Tusch G, Blauth M. Evaluation of the mobility of adjacent segments after posterior thoracolumbar fixation: a biomechanical study. *Eur Spine J*. 2001;10:295–300.

10. Axelsson P, Johnsson R, Stromqvist B. The spondylolytic vertebra and its adjacent segment. Mobility measured before and after posterolateral fusion. *Spine (Phila Pa 1976)*. 1997;22:414–417.

11. Etebar S, Cahill DW. Risk factors for adjacent-segment failure following lumbar fixation with rigid instrumentation for degenerative instability. *J Neurosurg*. 1999;90(2 suppl):163–169.

12. Lee CK. Accelerated degeneration of the segment adjacent to a lumbar fusion. *Spine (Phila Pa 1976)*. 1988;13:375–377.

13. Lee CK, Langrana NA. Lumbosacral spinal fusion. A biomechanical study. *Spine (Phila Pa 1976)*. 1984;9:574–581.

14. Shono Y, Kaneda K, Abumi K, McAfee PC, Cunningham BW. Stability of posterior spinal instrumentation and its effects on adjacent motion segments in the lumbosacral spine. *Spine (Phila Pa 1976)*. 1998;23:1550–1558.

15. Yee TJ, Terman SW, La Marca F, Park P. Comparison of adjacent segment disease after minimally invasive or open transforaminal lumbar interbody fusion. *J Clin Neurosci*. 2014;21:1796–1801.

16. Ekman P, Möller H, Shalabi A, Yu YX, Hedlund R. A prospective randomised study on the long-term effect of lumbar fusion on adjacent disc degeneration. *Eur Spine J*. 2009;18:1175–1186.

17. Boden SD, McCowin PR, Davis DO, Dina TS, Mark AS, Wiesel S. Abnormal magnetic-resonance scans of the cervical spine in asymptomatic subjects. A prospective investigation. *J Bone Joint Surg Am*. 1990;72:1178–1184.

18. Lee CS, Hwang CJ, Lee SW, et al. Risk factors for adjacent segment disease after lumbar fusion. *Eur Spine J*. 2009;18:1637–1643.

19. Cheh G, Bridwell KH, Lenke LG, et al. Adjacent segment disease followinglumbar/thoracolumbar fusion with pedicle screw instrumentation: a minimum 5-year follow-up. *Spine (Phila Pa 1976)*. 2007;32:2253–2257.

20. Helgeson MD, Bevevino AJ, Hilibrand AS. Update on the evidence for adjacent segment degeneration and disease. *Spine J*. 2013;13:342−351.

21. Beatty S. We need to talk about lumbar total disc replacement. *Int J Spine Surg*. 2018;12:201−240.

22. Schroeder GD, Murray MR, Hsu WK. A review of dynamic stabilization in the lumbar spine. *Oper Tech Orthop*. 2011;21:235−239.

23. Maragkos GA, Atesok K, Papavassiliou E. Prognostic factors for adjacent segment disease after L4−L5 Lumbar fusion. *Neurosurgery*. 2020;86:835−842.

24. Sheng B, Feng C, Zhang D, Spitler H, Shi L. Associations between obesity and spinal diseases: a medical expenditure panel study analysis. *Int J Environ Res Public Health*. 2017;14(2):183.

25. Throckmorton TW, Hilibrand AS, Mencio GA, Hodge A, Spengler DM. The impact of adjacent level disc degeneration on health status outcomes following lumbar fusion. *Spine (Phila Pa 1976)*. 2003;28:2546−2550.

26. Hilibrand AS, Robbins M. Adjacent segment degeneration and adjacent segment disease: the consequences of spinal fusion? *Spine J*. 2004;4(6 suppl):190S−194S.

27. Chou D, Dekutoski M, Hermsmeyer J, Norvell DC. The treatment of lumbar adjacent segment pathology after a previous lumbar surgery: a systematic review. *Spine (Phila Pa 1976)*. 2012;37 (22 suppl):S180−S188.

28. Huang YP, Du CF, Cheng CK, et al. Preserving posterior complex can prevent adjacent segment disease following posterior lumbar interbody fusion surgeries: a finite element analysis. *PLoS One*. 2016;11:e0166452.

29. Laratta JL, Reddy H, Lombardi JM, et al. Utilization of interspinous devices throughout the United States over a recent decade: an analysis of the nationwide inpatient sample. *Global Spine J*. 2018;8:382−387.

30. Pintauro M, Duffy A, Vahedi P, Rymarczuk G, Heller J. Interspinous implants: are the new implants better than the last generation? A review. *Curr Rev Musculoskelet Med*. 2017;10:189−198.

31. Li D, Hai Y, Meng X, Yang J, Yin P. Topping-off surgery vs posterior lumbar interbody fusion for degenerative lumbar disease: a comparative study of clinical efficacy and adjacent segment degeneration. *J Orthop Surg Res*. 2019;14:197.

32. Chen XL, Guan L, Liu YZ, Yang JC, Wang WL, Hai Y. Interspinous dynamic stabilization adjacent to fusion versus double-segment fusion for treatment of lumbar degenerative disease with a minimum follow-up of three years. *Int Orthop*. 2016;40: 1275−1283.

33. Chou PH, Lin HH, An HS, Liu KY, Su WR, Lin CL. Could the topping-off technique be the preventive strategy against adjacent segment disease after pedicle screw-based fusion in lumbar degenerative diseases? A systematic review. *Biomed Res Int*. 2017; 2017:4385620.

34. Korovessis P, Repantis T, Zacharatos S, Zafiropoulos A. Does Wallis implant reduce adjacent segment degeneration above lumbosacral instrumented fusion? *Eur Spine J*. 2009;18:830−840.

35. Lu K, Liliang PC, Wang HK, et al. Reduction in adjacent-segment degeneration after multilevel posterior lumbar interbody fusion with proximal DIAM implantation. *J Neurosurg Spine*. 2015;23:190−196.

36. Schwarzenbach O, Berlemann U, Stoll TM, Dubois G. Posterior dynamic stabilization systems: Dynesys. *Orthop Clin North Am*. 2005;36:363−372.

37. Bredin S, Demay O, Mensa C, Madi K, Ohl X. Posterolateral fusion versus Dynesys dynamic stabilization: retrospective study at a minimum 5.5 years' follow-up. *Orthop Traumatol Surg Res*. 2017;103:1241−1244.

38. Herren C, Simons RM, Bredow J, et al. Posterior lumbar interbody fusion versus dynamic hybrid instrumentation: a prospective randomized clinical trial. *World Neurosurg*. 2018;117: e228−e237.

39. Zhang Y, Shan JL, Liu XM, Li F, Guan K, Sun TS. Comparison of the Dynesys dynamic stabilization system and posterior lumbar interbody fusion for lumbar degenerative disease. *PLoS One*. 2016;11:e0148071.

40. Zhang Y, Zhang ZC, Li F, et al. Long-term outcome of Dynesys dynamic stabilization for lumbar spinal stenosis. *Chin Med J (Engl)*. 2018;131:2537−2543.

41. Pham MH, Mehta VA, Patel NN, et al. Complications associated with the Dynesys dynamic stabilization system: a comprehensive review of the literature. *Neurosurg Focus*. 2016;40:E2.

42. St-Pierre GH, Jack A, Siddiqui MM, Henderson RL, Nataraj A. Nonfusion does not prevent adjacent segment disease: Dynesys long-term outcomes with minimum five-year follow-up. *Spine (Phila Pa 1976)*. 2016;41:265−273.

43. Akyoldas G, Yilmaz A, Aydin AL, et al. High infection rates in patients with long-segment Dynesys system. *World Neurosurg*. 2018;119:e403−e406.

44. Goldstein IM, Agarwal N, Mammis A, Barrese JC, Christiano LD. Dynamic stabilization: a nidus for infection? *Int J Neurosci*. 2015;125:191−200.

45. Lutz JA, Otten P, Maestretti G. Late infections after dynamic stabilization of the lumbar spine with Dynesys. *Eur Spine J*. 2012;21:2573−2579.

46. Khalifa AH, Stubig T, Meier O, Muller CW. Dynamic stabilization for degenerative diseases in the lumbar spine: 2 years results. *Orthop Rev (Pavia)*. 2018;10:7534.

47. Adogwa O, Parker SL, Shau DN, et al. Cost per quality-adjusted life year gained of laminectomy and extension of instrumented fusion for adjacent-segment disease: defining the value of surgical intervention. *J Neurosurg Spine*. 2012;16:141−146.

48. Parker SL, Mendenhall SK, Shau D, et al. Determination of minimum clinically important difference in pain, disability, and quality of life after extension of fusion for adjacent-segment disease. *J Neurosurg Spine*. 2012;16:61−67.

49. Lee JC, Kim Y, Soh JW, Shin BJ. Risk factors of adjacent segment disease requiring surgery after lumbar spinal fusion: comparison of posterior lumbar interbody fusion and posterolateral fusion. *Spine (Phila Pa 1976)*. 2014;39:E339−E345.

50. Miwa T, Sakaura H, Yamashita T, Suzuki S, Ohwada T. Surgical outcomes of additional posterior lumbar interbody fusion for adjacent segment disease after single-level posterior lumbar interbody fusion. *Eur Spine J*. 2013;22:2864−2868.

51. Whitecloud TS 3rd, Davis JM, Olive PM. Operative treatment of the degenerated segment adjacent to a lumbar fusion. *Spine (Phila Pa 1976)*. 1994;19:531−536.

52. Glassman SD, Pugh K, Johnson JR, Dimar JR 2nd. Surgical management of adjacent level degeneration following lumbar spine fusion. *Orthopedics*. 2002;25:1051−1055.

53. Chen WJ, Lai PL, Niu CC, Chen LH, Fu TS, Wong CB. Surgical treatment of adjacent instability after lumbar spine fusion. *Spine (Phila Pa 1976)*. 2001;26:E519−E524.

54. Parker SL, Shau DN, Mendenhall SK, McGirt MJ. Factors influencing 2-year health care costs in patients undergoing revision lumbar fusion procedures. *J Neurosurg Spine*. 2012;16: 323−328.

55. Khan IS, Sonig A, Thakur JD, Bollam P, Nanda A. Perioperative complications in patients undergoing open transforaminal lumbar interbody fusion as a revision surgery. *J Neurosurg Spine.* 2013; 18:260−264.

56. Smorgick Y, Baker KC, Bachison CC, Herkowitz HN, Montgomery DM, Fischgrund JS. Hidden blood loss during posterior spine fusion surgery. *Spine J.* 2013;13:877−881.

57. Wang JC, Bohlman HH, Riew KD. Dural tears secondary to operations on the lumbar spine. Management and results after a two-year-minimum follow-up of eighty-eight patients. *J Bone Joint Surg Am.* 1998;80:1728−1732.

58. Fritsch EW, Heisel J, Rupp S. The failed back surgery syndrome: reasons, intraoperative findings, and long-term results: a report of 182 operative treatments. *Spine (Phila Pa 1976).* 1996;21:626−633.

59. Kim SS, Michelsen CB. Revision surgery for failed back surgery syndrome. *Spine (Phila Pa 1976).* 1992;17:957−960.

60. Calvert GC, Lawrence BD, Abtahi AM, Bachus KN, Brodke DS. Cortical screws used to rescue failed lumbar pedicle screw construct: a biomechanical analysis. *J Neurosurg Spine.* 2015;22:166−172.

61. Perez-Orribo L, Kalb S, Reyes PM, Chang SW, Crawford NR. Biomechanics of lumbar cortical screw-rod fixation versus pedicle screw-rod fixation with and without interbody support. *Spine (Phila Pa 1976).* 2013;38:635−641.

62. Sakaura H, Miwa T, Yamashita T, Kuroda Y, Ohwada T. Cortical bone trajectory screw fixation versus traditional pedicle screw fixation for 2-level posterior lumbar interbody fusion: comparison of surgical outcomes for 2-level degenerative lumbar spondylolisthesis. *J Neurosurg Spine.* 2018;28:57−62.

63. Baluch DA, Patel AA, Lullo B, et al. Effect of physiological loads on cortical and traditional pedicle screw fixation. *Spine (Phila Pa 1976).* 2014;39:E1297−E1302.

64. Hu JN, Yang XF, Li CM, Li XX, Ding YZ. Comparison of cortical bone trajectory versus pedicle screw techniques in lumbar fusion surgery: a meta-analysis. *Medicine (Baltimore).* 2019;98:e16751.

65. Miyakoshi N, Maekawa S, Urayama M, Shimada Y. Utilizing a cortical bone trajectory pedicle screw for lumbar flexion-distraction injury. *Case Rep Orthop.* 2018;2018:8185051.

66. Fogel GR, Parikh RD, Ryu SI, Turner AW. Biomechanics of lateral lumbar interbody fusion constructs with lateral and posterior plate fixation: laboratory investigation. *J Neurosurg Spine.* 2014; 20:291−297.

67. Metzger MF, Robinson ST, Maldonado RC, Rawlinson J, Liu J, Acosta FL. Biomechanical analysis of lateral interbody fusion strategies for adjacent segment degeneration in the lumbar spine. *Spine J.* 2017;17:1004−1011.

68. Shasti M, Koenig SJ, Nash AB, et al. Biomechanical evaluation of lumbar lateral interbody fusion for the treatment of adjacent segment disease. *Spine J.* 2019;19:545−551.

69. Palejwala SK, Sheen WA, Walter CM, Dunn JH, Baaj AA. Minimally invasive lateral transpsoas interbody fusion using a stand-alone construct for the treatment of adjacent segment disease of the lumbar spine: review of the literature and report of three cases. *Clin Neurol Neurosurg.* 2014;124:90−96.

70. Wang MY, Vasudevan R, Mindea SA. Minimally invasive lateral interbody fusion for the treatment of rostral adjacent-segment lumbar degenerative stenosis without supplemental pedicle screw fixation. *J Neurosurg Spine.* 2014;21:861−866.

71. Louie PK, Varthi AG, Narain AS, et al. Stand-alone lateral lumbar interbody fusion for the treatment of symptomatic adjacent segment degeneration following previous lumbar fusion. *Spine J.* 2018;18:2025−2032.

72. Louie PK, Haws BE, Khan JM, et al. Comparison of stand-alone lateral lumbar interbody fusion versus open laminectomy and posterolateral instrumented fusion in the treatment of adjacent segment disease following previous lumbar fusion surgery. *Spine (Phila Pa 1976).* 2019;44:E1461−E1469.

73. Jain D, Verma K, Mulvihill J, et al. Comparison of stand-alone, transpsoas lateral interbody fusion at L3−4 and cranial vs transforaminal interbody fusion at L3−4 and L4−5 for the treatment of lumbar adjacent segment disease. *Int J Spine Surg.* 2018;12: 469−474.

74. Zhu G, Hao Y, Yu L, Cai Y, Yang X. Comparing stand-alone oblique lumbar interbody fusion with posterior lumbar interbody fusion for revision of rostral adjacent segment disease: a STROBE-compliant study. *Medicine (Baltimore).* 2018;97:e12680.

第 23 章

假关节 / 骨不连

BRANDON A. SHERROD AND ERICA F. BISSON

黄祖成　阴勇杰　译　吴晓亮　程勇泉　审校

章 节 概 要

引言

腰椎退行性疾病是造成残疾和疼痛的一个常见原因，11.5% 的美国人口患有腰椎滑脱[1]，超过 200,000 美国成人患有腰椎管狭窄[2]。脊柱融合手术适用于经保守治疗无效的有症状的腰椎退行性疾病患者[3-4]。手术的最终目的是缓解疼痛，改善残疾状况，并通过骨性融合提供稳定性，并限制退变节段的运动[5-6]。在美国，腰椎融合手术率大幅上升，从 1991 年到 2001 年腰椎融合手术数量增加了 220%[7]。虽然后来的分析结果显示自 1990 年以来腰椎融合手术率略有上升，但复杂的融合手术变得越来越多，从 2002 年到 2007 年复杂的腰椎融合手术量增加了 15 倍[8]。

假关节，也称为骨不连，是腰椎融合手术后一种较为常见的并发症，可能对融合结构的整体性造成灾难性的影响[5-6]。骨不连可能会导致结构性不稳、内固定失败，及近端和远端交界性失败/后凸畸形在内的并发症[5]。此外，假关节患者可能出现程度更严重的疼痛和功能障碍，这些症状可导致病情的进一步发展，甚至需要再次手术。

在本章中，作者回顾了腰椎假关节的定义、发生假关节的危险因素、预防方法、诊断标准，及骨修复的生物学机制。

腰椎假关节的定义、流行病学与诊断标准

假关节，或称作骨不连，是指脊柱手术后骨融合的失败，导致可能的力学不稳定[6, 9]。假关节的可能有症状，也可能没有症状。当症状确实出现时，主要表现为下腰痛和脊柱畸形。图 23.1 展示了一例假关节的病例。Heggeness 和 Esses[10] 于 1991 年提出了腰椎假关节分类系统，根据骨融合结构的几何形状分成四种不同的表型：萎缩型、横断型、叠瓦型（shingle）和复合型，其中萎缩型是最常见的亚型。

由于无症状患者或未确诊骨融合失败的患者数量众多，因此很难准确评估假关节的真实发病率。Martin 等[11] 从 1990 年至 1993 年的研究显示，在 2345 名接受腰椎融合术的患者中有 471 名需要再次手术，并且 111 名患者（占需要再次手术的 471 名患者中的 23.6% 或总共 2345 名手术患者的 4.7%）因假关节而再次手术。在一项对腰椎假关节的系统回顾研究中，Chun 等[12] 报道的腰椎融合手术后假关节的发病率为 5%～35%，并指出发病率随着融合节段数量的增加而增高。

有多项随机对照试验探讨了接受器械融合术患者的假关节形成率/融合率是否低于单纯减压和融合的患者，及辨别手术方法的选择是否影响腰椎融合率。Fischgrund 等[13] 将患者随机分为减压加单纯后外侧融合组和减压加内固定融合组；他们发现 2 年后 82% 的内固定融合组的病例，及 45% 的无内固定融合组的病例发生了关节融合（$P = 0.0015$）。在至少 5 年的随访中，坚强固定融合组患者的疼痛/临床表现优于未行坚强内固定融合的患者。

关于手术方式对融合率的影响方面，Christensen

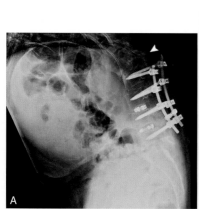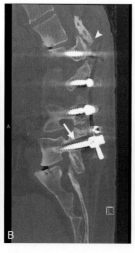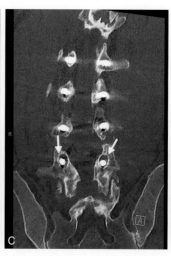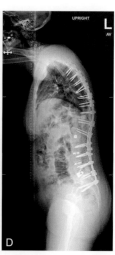

● 图 23.1　腰椎假关节形成合并近端交界性失败及后凸畸形的病例示例。一名 48 岁女性，3 年前有 L2 ～ L5 后路脊柱融合手术病史，因严重背痛和下胸椎后凸畸形被送入急诊室。腰椎 X 片（**A**）显示融合结构的假关节和位于 L1 节段的近端交界性失败（箭头指示）。腰椎的矢状面（**B**）和冠状面（**C**）计算机断层扫描显示骨融合失败（箭头指示）和双侧 L5 椎弓根螺钉周围明显透亮影（箭头所指）。最终，患者需要通过胸腰椎翻修内固定和融合术来矫正后凸畸形，术后的直立位 X 线（**D**）上可看到矢状位后凸畸形得到改善

等[14] 报道了一项随机分组对照研究，接受环形融合（前方腰椎椎间融合和后外侧融合）的患者比接受后外侧融合的患者具有更高的融合率（92% *vs.* 80%，*P* < 0.04）。然而，Lee 等[15] 对不同手术方式的融合率的随机对照试验进行了系统回顾，发现从现有的手术方式和腰椎融合率的数据中不能得出确定的结论。

假关节的影像学评估

　　静态放射线照片可能有助于诊断假关节，但其诊断准确性有限。如果在椎间盘间隙或横突之间的后外侧显示清晰的桥接骨，静态放射线照片可以排除跨节段的假关节形成，但它们不能评估跨节段的运动，因此不能明确证明骨不连。相比之下，动态放射线照片（例如，屈伸位片）更有助于评估假关节，假关节通常被定义为跨受累节段存在持续活动[16]。对特定的融合运动节段，屈伸位片上的 0 ～ 5° 运动是被认为是正常的范围；而高于该角度范围的运动都可能表明存在骨不连，尽管不一定是诊断的标准[9]。有趣的是，许多人认为此类患者在术后常规拍摄的 X 线片作用有限。Yamashita 等[17] 为此对 63 名接受腰椎器械融合术的患者进行了调查；他们得出的结论是，在腰椎融合术后应根据临床指征进行 X 线检查，而不是常规检查，并且大多数无症状患者不需要常

规的术后 X 线平片。

　　计算机断层扫描（CT），尤其是具有多平面重建的薄层 CT，是评估融合状态的最广泛应用的影像学检测。CT 因其广泛的可用性、对骨骼细节的高分辨率、多平面评估和相对较低的费用（比如，与磁共振成像或核医学检查相比）而受到青睐[6, 12, 16]。CT 在评估腰椎融合状态方面具有很高的特异性（与术中所见的金标准相比，特异性为 78% ～ 86%）[18-20]。

　　当临床上怀疑出现假关节、但 X 线平片和 CT 尚无定论时，其他成像方式如 99mTc 标记的二膦酸盐核医学检查和正电子发射断层扫描（PET）可能有助于评估骨代谢活动，其可能与骨融合的发生有关。然而，这些影像学检查昂贵，需要巨资购置和正确判读，并且在明确评估假关节方面并未被证明优于其他影像学方法[12]。

　　Choudhri 等[16] 发表了美国神经外科医师协会 / 神经外科医师大会（AANS/CNS）脊柱和周围神经疾病联合分会关于腰椎融合状态的放射学评估的指南文件，其中有几项建议，包括：①静态放射线照片不推荐用于评估融合状态；②推荐使用 CT 薄层扫描图像，其对于评估后路和前路腰椎融合术后的融合状态具有适当的灵敏性；③缺乏小关节融合比单独缺乏后外侧桥接骨更能提示假关节形成的存在。在类似的指南中，Dhall 等[21] 分析了融合情况影像学表现与术后功能表现之间的相关性，并得出结论为有中度等级证据表明融合的影像学表现与临床改善

的预后之间存在正相关。

骨愈合与融合的生物力学

骨愈合是一个复杂的生物学和力学改变过程。简而言之，骨骼来源于有机成分（胶原蛋白、骨细胞、成骨细胞、破骨细胞、神经血管网络）以及钙基无机成分［主要是羟基磷灰石（HA）］[22]。在骨折或有目的破坏骨皮质后，如脊柱融合手术中的情况，在骨碎片之间的空隙中发生成骨作用。这个过程高度依赖于许多因素，包括激素、细胞因子、蛋白质［例如，骨形态发生蛋白（BMP）］、矿物质利用率和机械刺激[22]。从最初的损伤到开始坚固融合的骨融合过程通常需要大约 6 周，但可能需要长达 6 个月的时间才能使成熟的致密骨完全形成[23]。

术语"骨传导因子"有的是指为骨发育提供支架的因子（例如陶瓷），而有的"骨诱导因子"是指帮助异位新骨形成的因子［例如脱钙骨基质（DBM），BMP］[24]。一般来说，骨传导替代物可能更适合用于坚强内固定后的脊柱前部，而骨诱导替代物由于能够促进皮质骨之间的融合，所以也可作为脊柱后外侧融合的替代物[23]。

假关节的危险因素

许多患者方面的因素已被确定为发生假关节的危险因素，包括吸烟、辐射暴露、骨质疏松症、类风湿关节炎、非甾体类抗炎药（NSAID）的使用、炎性关节炎（如强直性脊柱炎）和营养不良。

吸烟已被确定为骨不连的一个危险因素，因为它对骨愈合和融合过程存在已知的危害。Bydon 等[25]报道在接受两节段后路腰椎融合术的患者中，吸烟组的假关节形成发生率显著高于非吸烟组（29.17% vs. 10.92%；$P = 0.019$），但在单节段融合中吸烟者和不吸烟者间没有差异。Phan 等[26]发现在一组接受前路腰椎椎间融合术的患者中，吸烟者的融合失败率显著高于非吸烟者［OR 值 37.10；95% 置信区间（CI）3.79 ～ 365.20；$P = 0.002$］。兔子的动物研究表明，即使在不吸烟者中，单独使用尼古丁（例如，贴剂或口香糖形式）也可能对骨移植血管形成有害[27]。因此，在接受腰椎融合术的患者中，应该仔细选择

患者并就尼古丁的使用情况进行询问。

骨质疏松症也与融合失败有关。由于骨质疏松症患者的骨密度较低，内固定的抗拔出强度较差，因此骨质疏松症骨的力学稳定性本身就不如正常骨[28]。因此，骨质疏松患者适宜选择更长、更大直径螺钉的器械[28]。此外，许多人主张在条件允许的情况下，在择期腰椎融合手术之前先治疗骨质疏松症，并且在骨质疏松症患者中，最好仅置钉以维持稳定，而不是实现畸形矫正。

非甾体抗炎药的使用与假关节风险增加有关。Dodwell 等[29]对非甾体抗炎药使用和骨不连风险进行了荟萃分析，发现使用非甾体抗炎药而导致骨不连的 OR 值为 3.0（95% 置信区间为 1.6 ～ 5.6）。然而，这项荟萃分析并不是专门研究腰椎融合后的假关节，而是专门研究骨折后的骨不连。Li 等[30]对酮咯酸的使用及其对胸腰椎后外侧融合术后假关节的影响进行了荟萃分析，认为成人酮咯酸给药时间超过 2 天且每日剂量超过 120 mg 患假关节的风险更大（OR 值 4.75；95% 置信区间为 2.34 ～ 9.62；$P < 0.001$）。然而，Urrutia 等[31]发现在动物模型中，单节段腰椎融合后使用酮洛芬不会降低融合率。

营养不良（包括继发于酗酒的营养不良）会增加骨不连的风险[32]。营养不良的患者存在维生素 D 缺乏、低钙血症和低磷血症的风险，所有这些都会影响骨融合的最佳时机[33]。

骨移植材料

几十年来，骨移植材料一直被用于为腰椎融合手术提供额外的机械支撑，及通过直接刺激骨愈合或通过结构支撑支架促进骨小梁向内长入来生物诱导骨融合。表 23.1 展示各种骨移植材料及其各自的特性[34-37]。

Kaiser 等[36]发表的 AANS/CNS 脊柱和周围神经疾病联合分会指南中讨论了自体髂骨（autologous iliac crest bone，AICB）移植替代方案，包括局部获取的自体骨移植、钙磷酸盐、脱钙骨基质（DBM）和骨形态发生蛋白家族（family of BMPs）。存在 C 级证据支持 DBM 用于单节段或两个节段器械固定后外侧融合。对于磷酸钙盐，通常有 C 级证据支持它们用于后外侧融合术；然而羟基磷灰石–玻璃（HA-glass）/ 骨髓穿刺液（bone marrow aspirate，BMA）复

表 23.1　用于改善腰椎融合的骨移植材料及各自的特性

材料	化学性质 / 成分	骨诱导 vs. 骨传导	融合率，%（范围）[a]	微创腰椎后路融合的融合率，%（范围）[b]
脱钙骨基质（DBM）	去除无机矿物质的同种异体骨	兼具骨诱导和骨传导	89（63～97）	85（77～97）
骨形态发生蛋白（BMP）	多功能生长因子，转化生长因子 β（TGF-β）超家族	骨诱导	94（90～100）	95（65～100）
钙基陶瓷（例如，羟基磷灰石）	脆性磷酸钙晶体	骨传导	87（5～100）	86（83～88）
仅同种异体骨	捐赠的人体骨组织	主要是骨传导，部分骨诱导	52（0～92）	无报道
自体髂嵴骨（AICB）移植	自体移植人骨组织	主要是骨传导，部分骨诱导	79（40～100）	96（90～100）
仅局部自体骨移植	自体移植人骨组织	主要是骨传导，部分骨诱导	89（65～95）	91（68～100）

[a] 据 Hsu 等报道[34]。
[b] 据 Chang 等[35] 报道，针对微创腰椎后路融合术

合材料只有 I 级证据（没有足够证据支持或反对羟基磷灰石-玻璃 /BMA 的使用）。有 B 级证据支持使用重组人 BMP2（rhBMP-2）辅以 HA- 磷酸三钙基质作为 AICB 移植的替代品。然而，作者确实也注意到 rhBMP-2 与术后并发症（C 级证据）有关，例如异位骨形成和血肿形成。

总结

假关节形成是腰椎手术相对常见的并发症。了解患者的危险因素、术中预防技术和骨愈合的生物力学可能有助于脊柱外科医生更好地预防假关节。已经开发了多种骨移植材料，它们可能有助于增强坚固融合骨块的形成。需要进一步研究以更好地了解假关节的检测、预防和治疗方法。

参考文献

1. Kalichman L, Kim DH, Li L, Guermazi A, Berkin V, Hunter DJ. Spondylolysis and spondylolisthesis: prevalence and association with low back pain in the adult community-based population. *Spine (Phila Pa 1976).* 2009;34:199–205.
2. Lurie J, Tomkins-Lane C. Management of lumbar spinal stenosis. *BMJ.* 2016;352:h6234.
3. Alfieri A, Gazzeri R, Prell J, Rollinghoff M. The current management of lumbar spondylolisthesis. *J Neurosurg Sci.* 2013;57:103–113.
4. Matz PG, Meagher RJ, Lamer T, et al. Guideline summary review: an evidence-based clinical guideline for the diagnosis and treatment of degenerative lumbar spondylolisthesis. *Spine J.* 2016;16:439–448.
5. Buchholz AL, Quinn JC, Shaffrey CI. Postoperative spinal deformities: kyphosis, nonunion, and loss of motion segment. In: Nanda A, ed. *Complications in Neurosurgery.* Philadelphia: Elsevier; 2018:325–330.
6. Steinmetz MP, Benzel EC. *Benzel's Spine Surgery E-Book: Techniques, Complication Avoidance, and Management.* Philadelphia: Elsevier Health Sciences; 2016.
7. Deyo RA, Gray DT, Kreuter W, Mirza S, Martin BI. United States trends in lumbar fusion surgery for degenerative conditions. *Spine (Phila Pa 1976).* 2005;30:1441–1445; discussion 1446–1447.
8. Deyo RA, Mirza SK, Martin BI, Kreuter W, Goodman DC, Jarvik JG. Trends, major medical complications, and charges associated with surgery for lumbar spinal stenosis in older adults. *JAMA.* 2010;303:1259–1265.
9. Raizman NM, O'Brien JR, Poehling-Monaghan KL, Yu WD. Pseudarthrosis of the spine. *J Am Acad Orthop Surg.* 2009;17:494–503.
10. Heggeness MH, Esses SI. Classification of pseudarthroses of the lumbar spine. *Spine (Phila Pa 1976).* 1991;16:S449–S454.
11. Martin BI, Mirza SK, Comstock BA, Gray DT, Kreuter W, Deyo RA. Reoperation rates following lumbar spine surgery and the influence of spinal fusion procedures. *Spine (Phila Pa 1976).* 2007;32:382–387.
12. Chun DS, Baker KC, Hsu WK. Lumbar pseudarthrosis: a review of current diagnosis and treatment. *Neurosurg Focus.* 2015;39:E10.
13. Fischgrund JS, Mackay M, Herkowitz HN, Brower R, Montgomery DM, Kurz LT. 1997 Volvo Award winner in clinical

studies. Degenerative lumbar spondylolisthesis with spinal steno-sis: a prospective, randomized study comparing decompressive laminectomy and arthrodesis with and without spinal instrumen-tation. *Spine (Phila Pa 1976)*. 1997;22:2807−2812.

14. Christensen FB, Hansen ES, Eiskjaer SP, et al. Circumferential lumbar spinal fusion with Brantigan cage versus posterolateral fusion with titanium Cotrel-Dubousset instrumentation: a pro-spective, randomized clinical study of 146 patients. *Spine (Phila Pa 1976)*. 2002;27:2674−2683.

15. Lee CS, Hwang CJ, Lee DH, Kim YT, Lee HS. Fusion rates of instrumented lumbar spinal arthrodesis according to surgical approach: a systematic review of randomized trials. *Clin Orthop Surg*. 2011;3:39−47.

16. Choudhri TF, Mummaneni PV, Dhall SS, et al. Guideline update for the performance of fusion procedures for degenerative disease of the lumbar spine. Part 4: radiographic assessment of fusion sta-tus. *J Neurosurg Spine*. 2014;21:23−30.

17. Yamashita T, Steinmetz MP, Lieberman IH, Modic MT, Mroz TE. The utility of repeated postoperative radiographs after lumbar instrumented fusion for degenerative lumbar spine. *Spine (Phila Pa 1976)*. 2011;36:1955−1960.

18. Brodsky AE, Kovalsky ES, Khalil MA. Correlation of radiologic assessment of lumbar spine fusions with surgical exploration. *Spine (Phila Pa 1976)*. 1991;16:S261−S265.

19. Laasonen EM, Soini J. Low-back pain after lumbar fusion. Surgical and computed tomographic analysis. *Spine (Phila Pa 1976)*. 1989;14:210−213.

20. Larsen JM, Rimoldi RL, Capen DA, Nelson RW, Nagelberg S, Thomas JC Jr. Assessment of pseudarthrosis in pedicle screw fusion: a prospective study comparing plain radiographs, flexion/extension radiographs, CT scanning, and bone scintigraphy with operative findings. *J Spinal Disord*. 1996;9:117−120.

21. Dhall SS, Choudhri TF, Eck JC, Groff MW, Ghogawala Z, Watters WC 3rd, et al. Guideline update for the performance of fusion procedures for degenerative disease of the lumbar spine. Part 5: correlation between radiographic outcome and function. *J Neurosurg Spine*. 2014;21:31−36.

22. Robling AG, Castillo AB, Turner CH. Biomechanical and molec-ular regulation of bone remodeling. *Annu Rev Biomed Eng*. 2006;8:455−498.

23. Boden SD. Overview of the biology of lumbar spine fusion and principles for selecting a bone graft substitute. *Spine (Phila Pa 1976)*. 2002;27:S26−S31.

24. Albrektsson T, Johansson C. Osteoinduction, osteoconduction and osseointegration. *Eur Spine J*. 2001;10(suppl 2):S96−S101.

25. Bydon M, De la Garza-Ramos R, Abt NB, et al. Impact of smok-ing on complication and pseudarthrosis rates after single- and 2-level posterolateral fusion of the lumbar spine. *Spine (Phila Pa 1976)*. 2014;39:1765−1770.

26. Phan K, Fadhil M, Chang N, Giang G, Gragnaniello C, Mobbs RJ. Effect of smoking status on successful arthrodesis, clinical out-come, and complications after anterior lumbar interbody fusion (ALIF). *World Neurosurg*. 2018;110:e998−e1003.

27. Daftari TK, Whitesides TE Jr, Heller JG, Goodrich AC, McCarey BE, Hutton WC. Nicotine on the revascularization of bone graft. An experimental study in rabbits. *Spine (Phila Pa 1976)*. 1994;19:904−911.

28. Karikari IO, Metz LN. Preventing pseudoarthrosis and proximal junctional kyphosis: how to deal with the osteoporotic spine. *Neurosurg Clin N Am*. 2018;29:365−374.

29. Dodwell ER, Latorre JG, Parisini E, et al. NSAID exposure and risk of nonunion: a meta-analysis of case-control and cohort stud-ies. *Calcif Tissue Int*. 2010;87:193−202.

30. Li J, Ajiboye RM, Orden MH, Sharma A, Drysch A, Pourtaheri S. The effect of ketorolac on thoracolumbar pos-terolateral fusion: a systematic review and meta-analysis. *Clin Spine Surg*. 2018;31:65−72.

31. Urrutia J, Mardones R, Quezada F. The effect of ketoprophen on lumbar spinal fusion healing in a rabbit model. Laboratory investi-gation. *J Neurosurg Spine*. 2007;7:631−636.

32. Meesters DM, Wijnands KAP, Brink PRG, Poeze M. Malnutrition and fracture healing: are specific deficiencies in amino acids impor-tant in nonunion development? *Nutrients*. 2018;10.

33. Fentaw Y, Woldie H, Mekonnen S, Tsegaye AT. Change in serum level of vitamin D and associated factors at early phase of bone healing among fractured adult patients at University of Gondar teaching hospital, Northwest Ethiopia: a prospective fol-low up study. *Nutr J*. 2017;16:54.

34. Hsu WK, Nickoli MS, Wang JC, et al. Improving the clinical evi-dence of bone graft substitute technology in lumbar spine surgery. *Global Spine J*. 2012;2:239−248.

35. Chang KY, Hsu WK. Spinal biologics in minimally invasive lum-bar surgery. *Minim Invasive Surg*. 2018;2018:5230350.

36. Kaiser MG, Groff MW, Watters WC 3rd, et al. Guideline update for the performance of fusion procedures for degenera-tive disease of the lumbar spine. Part 16: bone graft extenders and substitutes as an adjunct for lumbar fusion. *J Neurosurg Spine*. 2014;21:106−132.

37. Shen FH, Samartzis D, An HS. Cell technologies for spinal fusion. *Spine J*. 2005;5:231S−239S.

第 24 章

医源性脊柱不稳：病因、评估、治疗和预防

RICK C. SASSO，DANIEL P. LEAS，BARRETT S. BOODY，AND ZACHARY H. GOLDSTEIN

黄祖成　侯崛东　译　吴晓亮　程勇泉　审校

章 节 概 要

引言

退变及创伤是目前已知的导致腰椎不稳的原因。而手术减压及融合对腰椎不稳发生的影响尚待明确。这个棘手的问题可存在于手术节段或邻近节段的医源性失稳，甚至对于术后症状无改善的患者来说，是漏诊了术前已存在的不稳定。本章将针对术后不稳，提出一个包括分型、诊断和治疗术后不稳的框架，并给出术后的预防性策略。

流行病学

术后脊柱不稳可以分为两大类：一是减压术后相同节段的术后不稳；二是融合术后邻近节段的术后不稳。这两大类均可表现为术后的即刻不稳定或术后数年持续进展的进行性不稳定。

减压术后不稳

Ramhmdani 等[1] 在其病例回顾和文献报道中，认为有 9.5% 的单纯减压患者术后手术节段可发生不稳并且需要二次手术。他们病例的再次手术距离初次手术的平均时间约为 32 个月。此外，作者指出许多研究的患者混杂，并发现再手术率变异很大（1%～32%）。在这些研究当中，术后不稳常被等同于退行性滑脱[1]。

在一项对直接的椎间盘摘除术后患者长达 12 年的随访研究中发现，69 例随访患者中的 16 例出现了手术节段的腰椎不稳。值得注意的是，另外有 5 例患者出现了手术节段上或下的邻近节段不稳，但不是手术节段本身。绝大多数的不稳表现为移位超过 5 mm[2]。

融合术后不稳

固定节段上或下的融合术后不稳在文献中是一个很难分离出来的现象，大多数融合术后不稳由来已久归结为邻近节段病包括椎间盘衰退、小关节病变、椎间孔型 / 中央型椎管狭窄。与脊柱其他节段类似，腰椎的融合手术会转移原有的运动载荷到邻近节段，从而加速邻近无症状节段的退变[3]。

在早期的研究中，Aota 等[4] 发现，61 例接受减压和融合手术的患者中，约有 24.6% 的患者存在不稳。他们还发现融合节段的上方相较于下方更易发生不稳。该研究对不稳的判定标准包括平移大于 3 mm，或角度活动大于 15°，或椎间盘楔角大于 5°。随后在一项长达 5 年的随访研究中，Cheh 等[5] 发现虽然

在随访的 188 例患者中有近 43% 的患者发生了邻近节段病变，但是只有 2.6% 的患者存在 "不稳定型腰痛"，并且大多数是与狭窄相关的症状。

诊断

临床不稳可以归因于三个关键的脊柱运动系统之一的失效。第一，是和手术最相关的由椎体、椎间盘韧带复合体和后方韧带复合体（PLC）组成固有脊柱结构；第二是椎旁肌和肌腱构成的脊柱主动稳定系统；第三是控制脊柱运动协调的神经系统，神经系统的障碍可导致某些患者出现运动障碍性脊柱不稳[6]。针对术后医源性不稳，应重点关注脊柱的固有结构。

临床特征

腰椎不稳可通过详细的病史询问发现，而症状不典型的不稳可通过影像学检查协助诊断。急性或迟发性术后腰椎不稳的主诉通常是疼痛，但特异性很低[7]。问题可以围绕确定患者对生理载荷的耐受能力，同时包括不伴有不稳的邻近节段病或复发 / 残留的压迫。

影像学表现

影像学检查仍然是诊断不稳定的主要依据。目前没有专门的指南来鉴别与传统退行性或创伤性腰椎不稳相关联的术后不稳，但对不稳的定义是相同的。首先需要考虑行站立位腰椎侧位 X 线平片，站立位片意味着对脊柱施加了一个标准的生理载荷，可以充分显示出与术前图像的差异。对比站立位片和仰卧位平片，3 ～ 4 mm 的滑移强烈提示脊柱存在病理性的不稳定。此外，腰椎的动力位片也可以用来进行比较。Wood 等认为侧卧屈曲位对于评估脊柱的稳定性是最可靠的，因为在这个体位下脊柱的主动稳定机制处于放松状态，从而能够更全面地反映被动稳定情况。他们的病例对照研究显示，采用这种姿势摄片，诊断脊柱不稳的敏感度显著提高。50 例患者中有 31 例出现腰椎不稳，其中有 18 例仅在侧卧位出现不稳[8]。在另外一项包括 56 名患者的病例对照研究中，Chan 和他的团队[9] 发现将站立或仰

卧下的中立位磁共振成像（MRI）图像与主动屈伸位片进行比较时，节段性腰椎不稳显著增加了 40%。这些发现再次突出了脊柱的主动稳定系统评估动态节段性腰椎不稳的重要性。

尽管 X 线平片是诊断的金标准，但也存在局限性。Niazrd 等[10] 指出，即便投照角度很小的误差也会导致 10% ～ 15% 的平移变化。Niazrd 等还注意到，关于标准的腰椎侧位片应该包括哪些解剖标志也缺乏统一的标准[10]。

翻修术前，通常需要进行横断位的影像学检查。其除了能够展现详细的受压和退变的情况外，还可对轻度不稳提供有用信息。特别是 MRI，可以显示小关节突囊内液体含量的增加情况。即使在矢状位上没有发现明显的位移，小关节囊内液超过 1.5 mm（图 24.1）与早期不稳定密切相关，而测量到的液面小于 0.5 mm 则显示在该节段上有大于 90% 的概率不存在不稳[11]。最后，由于大多数的横断位图像是在患者仰卧位的情况下获得的，这对于观察站立位和屈曲位图像的滑移程度在仰卧位时的复位情况是一个有用的辅助手段。

值得注意的是，在一系列显微内镜减压手术中，所有 165 例患者术后均采取 MRI 来评估减压后小关节突积液的情况。接受上述减压术的患者中有 28 例（17%）出现小关节积液。该 28 例小关节突积液患者中只有 1 例最终需要翻修融合，其中 3 例需要翻修减压。虽然该研究中有小关节积液和没有小关节积液患者 "腰痛" 的发生概率相似，但 "机械性" 腰痛只出现在 MR 提示积液的患者中[12]。

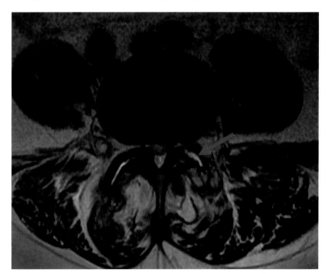

● 图 24.1 在临床表现与影像学均提示不稳的腰椎节段上，横断位 T2 加权像显示小关节突关节有液体。箭头指示上下关节突间有液体

治疗

术后不稳的诊断一旦确立，通常需要进行翻修稳定。同一节段和相邻节段的不稳通常可以采用单节段椎体融合内固定术。外科医生在确定最终融合方案前应进行例行的临床评估。翻修术应注意避免伤及邻近结构，具体的方法将在后面预防章节作进一步介绍。需要强调的是，应遵循坚强的固定和适当生物性修补，以避免患者进一步的翻修手术。

预防

自从 Denis 在 1976 年和 1984 年提出早期的脊柱三柱理论后，我们对脊柱的被动稳定的内在脊柱结构及其对脊柱整体稳定性的作用有了深入的理解[13-14]。他在三柱模型定义及其在创伤脊柱力学方面的工作，通过腰椎各部分逐级切除的基础研究论证，得到了进一步的拓展。

1990 年，Abumi 及其同事[15]为研究在屈伸和旋转力下的渐进性不稳定，对尸体腰椎进行了分级的关节突关节切除术。进行性切除的主要分类如下。首先，切断后方韧带和棘间韧带。此后依次为：左侧内侧小关节面切除、双侧内侧小关节面切除、左侧全关节面切除术和右侧内侧小关节面切除，最后为双侧全关节面切除。结果显示，双侧关节面切除术后，屈伸活动度（比未手术的脊柱多 70%）以及旋转活动度（多近 100%）大幅提高，极大地增加了

不稳定性。对骨解剖学的认识使外科医生能够在减压过程中认识到潜在的导致脊柱不稳定的因素[15]。

近期的研究已经集中并强调了后方韧带复合体（PLC）在维持脊柱稳定中的作用。Wu 等[16]在 2018 年进行的一项有限元分析表明，在去除棘间韧带或棘上韧带或小关节囊韧带后，T12 ~ L1 节段的屈伸和侧弯活动度在理论上增加了 6°。在一项体外生物力学研究中，Li 等[17]采用类似于 Abumi 的顺序骨切除方法，对后方韧带复合体（PLC）进行了逐步切除。他们得出的结论是，如果棘上韧带和黄韧带都是完整的，则可以认为韧带复合体是完整的，一旦任何一个受到损害，就会出现更大的相对不稳定。不同节段下，绝对活动度的增加幅度不同，在 T12 ~ L1 水平最高。2017 年，Kim 等[18]在韩国陆续对 100 名患者进行了腰椎椎板成形术而不是完整的椎板切除术来减压。在 3 年多的随访中，100 例患者中没有一例出现术后不稳定。作者将他们的成功归因于对韧带复合体的修复和保留。

在另一组回顾性研究中，Lai 等[19]对行融合节段的椎板切除减压特征进行分析。101 例患者根据相邻节段后方韧带复合体（PLC）的完整性进行分组。31 例后方韧带复合体完整的患者中只有 2 例（6.5%）表现出邻近节段不稳定，而 70 例后方韧带复合体不完整的患者中有 17 例（24.3%）表现出邻近节段不稳定。

关节突关节更为矢状化的患者术后不稳定的风险可能增加（图 24.2）。随着关节突的矢状化，仅切除部分关节突往往难以充分显露侧隐窝的病变，而过度关节突切除则可能引起术后脊柱不稳。术前评估关节突方向可能有助于鉴别哪些患者更适合采用

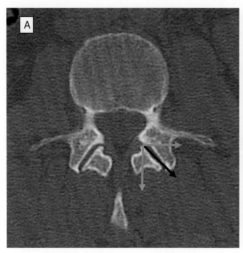
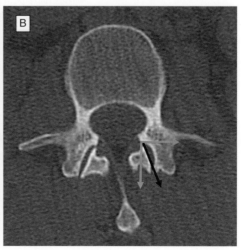

• 图 24.2 腰椎不稳定症状患者的相邻节段 CT 横断位片。图（A）表示无不稳节段正常的小关节面方向；（B）表示不稳症状的邻近节段矢状化的小关节面方向。绿色箭头表示冠状面，蓝色箭头表示矢状面，红色箭头表示小关节面大体方向

单侧入路双侧减压，而不是对所有患者都进行广泛的、完全的椎板切除术。

　　Cardoso 等的一项人体标本研究评估了经椎弓根固定时，融合节段上位椎体椎板切除术和关节突关节破坏对脊柱稳定性的影响。他们发现活动度在多个节段范围内得到了显著增加，这一趋势在头侧关节突关节切除术后更为明显[20]。

　　Blumenthal 等前瞻性评估了 40 例单独接受减压治疗的 Meyerding 1 度滑脱的患者，试图找出延迟不稳定的预测因素[21]。在他们的研究中，有 37.5% 的患者需要再次手术。多因素分析显示，关节突角超过 5°、椎间盘高度超过 6.5 mm 或术前活动度超过 1.25 mm 的患者最终再手术风险更高。在 3.6 年的随访中，存在所有三个危险因素的患者的再手术率为 75%，而不存在这三个危险因素中任何一个的患者都不需要再手术（表 24.1）[21]。

　　值得注意的是，在 1996 年发表的对比 124 例患者进行单独减压（92 例）或减压融合（32 例）的

表 24.1　1 度椎体滑脱减压后因不稳定再手术的术前危险因素[21]

影像测量标志点	再手术率（%）
小关节角度 > 50°	39
椎间盘高度 > 6.5 mm	45
动态不稳 > 1.25 mm	54
同时具有以上三点危险因素	75
以上三点危险因素均无	0

早期文章中，尽管术前影像学上的半脱位确实预测了术后椎体滑脱进展，但根据患者报道的临床结局，滑脱进展与临床预后的相关性很差[22]。然而，另一项类似的包括 72 例患者的研究则明确提出椎板切除术后滑脱和术后活动状态下降有明确的相关性。其结论提示，虽然不稳定并不意味着患者一定会有一个较差的结果，但所有术后腰椎活动较差的患者都伴随着术后不稳定[23]。

总结

　　减压和（或）融合术后的不稳定是所有脊柱外科医生面临的共同问题。注重术前规划和术中细节可减少术后不稳定的风险，但不能完全防止术后不稳定的发生。表 24.2 简短总结了手术医生在决定任何腰椎手术时需要考虑的细节。

表 24.2　减少术后 / 医源性不稳定的围术期要点总结

术前准备	• 动力位 X 线平片 　○ 直立 *vs.* 仰卧（MRI/CT） 　○ 直立 *vs.* 侧卧位 • 横断面小关节解剖 　○ 矢状化小关节面 　○ MRI 显示小关节囊内液体大于 1.5 mm • 后路切除范围尽量小 　○ 椎板开窗 *vs.* 完全椎板切除术 • 近端融合节段的上方节段避免行椎板切除术 • 椎体滑脱进行单纯减压时，辨别动态不稳和增加固有椎间盘高度
术中操作	• 避免对非手术节段的骚扰 　○ 保护头侧和尾侧的棘间 / 棘上韧带 　○ 保护非融合节段的关节突复合体 　○ 尽量对融合节段上端椎头侧椎板尾侧和下端椎尾侧椎板头侧进行部分椎板切除术，避免在上下融合端椎的上下方行全椎板切除术 • 单纯减压时，要注意防止破坏骨完整性 　○ 峡部 　○ 下关节突

CT，计算机体层摄影；MRI，核磁共振成像

参考文献

1. Ramhmdani S, Xia Y, Xu R, et al. Iatrogenic spondylolisthesis following open lumbar laminectomy: case series and review of the literature. *World Neurosurg*. 2018;113:e383−e390.

2. Ebenbichler GR, Leitgeb J, Amtmann G, König F, Schernthaner M, Resch KL, Kainberger F. Degeneration and instability and the relation to patients' function late after lumbar disc surgery: data from a 12-year follow-up. *Am J Phys Med Rehabil*. 2016; 95:871−879.

3. Hilibrand AS, Robbins M. Adjacent segment degeneration and adjacent segment disease: the consequences of spinal fusion? *Spine J*. 2004;4(6 suppl):190S−194S.

4. Aota Y, Kumano K, Hirabayashi S. Postfusion instability at the adjacent segments after rigid pedicle screw fixation for degenerative lumbar spinal disorders. *J Spinal Disord*. 1995;8:464−473.

5. Cheh G, Bridwell KH, Lenke LG, et al. Adjacent segment disease following lumbar/thoracolumbar fusion with pedicle screw instrumentation: a minimum 5-year follow-up. *Spine (Phila Pa 1976)*. 2007;32:2253−2257.

6. Demoulin C, Distrée V, Tomasella M, Crielaard J-M, Vanderthommen M. Lumbar functional instability: a critical appraisal of the literature. *Ann Readapt Med Phys*. 2007;50:677−684. 669-676.

7. Panjabi MM. Clinical spinal instability and low back pain. *J Electromyograph Kinesiol*. 2003;13:371−379.

8. Wood KB, Popp CA, Transfeldt EE, Geissele AE. Radiographic evaluation of instability in spondylolisthesis. *Spine (Phila Pa 1976)*. 1994;19:697−1703.

9. Chan V, Marro A, Rempel J, Nataraj A. Determination of dynamic instability in lumbar spondylolisthesis using flexion and extension standing radiographs versus neutral standing radiograph and supine MRI. *J Neurosurg Spine*. 2019;Apr:1−7.

10. Nizard RS, Wybier M, Laredo JD. Radiologic assessment of lumbar intervertebral instability and degenerative spondylolisthesis. *Radiol Clin North Am*. 2001;39:55−71, v−vi.

11. Snoddy MC, Sielatycki JA, Sivaganesan A, Engstrom SM, McGirt MJ, Devin CJ. Can facet joint fluid on MRI and dynamic instability be a predictor of improvement in back pain following lumbar fusion for degenerative spondylolisthesis? *Eur Spine J*. 2016; 25:2408−2415.

12. Pao JL, Chen WC, Chang CH, Chen CS, Wang JL. Clinical significance of postdecompression facet joint effusion after minimally invasive decompression for degenerative lumbar spinal stenosis. *J Spinal Disord Tech*. 2014;27:E318−E323.

13. Denis F. The three column spine and its significance in the classification of acute thoracolumbar spinal injuries. *Spine (Phila Pa 1976)*. 1983;8:817−831.

14. Denis F. Spinal instability as defined by the three-column spine concept in acute spinal trauma. *Clin Orthop Relat Res*. 1984; 189:65−76.

15. Abumi K, Panjabi MM, Kramer KM, Duranceau J, Oxland T, Crisco JJ. Biomechanical evaluation of lumbar spinal stability after graded facetectomies. *Spine (Phila Pa 1976)*. 1990;15:1142−1147.

16. Wu CC, Jin HM, Yan YZ, et al. Biomechanical role of the thoracolumbar ligaments of the posterior ligamentous complex: a finite element study. *World Neurosurg*. 2018;112:e125−e133.

17. Li Y, Shen Z, Huang M, Wang X. Stepwise resection of the posterior ligamentous complex for stability of a thoracolumbar compression fracture: an in vitro biomechanical investigation. *Medicine (Baltimore)*. 2017;96:e7873.

18. Kim JH, Kwon YK. Long-term clinical and radiological outcomes after central decompressive laminoplasty for lumbar spinal stenosis. *Korean J Spine*. 2017;14:71−76.

19. Lai PL, Chen LH, Niu CC, Fu TS, Chen WJ. Relation between laminectomy and development of adjacent segment instability after lumbar fusion with pedicle fixation. *Spine (Phila Pa 1976)*. 2004;29:2527−2532; discussion 2532.

20. Cardoso MJ, Dmitriev AE, Helgeson M, Lehman RA, Kuklo TR, Rosner MK. Does superior-segment facet violation or laminectomy destabilize the adjacent level in lumbar transpedicular fixation? An in vitro human cadaveric assessment. *Spine (Phila Pa 1976)*. 2008;33:2868−2873.

21. Blumenthal C, Curran J, Benzel EC, et al. Radiographic predictors of delayed instability following decompression without fusion for degenerative grade I lumbar spondylolisthesis. *J Neurosurg Spine*. 2013;18:340−346.

22. Fox MW, Onofrio BM, Hanssen AD. Clinical outcomes and radiological instability following decompressive lumbar laminectomy for degenerative spinal stenosis: a comparison of patients undergoing concomitant arthrodesis versus decompression alone. *J Neurosurg*. 1996;85:793−802.

23. Mullin BB, Rea GL, Irsik R, Catton M, Miner ME. The effect of postlaminectomy spinal instability on the outcome of lumbar spinal stenosis patients. *J Spinal Disord*. 1996;9:107−116.

第 25 章

脊髓电刺激的治疗进展

TESSA HARLAND，BREANNA L. SHELDON，HUY Q. TRUONG，AND JULIE G. PILITSIS

黄祖成　侯崛东　译　吴晓亮　程勇泉　审校

章 节 概 要

引言

慢性腰背痛已成为美国社会的沉重负担。据统计，约有 37% 的成年人患有腰痛，估计每年的总治疗费用为 122 亿～906 亿美元[1]。在过去的几十年里，脊柱手术的数量持续增长，2004—2005 年，择期腰椎融合手术量增加了 62.3%[2]。与此同时，腰椎手术失败综合征（failed back surgery syndrome，FBSS）的发生率呈相应的上升趋势[3]。FBSS 被定义为一次或多次脊柱手术后出现复发或持续背痛。在接受腰骶椎手术的患者中，其发病率为 10%～40%[3]。FBSS 的治疗方法包括保守治疗、再手术和脊髓电刺激（spinal cord stimulation，SCS）[3]。然而，手术疗效会随着重复手术次数的增多而降低，初次手术的成功率为 50%，但在第二次、第三次和第四次手术后分别有不超过 30%、15% 和 5% 的成功率[4]。尽管手术技巧和外科技术在不断进步，但 FBSS 的发生率仍然与数十年前相似[4]。由于重复脊柱手术有限的成功率以及应用阿片类药物治疗慢性腰痛不良

反应较多，替代性干预疗法的作用变得越来越重要。脊髓背侧硬膜外电刺激（epidural electrical stimulation of the dorsal column，SCS）已成为治疗慢性腰痛的重要手段之一，并代表着外科医生有机会扩大执业范围，以更好地治疗患者。然而，尽管它的作用越来越突出，其应用仍存在一定限制，我们将在本章中讨论这些问题。

为什么选择脊髓电刺激？

英文中有一句谚语："当你的手中握着锤子，身边的所有东西看起来就都像钉子"；当然外科医生往往不愿意承认一句格言。对于顽固性慢性疼痛的患者，为避免这句格言在临床工作中变成现实，采用多学科诊疗可能是非常有效的。尽管在重复手术后获得影像学资料，并对任何与临床相关的影像学异常进行纠正是公认的标准，但在决定手术之前外科医生不能忘记手术的动机。如果患者仅有疼痛症状，但临床表现、辅助检查均没有腰椎不稳的证据，也没有发现新的病理改变时，应探讨疼痛的类型。进一步脊柱手术对手术神经性疼痛往往无效，在这种情况下应该考虑 SCS。

我们在向脊柱外科医生或全科医生推广神经调控治疗时，经常听到"这些设备没有作用"的回应。产生这种偏见的原因很复杂。多年来，我们对疼痛治疗的预期结果是"50% 的患者有 50% 的改善"。Kumar 等[5]在其具有里程碑意义的论文中验证了这一点，他们比较了保守治疗（conservative medical management，CMM）联合 SCS 与单纯 CMM 的疗效[5]。100 名以神经根源性下肢放射痛为主的 FBSS 患者随机分成两组，主要评价指标为腿部疼痛至少减轻 50% 的患者比例。次要评价指标是背部和腿部疼痛的程度、健康相关的生活质量和功能能力，止

痛药和其他治疗疼痛手段使用的减少，主观满意度，并发症和不良事件的发生率。6个月随访时，48%的SCS患者和9%的CMM患者的疼痛至少降低了50%（$P < 0.001$）。

随着SCS的疗效不断提高，无下肢放射痛的患者也可以从中受益。Kapural等[6]发现SCS术后3个月时肢体疼痛的缓解率为83.1%。更相关的是，他们还发现因背部疼痛接受SCS治疗的患者中，有84.5%的患者认为治疗有效，其结果有别于许多文献上有成见的观点[6]。值得注意的是，对SCS疗效较好的数据都是接受10 khz高频刺激（HF10；Senza System，Nevro Corp.，United States）下得到的，而接受老式的强直性的SCS系统（Precision Plus system，Boston Scientific，USA）的对应患者的有效率低得多。据文献报道，传统SCS对背部疼痛的有效率仅为43.8%，对肢体疼痛的有效率为55.5%[6]。虽然传统的SCS设备能够较好地缓解肢体痛，但新型系统的应用范围更广。与传统设备相比，新设备虽然植入电极本身并没有发生太多改进，但编程选项在很大程度上发生了变化。Khan等的研究显示，接受SCS治疗的患者中有22%在SCS治疗后疼痛有实质性的缓解（如通过术前与术后数值评分量表的改善来衡量，疼痛缓解率为80%）[7]。

当选择SCS或脊柱翻修术时，脊柱外科医生必须着重考虑患者的治疗目标。手术的目的是减轻疼痛，还是矫正可能导致疼痛的解剖畸形？如果仅是减轻疼痛，已有大量的文献证据表明SCS优于其他治疗手段。在一项著名的随机对照实验中，North等[8]比较了重复的腰骶椎手术与SCS的疗效。50名符合手术干预标准的FBSS患者随机接受重复手术或SCS。如果6个月后结果不令人满意，则允许组间交叉。成功的标准是至少减少50%的疼痛并且患者对治疗满意。获得随访的45名患者中，SCS组的成功率为47%（9/19），而腰骶椎重复手术组的成功率为11.5%（3/26）（$P < 0.01$）。此外，最初被随机分配到SCS组的患者与被分配到重复手术组的相比，进行组间交叉的可能性更低（$P = 0.02$）。重复手术组患者使用阿片类镇痛药比SCS组更多（$P < 0.025$）。这项研究是第一个证明SCS优于脊柱重复手术的随机对照试验。如果先行重复手术，再进入SCS组的患者总体成功和受益率较低。而在Khan等的研究[7]中，接受阿片类药物治疗或在接受SCS之前出现残疾的患者获得临床缓解的可能性较小，这表明SCS

应被作为一线治疗，而不是缓解疼痛效果不佳后的后续治疗手段。我们理解，我们所建议的是转变的范例。因此，脊柱外科医生必须对患者可选择SCS而不是翻修术来达到治疗目的这一可能性持开放态度。

总之，SCS仅能缓解腿部疼痛而不能治疗背部疼痛的说法已经不再成立。随着时间的推移，技术的进步使得SCS的疗效进一步提高。目前，80%以上的患者对SCS治疗有反应，反应率超过50%，几乎20%的患者疼痛缓解。这与20世纪90年代末、21世纪初的结果相去甚远，当时只有50%的患者获得了期望的结果。此外，早期患者虽然改善良好，但通常被错误解读成残留疼痛效果不彻底。

什么治疗成本效益更好？

2002年，Kumar等[9]对104名FBSS患者（SCS组60名和CMM组44名）进行了5年随访，纳入了医疗总成本、生活质量和重返就业能力等数据。尽管在前两年半，SCS组的治疗费用大于CMM组，但此后SCS治疗的平均累积费用显著降低（每名患者29,123加元，而CMM 5年的治疗费用为每名患者38,029加元）。CMM组的高费用与药物治疗、需要持续就诊、X线片和急诊有关。此外，与CMM组相比，SCS组中15%的患者能够恢复工作。SCS治疗使得患者恢复工作能力从而提高社会效益，减少了慢性背痛的经济负担。此外，有证据表明SCS比翻修术性价比更高。North等[10]比较了SCS与翻修术的费用，发现SCS治疗FBSS患者组的费用较低，SCS患者平均花费31,530美元，而翻修术患者平均花费38,160美元。而腰椎间盘突出患者翻修术的总平均费用为28,019美元，非手术患者为13,135美元[11]。

近期，Kumar和Rizvi[12]比较了SCS联合CMM与单独CMM的成本效益。使用马尔科夫模型评估了20年时间跨度内的成本和影响。SCS的成本效益增量为每质量调整生命年（quality-adjusted life year，QALY）9293加元，SCS有75%的可能性比CMM更有效。20年SCS组增加了1.39 QALYs，成本差异是12,297加元。这些模型的结果表明，SCS比CMM的成本效益更高[12]。依据安全性、适当性、财政中立和有效性（safety，appropriateness，fiscal neutrality，and effectiveness，SAFE）原则，Kames等[13]分析了近期文献，依据最新的循证医学证据和治疗费用上可负担且可持续的治疗原则，重新确定了 FBSS 疼痛治疗的优先级。他们最终得出的结论是：在 FBSS 治疗的选择中，应该首选 SCS，而不是长期全身阿片类药物治疗或重复的脊柱手术[13]。

如何取得最好的疗效？

当这位资深作者开始从事神经调控技术疗法时，其周围许多脊柱外科医生不支持 SCS。因此，转诊到该作者那里的患者，都是把 SCS 作为最后的治疗手段。这些患者已经忍受疼痛生活了 10 ～ 15 年，并服用了大量的药物，社会心理压力已经到达极限。因此，这类患者群体的疗效低于平均水平并不令人惊讶。随着对 FBSS 患者采用 SCS 治疗，许多患者得到早期转诊，疗效越来越明显。然而，如果在临床工作中我们持 SCS 基本无效，仅作为对最具挑战患者"死马当活马医"试一试的态度，那成功率显然是不高的。

脊柱手术后，患者在接受保守治疗的情况下仍有超过 3 ～ 6 个月的慢性神经性疼痛，应考虑 SCS。已经证明，如 SCS 治疗之前已有持续较长时间的慢性疼痛病史，其治疗效果较差[14]。在 SCS 之前，所有患者都要进行心理筛查。虽然这是 SCS 治疗的强制要求，但我们建议所有进行疼痛手术的外科医生应在实践中纳入疼痛心理评估。药物滥用、情绪低落和抑郁均与预后较差有关，而无精神障碍的患者在疼痛和功能改善方面效果更好[15]。此外，需要进行胸部磁共振成像（MRI），以排除可能导致电极位置错误的解剖异常。需要强调，在接受永久性 SCS 术前，需深入讨论手术的风险和获益，并且需要进行一个 SCS 试验来评估潜在的反应性，及向患者解释什么是疼痛缓解的标准（> 50%）。

所有患者均应行 SCS 预试验，以评估永久性刺激器的放置是否能减少 50% 以上的疼痛或改善 50% 的日常生活活动功能。SCS 预实验通常为期 7 ～ 10 天，在门诊进行；术中经皮将电极置入硬膜外腔，与外部可编程脉冲发生器连接。除了确定 SCS 是否对患者有效外，预试验还能确定电极的最佳位置，以期获得减轻疼痛的最佳疗效。选择设备电池时，需要考虑能量的消耗和患者使用该设备的能力。还需要疼痛专科医生参与预试验过程，其在 SCS 治疗时，作为 FBSS 患者和脊柱外科医生之间的沟通桥梁。疼痛医生在 SCS 实践方面发挥着重要作用。通过疼痛治疗发展的诊疗关系，并提供许多其他外科医生不提供的服务，是扩大脊柱外科医生诊治范围的一种手段。这种患者渠道可以进一步将传统脊柱手术患者带入外科医生的实践中。

手术步骤

通常由脊柱外科医生完成 Paddle 电极植入（图 25.1）。首先，行椎板切除术或椎板切开术，在预试验中确定的"靶点（sweet spot）"下方置入。"靶点"是指预试验中使疼痛缓解的主要接触电极。如果"靶点"是 T8 椎体中央，则行 T9 ～ T10 椎板切除术。这些电极是由 4 ～ 32 个接触点组成的矩形紧密电极，临床中主要采用 16 个接触点电极。这种电极片与 20 世纪 90 年代引入的电极片有很大不同，当时的电极片仅有 4 个接触点，接触点之间有间隙，从而无法完成双相刺激。

Paddle 电极置入时，患者采取俯卧位，通常采用 Wilson 支架。术中透视确定椎板切除术间隙，1/3 的切口在头侧，2/3 的切口在尾侧。采用标准的开放入路或通过微创入路行骨膜下剥离和中线椎板切开。上方椎板需潜行减压，特别是在椎板切开的头

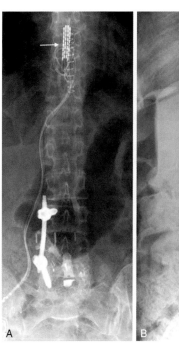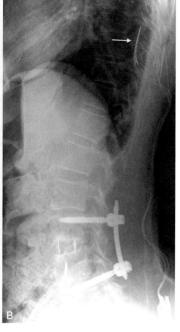

● 图 25.1　（A）桨式电极的前后视图和（B）侧视图。桨式电极由实心箭头标识

端，从而使 Paddle 电极能够放置在硬膜外间隙。此外，为了减少电极的插入角度，从而减少对脊髓的压力，下方脊椎的棘突需要进行修剪。放置电极完成后，再次透视确认电极位于解剖的中线，并覆盖最佳刺激点。为保证安全性和将刺激器覆盖生理中线的准确性，我们在进行 SCS 装置置入的全过程中使用术中神经监测（intraoperative neuromonitoring，IONM）。关于 IONM 的细节可参照作者前期文章[16]。然后用硅锚定器将刺激器固定于椎旁肌。另外在腰部做切口，作为放置脉冲发生器的口袋，然后做一个皮下通道连接切口。当患者比较瘦时，可以在臀部软组织较厚的位置植入脉冲发生器（implantable pulse generator，IPG）。大多数的 IPG 是可充电的而且必须植入在皮肤下 1～2 cm；因此，需要考虑到患者的体型。此外，SCS 导联的长度应该选择长于计划切口的长度。在构建皮下隧道之前，我们通常会在皮下组织的筋膜上方创建一个减张环，并让足够的金属丝盘旋在 IPG 后面形成环，以确保将来更容易更换电池。另外需要注意的是，不同 SCS 系统的 MR 兼容性不同[17]。

在关闭切口之前，需要进行电子分析来测试阻抗，以确保电极正常工作，并与 IPG 连接是否紧密。用含有抗生素的冲洗液充分清洗切口并逐层关闭。次日对该装置进行编程，并使用 X 射线记录电极的位置。SCS 的编程需要控制四个变量：振幅、脉宽、速率和波形。可以通过调节振幅（每个脉冲的强度），脉冲宽度（脉冲的持续时间；μs）和速率（每秒完成刺激的周期数；赫兹）最大限度减轻患者的疼痛。为延长电池寿命，所有参数在患者可接受的情况下设置为最低。电极的电源可选一次性电池 IPG（寿命 3～4 年）或可充电 IPG（寿命 9 年）。

手术中的特殊情况

在少数情况下，椎板和韧带的形态使电极很难置入到中线。一旦出现这种情况，应尝试扩大椎板切除范围，特别是头侧，并进一步行潜行减压。如果阻挡的位置无法用神经剥离子暴露，应在上一个节段行椎板开窗。通过在上方椎板间隙开窗，引导操作电极向头侧推进。在这种情况下，由于骨骼被大量移除，我们使用胶原纤维蛋白来固定电极的位置。

虽然最常见的是胸椎 SCS，但颈椎 SCS 可用于治疗椎板切除术后综合征和复杂区域疼痛综合征（complex regional pain syndrome，CRPS）。在这些病例中，鉴于颈椎后路手术的特点，特别是在慢性疼痛的情况下，我们常常将经皮电极置入（图 25.2）作为首选。此时，我们在枕骨和 C2 之间放置逆行电极，根据我们以往经验，在下颈椎放置电极易导致中央狭窄。颈椎 SCS 植入时，患者俯卧在 Wilson 支架上，使用 Mayfield 头架固定头部。做一个类似于 Chiari 减压入路的正中切口。显露 C1 和 C2 后，切

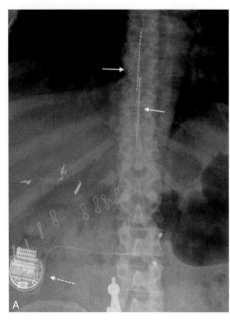
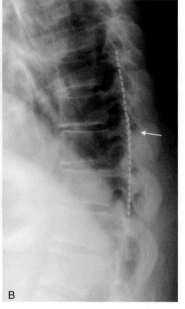

• 图 25.2 （A）经皮植入电极的正位（AP）和侧位（B）（实心箭头）。在 AP 视图（虚线箭头）中可见患者右侧植入的脉冲发生器

开寰枕筋膜，暴露枕骨和 C1 之间的硬膜外间隙。然后去除寰枢筋膜，暴露 C1 和 C2 椎板。使用神经剥离子协助电极的平稳放置。通常需要切除少量骨质。进一步的技术细节和插图可参考相关文献[18]。一旦电极放置完成，将其穿到中间切口，然后在那里放置导线。因为 SCS 导线最长为 90 cm，通常没有足够的长度在两个切口之间制作减张环；在这些情况下，我们使用延长导线。

设备已连接完毕，下一步怎么办？

由于 SCS 对多达 75% 的患者无法提供 100% 的疼痛缓解，因此应用多学科治疗方法对于最大限度地缓解疼痛而言至关重要。患者应当继续在其疼痛专科医生处进行随访，专科医生将继续根据需要来制订额外的减轻症状的治疗方案。这些措施可能包括止痛药、物理疗法和注射。器械商代表通过培训，可向患者提供设备教育，并向患者解答有关充电的问题。无法解决的问题必须立即报告给外科医生或设备管理人员。最后，外科医生应该为 SCS 患者制定随访计划以检查切口，评估对治疗的反应，并评估是否需要调整刺激器设置。随着时间的推移，可能需要频繁的重新编程以满足患者的需要。在我们的实践中，患者在 SCS 植入后的 2 周、6 周、3 个月、6 个月，然后每年进行定期随访。这种随访并不一定可以常规完成，通常在 6 周随访后，当切口可能已经排除了任何感染风险时，随访就会减少。然而，至少在置入设备刺激器的开始阶段，密切随访是十分重要的。

遗憾的是，SCS 术后迟发性并发症相当普遍。虽然电极移位已被普遍报道，但 Paddle 电极明显移位的发生率相对较低。一旦发生，我们通常可以使用跨越靶点的技术重新获得刺激效果。Mekhail 等[19]发现，707 名放置 Paddle 电极的患者有 0.7% 的发生电极移位。当疼痛控制不佳伴有诱导性感觉异常部位改变，或无感觉异常刺激模式下疼痛缓解不佳时，应当考虑电极移位的可能。可以通过术后 X 线确认电极是否发生移位。在我们的临床实践中，最常见的问题是放置 IPG 处疼痛。这时首先要排除感染。IPG 部位的感染比电极附近的感染要常见得多[19]。皮下电极埋藏处疼痛通常是设备（充电电池在皮肤下 1 ～ 2 cm）或 IPG 周围（非充电式）较浅导致的。

为了减少皮下电极埋藏处疼痛的发生，需要术前在患者站立位时标记切口。我们的同事（Erika Petersen 医学博士，个人沟通）分享了他的诀窍，让患者在手术前把牙线盒黏贴到准备置入刺激器的部位，这样他们就能确定哪个部位对他们来说最不麻烦。另外，我们把仪器放在患者睡觉的另一边。如果他们仍然无法决定，我们把设备放在最疼痛的一侧，以保证"好的一面"不受影响。当患者感到 IPG 埋藏处疼痛时，通常可以将 IPG 移除或移至对侧。如果需要进一步治疗，可以局部使用含有利多卡因的水杨酸三乙醇胺乳膏剂、双氯芬酸、利多卡因贴剂和口服非甾体抗炎药（NSAIDs），也可以局部进行冰敷。

尽管有这些并发症，SCS 总体而言是一种安全的技术，相较于其他侵入性治疗方式，如融合手术，危及生命的并发症和神经功能损伤的发生率非常低。虽然脊柱手术的并发症总体发生率一般低于 SCS，但脊柱手术的主要并发症和神经功能障碍的比例较高。与 SCS 手术相比，脊柱手术的硬膜外血肿、硬膜外脓肿和脊髓损伤的发生率要高得多[20]。

什么是无感觉异常电刺激？

此前，我们提到了技术和波形的改进提高了疗效。技术的进步包括开发更好的电极、IPG 和用户界面。同样重要甚至更重要的是新波形的出现。在过去，所有的刺激都是调频的（调频），会引起患者感觉异常。我们是这样向患者解释的，这类似于用肘部撞了桌子，也就是说，激活大的、非疼痛感受性的有髓神经纤维（在摩擦肘关节时）会抑制小的、疼痛感受性纤维的活动（即肘关节的最初伤害）。然而，新型的 SCS（如暴发型和高频型）是没有感觉异常的。在没有感觉异常的情况下，疼痛也可以得到缓解，这是痛觉阈刺激控制理论的革命。尽管各种波形的确切机制尚未阐明，包括调频，但越来越多的证据表明暴发性刺激会导致内侧疼痛处理通路的激活，高频刺激可引起背角的刺激，导致背角浅层神经元超极化[21]。

一项关于调频 SCS 的功能 MRI 研究提示，SCS 减少躯体感觉皮质的活动性，由此证实其主要通过调节外侧疼痛通路来减轻疼痛[22]。这与暴发性 SCS 的研究结果不同，后者增加背侧前扣带回皮层的激活，进而调节内侧疼痛通路[21]。暴发性 SCS 通常包括多个脉冲，在每次暴发性刺激之间有一个停顿。De Ridder 等[23]的一项比较调频和暴发性 SCS 的临床研究显示，暴发性 SCS 一致性较好和疗效更好。术后 1 年随访，暴发性 SCS 模式下的患者止痛效果仍有明显改善。上述研究结果进一步验证了使用张力性频率的初始 SCS 对背痛（包括 FBSS）的疗效不如周围神经痛的现象。

一般将 1～10 kHz 的刺激定义为高频刺激（high-frequency stimulation，HFS）。它的振幅通常比调频 SCS 低。在 SENZA 研究中使用 10 kHz 得出了 I 类临床证据。如本章前面所述，在这个多中心前瞻性随机对照试验中，对比调频 SCS 和高频 SCS，84.5% 的 HFS 患者对背痛有反应，而调频 SCS 患者为 43.8%[6]。关于需要多高的频率才能显著提高疗效，尚有争议。

很难说暴发性 SCS 和高频刺激哪个更好。一项前瞻性观察研究的初步数据显示，在 FBSS 患者中，HFS 与暴发性 SCS 比较，87.5% 的患者疼痛得到显著缓解，但接受暴发性 SCS 治疗的患者的疼痛缓解程度明显优于接受高频 SCS 治疗的患者[24]。然而，由于样本量小，还需要进一步的研究来充分比较暴发性 SCS 和高频 SCS。不同模式，包括调频 SCS，可能对不同的疼痛表型起不同的作用。目前正在进行研究，以优化不同类型患者的选择来获得个性化治疗。

结论

作为一个带着"锤子"的脊柱外科医生，每一个 FBSS 和慢性背痛的患者看起来都像"钉子"。脊柱外科医生扩展治疗手段，包括 SCS，具有重要意义。SCS 不仅以最小的风险提供有效、经济的临床预后，而且还向外科医生提供了一种有别于同行的方法。随着 SCS 预后和技术的改善，所有外科医生在解决重要问题——你的患者想从这个手术中得到什么之后，我们强烈建议在进行翻修术之前将 SCS 作为一个治疗选择。

利益冲突

Pilitsis 博士是 Boston Scientific，Nevro，TerSera 和

Abbott 的顾问，并获得了 Medtronic，Boston Scientific，Abbott，Nevro，TerSera，NIH 2R01CA166379-06 和 NIH U44NS115111 的资助。她是 Aim medical Robotics 和 Karuna 的医疗顾问，拥有股权。

参考文献

1. Dagenais S, Caro J, Haldeman S. A systematic review of low back pain cost of illness studies in the United States and internationally. *Spine J.* 2008;8:8−20.
2. Martin BI, Mirza SK, Spina N, Spiker WR, Lawrence B, Brodke DS. Trends in lumbar fusion procedure rates and associated hospital costs for degenerative spinal diseases in the United States, 2004 to 2015. *Spine (Phila Pa 1976).* 2019;44:369−376.
3. Thomson SB. Failed back surgery syndrome−definition, epidemiology and demographics. *Br J Pain.* 2013;7:56−59.
4. Daniell JR, Osti OL. Failed back surgery syndrome: a review article. *Asian Sp J.* 2018;12:372.
5. Kumar K, Taylor RS, Jacques L, et al. Spinal cord stimulation versus conventional medical management for neuropathic pain: a multicentre randomised controlled trial in patients with failed back surgery syndrome. *Pain.* 2007;132:179−188.
6. Kapural L, Yu C, Doust MW, et al. Novel 10-kHz high-frequency therapy (HF10 therapy) is superior to traditional low-frequency spinal cord stimulation for the treatment of chronic back and leg pain: the SENZA-RCT randomized controlled trial. *Anesthesiology.* 2015;123:851−860.
7. Khan H, Pilitsis JG, Prusik J, Smith H, McCallum SE. Pain remission at one-year follow-up with spinal cord stimulation. *Neuromodulation.* 2018;21:101−105.
8. North RB, Kidd DH, Farrokhi F, Piantadosi SA. Spinal cord stimulation versus repeated lumbosacral spine surgery for chronic pain: a randomized, controlled trial. *Neurosurgery.* 2005;56:98−106; discussion 106−107.
9. Kumar K, Malik S, Demeria D. Treatment of chronic pain with spinal cord stimulation versus alternative therapies: cost-effectiveness analysis. *Neurosurgery.* 2002;51:106−115; discussion 115−116.
10. North RB, Kidd D, Shipley J, Taylor RS. Spinal cord stimulation versus reoperation for failed back surgery syndrome: a cost effectiveness and cost utility analysis based on a randomized, controlled trial. *Neurosurgery.* 2007;61:361−368; discussion 368−369.
11. Tosteson AN, Skinner JS, Tosteson TD, et al. The cost effectiveness of surgical versus nonoperative treatment for lumbar disc herniation over two years: evidence from the Spine Patient Outcomes Research Trial (SPORT). *Spine (Phila Pa 1976).* 2008;33:2108−2115.
12. Kumar K, Rizvi S. Cost-effectiveness of spinal cord stimulation therapy in management of chronic pain. *Pain Med.* 2013;14:1631−1649.
13. Krames ES, Monis S, Poree L, Deer T, Levy R. Using the SAFE principles when evaluating electrical stimulation therapies for the pain of failed back surgery syndrome. *Neuromodulation.* 2011;14:299−311; discussion 311.
14. De Ridder D, Vancamp T, Lenders MW, De Vos CC, Vanneste S. Is preoperative pain duration important in spinal cord stimulation? A comparison between tonic and burst stimulation. *Neuromodulation.* 2015;18:13−17; discussion 17.
15. Fama CA, Chen N, Prusik J, et al. The use of preoperative psycho-

logical evaluations to predict spinal cord stimulation success: our experience and a review of the literature. *Neuromodulation.* 2016; 19:429−436.

16. Roth SG, Lange S, Haller J, et al. A prospective study of the intra- and postoperative efficacy of intraoperative neuromonitoring in spinal cord stimulation. *Stereotact Funct Neurosurg.* 2015;93: 348−354.

17. Rubino S, Adepoju A, Kumar V, et al. MRI conditionality in patients with spinal cord stimulation devices. *Stereotact Funct Neurosurg.* 2016;94:254−258.

18. Haider S, Owusu-Sarpong S, Celda Peris, et al. A single center prospective observational study of outcomes with tonic cervical spinal cord stimulation. *Neuromodulation.* 2017;20:263−268.

19. Mekhail NA, Mathews M. Nageeb F, Guirguis M, Mekhail MN, Cheng J. Retrospective review of 707 cases of spinal cord stimulation: indications and complications. *Pain Prac.* 2011;11:148−153.

20. Nasser R, Kobets A, Nakhla J, et al. Complications in spine surgery. *J Neurosurg Spine.* 2010;13:144−157.

21. De Ridder D, Vanneste S. Burst and tonic spinal cord stimulation: different and common brain mechanisms. *Neuromodulation.* 2016;19:47−59.

22. Stancák A, Kozák J, Vrba I, et al. Functional magnetic resonance imaging of cerebral activation during spinal cord stimulation in failed back surgery syndrome patients. *Eur J Pain.* 2008;12: 137−148.

23. De Ridder D, Vanneste S, Plazier M, van der Loo E, Menovsky T. Burst spinal cord stimulation: toward paresthesia-free pain suppression. *Neurosurgery.* 2010;66:986−990.

24. Kinfe TM, Pintea B, Link C, et al. High frequency (10 kHz) or burst spinal cord stimulation in failed back surgery syndrome patients with predominant back pain: preliminary data from a prospective observational study. *Neuromodulation.* 2016;19:268−275.